医史与文史札记选

傅维康 著

上海文化出版社

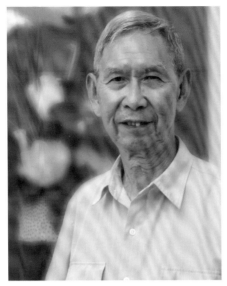

傅维康

（2017 年摄）

傅维康，1930 年生于福建省长汀县，1957 年上海第一医学院医疗系毕业，历任上海中山医院医师、上海中医学院（1993 年改名上海中医药大学）教授、上海中医药大学医史博物馆馆长兼医学史教研室主任等。从事医学史研究六十余年，曾受聘为卫生部医学科学委员会专题委员、全国高等中医药院校教材编审委员会委员、《中国医学通史·文物图谱卷》主编。著《中国针灸史话》《中国医药历史漫话》《医药文化随笔》《民以食为天 —— 百种食物漫话》《傅维康医学史生涯记略》等，前两书经外文出版社分别译为英、日、越、印尼、西班牙、法文出版。主编《中国医学史》《针灸推拿学史》《中药学史》等书。先后被选为中华医学会理事、中华医史学会副主委、上海市医史学会主委、中国科学技术史学会理事、中国自然科学博物馆协会理事、中国博物馆学会高等学校博物馆专业委员会首届主委等。1993 年，英国剑桥国际传记中心将其誉为"20 世纪将中国医学史介绍到世界的突出贡献者"。

阅读：

求知，求真，求善，求怡，求效；

致用，致理，致德，致健，致果！

傅维康 题

二〇二一年三月九日

时年九十一

阅读

傅维康题词

自序

众所周知，人类医学知识与技能，是人们在疗伤止痛、治疾防病的过程中，逐渐发现、发明、创造并不断发展而获得的。1950 年至 1958 年，我在医学院习医和在医院担任医师期间，对中西医学史上的许多发明创造和医药学家的业绩，一直怀有浓厚的兴趣及深为钦敬之意！

1958 年，当时已担任中华医学会医史博物馆馆长二十年的医史学家王吉民教授，因年老体弱，需要年轻的中、西医生帮助搜集和整理医学史资料，并协同进行研究。同年 10 月，我被推荐到王吉民馆长处，他欣然同我晤谈。之后，我转到医史博物馆成为他的助手，专注于研究医学史。1959 年年初，医史博物馆由中华医学会划归上海中医学院后，我转为以中医学史的研究和教学为主。

为搜集和参考医史资料，我查阅的文献，既有中医学、西医学和医学史著作，也有植物学、中国农学以及中国历代文史等方面著述。从 1960 年至 1965 年的六年里，以及后来从 1971 年起，我陆续撰写了医学史文章和论文以及文史方面之短文，其中有的先后刊登于十余种书刊。2018 年 3 月，上海文化出版社出版了笔者编撰的《傅维康医学史生涯记略》，同年 10 月，该书责任编辑之一、上海文化出版社副总编辑罗英女士，热情建议笔者将该书中的"傅维康文选 100 篇"出版单行本，对此，笔者深为感谢！

为适当增加内容，兹从上述期间笔者刊登于《人民日报》、《健康报》、《文汇报》、《新民晚报》、北美《世界日报》、《中华医史杂志》、《上海中医药杂志》、《中医药文化》、《家庭用药》、《杏林述珍》、《医药文化随笔》等报刊书籍的文章与短文中选出 140 余篇，对其中多数进行了不同程度的补充修改，并且选入 2017 年以后所写十余篇短文，共 160 篇，汇集为《医史与文史札记选》。本书所选入为数不多的札记短文，倘能使读者感到兴味并从中获得某些知识，笔者将感到莫大欣慰！

在本书将出版之际，谨向上海文化出版社、本书责任编辑罗英副总编辑、张悦阳编辑、美编华婵女士等，深致感谢！向王丹、王荣根、甘锦奇、侍茹、赵世安、姜俊俊、袁卫等学者热情协助，深致谢忱！

笔者已逾九十一高龄，碍于体力与精神，又限于学识水平，本书所选入之札记，显然是"沧海一粟"，并且很可能有某些错误，期望读者诸君谅解、指正，谢谢！

傅维康

2021年10月26日

目录

简叙"医"字和"药"字

汉文"医"字的繁体为"醫"，由"殹"和"酉"两大部分构成。"酉"字古时与"酒"通，表示用酒治病。而对"殹"的解释，历来见解不少，其中有些说法颇耐人寻味。

东汉文字学家许慎撰著的《说文解字》（简称《说文》），是最早系统地对汉字字源进行考究和对汉字字形进行分析的典籍。其中写到："醫，治病工也。"并且解释醫字上半部的"殹"是"恶姿也"，即人在患病时的神情姿态。而在前赵，王育则认为："殹，病声，酒所以治病也。"即是说，"殹"（读音噎）是人患病不适之时发出的呻吟；"酉"是用酒治病之意。

"醫"字的构成，又同"疾"字有密切的关系。疾字在甲骨文中就出现了，其字形反映人体被箭（矢）射中，于是产生了病痛。因此，直至今天，"疾"字结构中还包含了"矢"。也正因上述理由，"矢"字周围的框框"匚"，是表示人们用盾防御被箭（矢）射伤。至于"醫"字中的"殳"，读音"书"，是古时一种兵器，初为竹制，一丈二尺长，前端尖锐。有人解释为用"殳"驱赶病魔的意思。

清代张路玉在《张氏医通》中也对"醫"字作了解释，认为"殹"是表示用篋（匚）收藏"矢"和"殳"抗病，就如同用"矢"和"殳"攻击敌军一样。

上述对"醫"字的若干解释，表明历史悠久的中医学，从很古老的时候起，就在一定程度上把"防病"和"治病"结合在一起了。

和"医"字有密切关系的"药"字，其繁体为"藥"，是由草头（艹）偏旁与"樂"字构成。探索"藥"字产生的缘由和结构的含意，须追溯到远古人类寻找食物的历史，因为他们对药物的发现和认识，跟他们寻觅食物有着极为密切的关联。

在人类出现的最初阶段，他们寻找食物充饥，根本不知道哪些东西可吃，哪些东西不能吃，而在"饥不择食"的情况下，他们必然会吃进不合适甚至有毒的东西，结果使人体出现皮疹、瘙痒、呕吐、腹痛、腹泻、头痛、发热等症状，甚至有时引起麻木、神智错乱、昏迷、死亡等严重中毒后果。另一方面，有时人们吃了某些东西后，原有的恶心、呕吐、腹痛、腹泻、便秘、头痛等症状减轻或消除了。如此日复一日，经过了漫长岁月，经历了不知多少次正、反两方面经验的积累，人们逐渐认识到哪些东西是可吃的，哪些东西会使人体产生中毒症状，是不能吃的，哪些东西是能减轻或消除人体某些病痛的，哪些东西是能使人睡眠或暂时失去知觉的，如此等等。于是，远古的人类，在寻找、发现食物的过程中，也发现了能产生某些作用的各种药物，这证实了远古时代"药食同源"的事实。

由于自然界中有着品种繁多、资源丰富的植物，所以中国早期人类，经过漫长时间反复不断地"尝百草"，所寻找到的食物绝大多数是草类植物，因而他们发现和用得最多的药物，也大多是草类，汉文"藥"字撷取草头偏旁的渊源即此。基于同样理由，中国古人把中药统称为"本草"，即是指治病以草类药为本的意思。

　　"藥"字结构中有"樂"字，其用意也和治病有关。"樂"字通常有音乐、快乐、欢乐、安乐、爱好等含意，这是众所熟知的。但在古代，"樂"与"疗"还可通用，在此种情况下，"樂"的读音也与"疗"的读音相同，意为止住、消除。在《诗经》里，有"……泌之洋洋，可以樂饑（饥）"的诗句（《诗·陈风·衡门》），东汉经学家郑玄将其解释为："泌水之流洋洋然，饥者见之，可饮以疗饥。"表明了"樂饑（饥）"是"疗饥"的意思。由此可见，草字头加樂字组成的"藥"字，泛指能疗疾除病的草，所以，《说文解字》写到："藥，治病草，从草，从樂。"所作解释，简明贴切。

"积微之所生也"
——两千年前中医论脓肿

在人类的各种疾病之中，发炎化脓历来是发病率高的疾患。两千年前，《黄帝内经》之所以对这类疾患作专题并不止一处论述，是很有针对性的，该书除了以《痈疽》为篇名进行讨论外，还在其他许多篇里多次论及脓肿。

脓肿何以会发生？《黄帝内经·灵枢》中的《玉版》曾精辟地写到："夫痈疽之生，脓血之成也，不从天下，不从地出，积微之所生也。"当时根本没有显微镜，细菌之类的微生物也未被人类观察到，但《黄帝内经》已明确指出，脓肿的发生是"积微之所生也"，就是说已联想到脓肿是由某些微小致病物质所引起，这种认识的确十分可贵。《玉版》也记载了当时脓肿患者死亡率很高的事实，说"脓已成，十死一生"，因此强调须及早防治，不使脓液形成，指出："圣人自治于未有形也，愚者遭其已成也。"此处所说的"圣人"，是指高明的医生，他们对脓肿等疾患能防患于未然，而且，高明的医生还把防治脓肿的良方记录下来，使之流传后世，书中郑重地写到："故圣人弗使（脓）已成，而明为良方，著之竹帛，使能者踵而传之后世。"

关于脓液的形成与演变过程，《痈疽》篇记载为："……肉腐则为脓，脓不泻则烂筋，烂筋则伤骨，骨伤则髓消……"所谓泻，是指排出。意思是说，如果脓不排除就会导致筋骨等坏死的后果。

《黄帝内经》还提出，若脓液已经形成，正确的治法是切开脓肿排去脓液。《玉版》记载："故其已成脓血者，其惟砭石、铍、锋之所取也。"所谓砭石，是指有锋利棱角的小石片；铍是像剑形的金属针；锋是指金属的三棱针。以上三者都是当时用于切开脓肿排脓的医疗用具。《痈疽》篇内还记载了切开脓肿排脓应选择合适的时机，指出"须其柔，乃石之者，生"。即是说，用手指触按脓肿有柔软感时，表示脓液已形成，此时用锋利砭石之类的外科用具切开脓肿，使脓液排出，方能取得痊愈的良好疗效。

《黄帝内经》对脓肿所作若干论述，虽已两千多年，但是其基本原则，迄今仍很正确。

针灸治疗的最早规范

中国针灸疗法，源远流长，治法独特，疗效良好，二十世纪七十年代以来，它已获得世界上越来越多人的信任和采用，学习针灸医术并以之为职业者，也日益增多。但是，学习与从事针灸医业者，应具备何种基本条件？有哪些必须注意和重视之处？早在两千多年前，《黄帝内经》已最早作了详细阐述。虽然，书内未列出"针灸治疗规范"之类标题的专篇，但是综观全书，确有实质上为针灸治疗规范的详细论述，概言之，主要有如下诸要求。

首先，针灸医生应该同其他各科医生一样，必须具有良好的医学道德，而针对针灸专业的性质，还要求"语徐而安静，手巧而心审谛者，可以行针艾"。

为使针灸诊疗工作有扎实基础，必须学习和掌握中医学基本理论与知识，特别应熟悉人体经络学说和穴位等重要内容，领会"凡刺之道，必通十二经络之所终始，络脉之别处，五脑之所留……"

要正确使用针灸治疗之用具和方法。《黄帝内经》最早记载了九种不同形状与用途的针刺用具，指出"九针之宜，各有所为，长短大小，各有所施也。不得其用，病弗能移"。同时，针刺手法须合适，"刺之要，气至而有效"，即是说，要采取恰当的针刺手法，使接受针刺治疗者产生针刺感应——"气至而有效"，才能获效。

并且，还要善于将针刺与艾灸配合应用，"针所不为，灸之所宜"，两者相辅相成，以取得更好的疗效。

对患者施行针灸治疗，事先应察明其体质类型与阴阳盛衰，《黄帝内经》提示："古之善用针艾者，视人五态乃治之，盛者泻之，虚者补之。"所谓五态，是指五种体质类型。

针灸治疗，必须高度重视安全性。施行针刺术，应谨慎操作，即"如临深渊，手如握虎，神无营于众物"，即是说，在施行针刺治疗时，如同面临万丈深渊的处境，应十分细心谨慎；手持针具，则如同抓住猛虎的紧急时刻，应全神贯注地进行操作，不可被其他事物分心。并且特别提醒，施行针灸须防止损伤人体重要器官与组织，告诫："脏有要害，不可不察！"警告"凡刺胸腹者，必避五脏"。而对于有些人的身体状况、疾病性质以及病情不适于针刺治疗者，则"禁其不可刺也"。

就针灸学发展史而言，《黄帝内经》对针灸治疗规范之论述，虽是初步，然而很重要，即使在今天来看，也还是很正确的，仍然值得重视和借鉴。

中国古代医德

众所周知，医学是同人们的健康与生命息息相关的一门科学。从事医疗工作者，其医学知识、诊治技术、医疗作风和道德品质诸方面，都密切地关系着患病者的健康与生命。其中，医学道德与诊疗作风的重要性尤其不可忽视。

注重医学道德和作风，是中国医学的优秀传统之一。"杏林春暖"就是千百年以来人们对医德高尚、医术高明者的颂词，而它的由来则同三国时期的名医董奉有关。据文献记载，董奉原籍福建，后迁居江西庐山山麓，其医德与医术均佳，为人治病疗效甚好，对贫困病家，董奉不取报酬，只是让病家在董奉住处附近一片空地种植杏树，病重患者经治愈后种杏五棵，病轻患者经治愈后种杏一棵，久而久之，病家种植的杏树蔚然成为茂盛的杏林。董奉每年将杏子换谷，以之赈济贫困者。因此，后世往往以"杏林"二字代表医界，而用"杏林春暖"或"誉满杏林"等称颂医德高尚、医术高明者。

中国自古以来之重视医德，早在《黄帝内经》（以下简称《内经》）中已有专篇论述，并且在该书其他若干篇内也有所涉及，内容颇广，阐述也相当透澈。

医学的目的是什么？《内经·灵枢·师传》篇写到："上以治民，下以治身，使百姓无病。"《内经》在两千年前就以简明文字指出医学是为更多人的健康考虑，确实是很难能可贵。也正因医学关系到人们的健康和生命，所以《内经》提出对于医学知识和技术的传授对象，应该选择合适者，《内经·灵枢·官能》篇说："得其人乃传，非其人勿言。"《内经·素问·金匮真言论》也写到："非其人勿教，非其真勿授。"例如对于从事针灸的医生，《内经》要求其"语徐而安静，手巧而心审谛者，可使行针艾"。所谓"谛"，含意为仔细。"审谛"是谨慎仔细。

行医者在具备医学知识和技术的同时，还必须怀有对患者的高度同情心，要不怕脏、不怕累地深入了解病人情况。《灵枢·癫狂》篇写到："治癫疾者常与之居，察其所当取之处。"意思是即使是对癫狂的患者，也不可嫌弃，而是要求医生住到患者家中，详细体察其症状、情绪与饮食起居等各种情况，以便采取合适的治疗措施。

有时候，患者可能有难言之隐，医生更应体贴入微，以取得患者的信任，使病人如实地向医生诉说本来不愿启齿谈及的精神创伤和一切苦衷。《素问·移精变气论》所提示的"闭户塞牖，系之病者，数问其情，以从其意"，正是要求医生照顾到患者的自尊心，把房间的门窗关起来，同患者个别交谈，耐心开导，消除顾虑，使其倾诉难言之苦衷。这样做，既有助于了解起病原因，以获得正确的诊断及采取合理的治疗措施，同时也可以帮助患者树立乐观情绪和战胜疾病的信心，从而提高疗效。

为了防止医疗事故，行医时必须专心一意，尤其是施行针刺术，更应谨慎操作。《素问·宝命全形论》所写的"如临深渊，手如握虎，神无营于众物"，正是指施行针刺治疗之时，施术者如同处于万丈深渊的境地，不可掉以轻心，手持针具，则如同抓住猛虎的当儿，应全神贯注地操作，不可被其他事物分散了自己的注意力。

为了告诫行医者应经常注意防止医疗事故与过失，《内经》的《素问》部，特撰写《疏五过论》和《征四失论》专篇。"疏"，即是陈述，也就是陈述医生的五种过错。"征"，即"惩"，也就是惩戒医生的四种失误。《疏五过论》从五个方面讲述医生必须注意做到的和不可做的，以避免发生过错：一是医生不可不探查病因和病情，而是应该详细询问了解，尤其是了解患者社会地位高低与生活富裕贫困的改变，因为地位由高变低、生活由富变贫，都可能使疾病发生；二是需了解患者饮食起居情况，情绪上有无过度兴奋或过度悲哀的剧烈波动，恰当地采取治疗措施；三是要懂得比类分析；四是对那些因情志上遭受刺激引起疾病的患者，要懂得针对情志上的病因进行治疗；五是要了解疾病全过程，仔细分析后果，不可匆忙地针刺阴阳经脉而导致气血更加散乱，更不可粗率地乱说病人的死期。《征四失论》列举了医生的四种失误：一是诊治时不懂得阴阳逆从的道理；二是从师学习尚未毕业却乱用治法，并且把谬论当成真理，巧立名目自我表功，造成医疗上的失误；三是对患者的贫富贵贱、饮食起居、身体寒温、个性等不进行区别比较；四是诊治疾病时，不详细询问起病经过以及各种病因，却简单地凭脉搏的情况作诊断，杜撰病名，其结果也必然造成治疗上的失误。

可见，作为古代中医学第一次大总结的《黄帝内经》，对行医和医德的论述，也是颇为充实的，并且对后世产生深远影响。

自古以来，中国许多医术高明的医生，往往同时也是崇尚医德者，他们的医德实践和论述，丰富了中国古代的医德内容。

战国时代的扁鹊，是中国史书上最早有详细传记的医家。司马迁在《史记》里所写的扁鹊医疗事迹中，就反映了他的良好医德。据载，当他用针刺等措施救活了昏迷假死半天的虢太子后，人们纷纷称赞他有"能生死人"的绝技。扁鹊听到此称赞后，没有飘飘然地自以为了不起，却谦逊地对众人说，并非自己有复活死人的本领，而是病人本来就没死，所以经过治疗而恢复了健康。

汉代，擅长外科手术的华佗，及对辨证论治与方剂学作出卓越贡献的张仲景，都是注重医德的医家。华佗曾被荐举为"孝廉"（进入仕途担任官职的备选人才），他不接受，却情愿在民间当普通医生。张仲景曾尖锐抨击那些平时不留神钻研医药，却竭力"竞逐荣势，企踵权豪，孜孜汲汲惟名利是务"的医生是降志屈节，可悲可鄙。三国时期的董奉，也是人们所熟知的医德高尚、医术高明的名医。

唐代医家孙思邈，不但对中医、中药、养生等多方面深有造诣，而且在医德方面享有盛誉。他强调人的生命是最可宝贵的，说"人命至重，有贵千金，一方济之，德逾于此"，所以他把自己的两部医著都冠以"千金"两字。也正因此，在《备急千金要方》的开头，他特撰写"大医习业"和"大医精诚"专篇，启示如何习医，告诫怎样行医。

孙思邈指出，习医者须熟读古代经典著作，涉猎群书，"留心钻研，始可与言于医道"。他认为读"五经"可以懂得"仁义之道"，读史籍可以知道古今之事，读《内经》则不仅可掌握医学知识，还可明白"慈悲喜舍之德"。

孙思邈说医学是很精微的学问，必须用心精微者才可从事医学，若以粗浅的态度对待，那是必然会失误的。所以"学者必须博极医源，精勤不倦，不得道听途说，而言医道已了"。凡是有病患者来求治，他告诫不得因其贵贱贫富、长幼美丑、怨亲善友、聪明迟钝而采取不同的诊疗态度，也不得为自己的名利而瞻前顾后，应该"普同一等，皆如至亲之想"，要怀着"大慈恻隐之心"；诊治疾病应当"安神定志，无欲无求"，对"患疮痍下痢臭秽不可瞻视"者，"不得起一念蒂芥之心"。到患者居处诊疗，若其厅堂、卧室陈设华丽，医生不可东张西望；诊治疾病虽应抓紧时间，但"须临时不惑，慎审细思"，企图贪快逞能和沽名钓誉是"甚不仁矣"；治好病人后，不可自命不凡地认为"天下无双"，也不可诋毁其他医生，更不能"恃己所长，专心经略财物"。

以上所谈及的孙思邈对医生的要求，足可说明他对行医和医德的论述相当全面而深刻，很多内容至今仍然很正确。因此，称孙思邈的《大医习业》和《大医精诚》为古代医德的光辉篇章并不为过。

宋代的《小儿卫生总微论方》，虽然主要是论述小儿的保健医疗，但是其中第一篇"医工论"就是讲医德修养，作者特别说明"今冠于篇首，以劝学者"。文章强调："凡为医之道，必先正己，然后正物。正己者，谓能明理以尽术也；正物者，谓能用药以对病也。"指出"若不能正己，则岂能正物？不能正物，则岂能愈疾？"所以要求凡为医者"性存温雅，志必谦恭，动须礼节，举止和柔，无自妄尊，不可矫饰"。告诫医生诊疗时，"疾小不可言大，事易不可云难，贫富用心皆一，贵贱使药无别"。对于有的医生故意把小疾说成大病，把易治的病说成难医，清代张琰在《种痘新书》的"业医三要"中指出，这是某些缺德的医生为了邀功索取报酬或推卸责任、保住自己名誉所设下的两手埋伏。他说："病止五分则言八分，病到八分则言不治。其意以为医之而愈，则显其能，可以索其厚谢；医之不愈，则堪辞责，亦不至于败名。"

中国古代医德，还体现在医家将自己行之有效的医疗方剂与经验，予以整理汇集公之于世，以便其他医家参考应用，从而使更多的患者得到治愈。但是，也有少数医生对有效方剂垄断牟利。对此，宋代医家陈自明在其《外科精要》的"论医者更易良方"中，愤然揭露斥责说："尝见世间医者，每有妙方秘而不传，或更改以惑人，诚可恶也。"

明、清时期，医家及医著中，讲述、记载医德者更为增加，并有如下两特点：一是有较多的医籍列出医德专节，将其内容归纳为若干条进行阐述；二是有不少用歌诀形式写成，便于诵记。例如，明代龚信《古今医鉴》的"明医箴"写到："今之明医，心存仁义；博览群书，精通道艺；……因病制方，对症投剂；妙法在心，活变不滞；不衒虚名，惟期博济；不计其功，不谋其利；不论贫富，药施一例；起死回生，恩同天地；如此明医，芳垂万世。"同时，还痛斥那些不学无术、借行医谋利而害人者："今之庸医，衒奇立异；不学经书，不通字义；妄自矜夸，以欺当世；争趋入门，不速自至；……自逞明能，百般贡谀；病家不审，模糊处治；不察病原，不分虚实；不畏生死，孟浪一试；忽然病变，急自散去；误人性命，希图微利；如此庸医，可耻可忌！"书中的"警医箴"

再次告诫："至重惟人命，最难却是医；病源须洞察，药饵要详施；当奏万全效，莫趁十年时；死生关系大，惟有上天知；叮咛同志者，济世务如斯。"

龚云林的《万病回春》内，提出了"医家十要"：一存仁心，二通儒道，三精脉理，四识病原，五知气运，六明经络，七识药性，八会炮制，九莫嫉妒，十勿重利。

1575 年，李梴的《医学入门》有"习医规格"专节，强调"医司人命，非质实而无伪，性静而有恒……未可轻易以习医"。学习医学须"读书明理"，方不致"庸俗昏昧"，如稍有疑难，则"检阅古今名家方书，以广见闻；或就有德高明之士，委曲请问"，并且还应熟悉更多的医学知识与技能，"专小科，则亦不可不读大科；专外科，则亦不可不读内科"。对病家"不可过取重索，……如病家赤贫，一毫不取，尤见其仁且廉也"。该书对行医的职业道德，总括为一句话："不欺而已矣。"

1629 年，孙志宏的《简明医彀》写有"业医须知"，把延请医生比喻为征求良将，"良将系众之死生，国之存亡；医系人之安危死生，眷属之悲欢聚散，岂非天地间最重大事哉"？所以，"非其人不可信托，是必其德仁厚，其学淹通谙练，而后能起病回生"，告诫"业医者，当时刻兢兢业业，以救人之德"。

1650 年，潘楫增注的《医灯续焰》，撰有"医范"专题，除引载历代医家的医德论述，还有他本人归纳的"为医八要"："医家存心，当自重，不当自轻；当自谦，不当自傲；当计功，不当计利；当怜贫，不当谄富。"

此外，明代陈实功《外科正宗》归纳医家的"五戒"与"十要"，清代张璐《张氏医通》归纳的"医门十戒"，程国彭《医学心悟》中的"医中百误歌"等，都从各个方面对医生提出了行医和医德要求。

为了敦促医生对病人的生命负责，清代医家沈金鳌特把自己所写的一套医学丛书命名为《尊生书》，郑重地写到："人之生至重，必知其重而有以尊之，庶不致草菅人命。"

总之，自古以来，中国对医者的学医目的、人品与道德修养，对医学知识与技术的掌握，对待病家与其他医生的态度，对诊疗作风以及如何对待个人名利、地位等，都详细地进行谈论，并且具有相当的广度和深度。这些论述，是中国传统医学的重要组成部分，也是中国古代文明的宝贵内容，它们对古代医家的医疗实践产生了积极的指导作用，而且，其中许多正确的内涵，即使在今天乃至将来，也仍然很值得弘扬和实行。

华佗和腹腔手术

在中国古代名医之中，华佗是广为人知的一位，是最早采用全身麻醉剂并成功施行腹腔手术者。

华佗，字元化，生活年代约为公元二世纪前叶至三世纪初，东汉时期沛国谯（今安徽亳县）人。据《后汉书》《三国志》等记载，华佗掌握多方面医学知识与技能，内科、外科、妇科、儿科、针灸、保健体操都有造诣。擅长外科手术、用针刺术缓解曹操"头风症"、倡导"五禽戏"保健体操等，都是他医疗事迹中的著名事例。特别是他采用"麻沸散"全身麻醉剂成功进行腹腔手术，东汉以后的非医学或医学文献屡予称赞，尊他为中医外科的鼻祖。

《后汉书·华佗传》载："若疾发结于内，针药所不能及者，乃令以酒服麻沸散，既醉无所觉，因刳破腹背，抽割积聚。若在肠胃，则断截湔洗，除去疾秽，既而缝合，傅以神膏，四五日创愈，一月之间皆平复。"引文中的"刳"读音枯，含意为剖开。引文中的"傅"含义之一为"敷"。华佗诊断病人体内的某些疾患，预计到用针刺术和药物治疗都难以取得疗效，乃决定采用外科手术治疗，手术之前先给病人酒服"麻沸散"，待病人产生"既醉无所觉"的全身麻醉效果后，依病变的部位，剖开背部或腹部，切除病变，清洁手术局部，然后缝合伤口并敷以促进愈合的药膏，最后获得痊愈。

华佗此项手术,《后汉书·华佗传》未载明其详细过程与内容，但是从成书于华佗之前的《黄帝内经》等医著与文献所达到的医学水平看，可以推知华佗解决了该手术的五个重要问题，即：可靠的全身麻醉术；具有人体解剖生理基本知识；妥善的止血措施；恰当的手术技巧；掌握抗御炎症和促进伤口愈合的药物。

正因为华佗的高尚医德和高明医术，一千七百多年来，他一直被人们颂扬，有的病家为表达对医生治愈疾病的感激之情，往往用"华佗再世"的题词或匾额相赠。而且，华佗杰出的医学成就，对国外也产生了一定影响。1927 年，美国学者拉瓦尔（C.H. LaWall）著有一本概述世界医药史的专书《药物学的四千年》（*Four Thousand Years of Pharmacy*），其中有一段关于华佗的叙述，中文意译为："一些阿拉伯权威人士谈及的麻醉术，可能是从中国传去的，因为中国名医华佗擅长此术。他所使用的药物，是草乌头、曼陀罗花等。"以上所述，都足以表明华佗在中外医学史上所享有的盛誉。

中国古代人工呼吸术

对于呼吸骤停者施行人工呼吸急救，在约两千年前东汉医学家张仲景的《金匮要略》里已有记载，当时是用于急救自缢窒息而体温尚存者。其法为安置患者于仰卧位后由三人施术：一人按住患者两肩以固定体位；一人将手置于患者胸部有节律地交替按压与松弛；一人摩捋屈伸运动患者四肢，并有节奏地按压其腹部。"如此一炊顷，（患者）气从口出，呼吸眼开"。

张仲景记述的这种人工呼吸法，在今天看来，仍相当合理。一是有节律地按压患者胸部和腹部，以及按摩屈伸四肢，使胸廓肺脏因受忽大忽小压力变化的影响，被动地缩小与扩张，进而促使呼吸功能的恢复；二是施术者以手按摩胸部，在一定程度上起到了胸壁外按摩心脏的作用；三是认识到施行人工呼吸须持续一段时间（一炊顷——做一顿饭时间）才能取得效果。这种人工呼吸法，后世一些医籍曾予转载沿用，但也有创用另法者。

一千三百多年前，唐代医学家孙思邈对自缢窒息不久者的急救，所采用的人工呼吸法是由施术者给患者吹气。他在《备急千金要方》里记述其措施为：安置患者于仰卧位，以物塞其两耳，将一截竹筒的一端放入患者口腔内，竹筒接触患者口唇部的空隙以物严密堵塞，使气体不能漏出；两位施术者轮番从竹筒另一端鼓劲吹气进入患者口腔与气管内。如此施行约半天，患者"噫噫，即勿吹也"。噫，读音意，含义之一为嘘气、呼气，引申为呼吸。
这种吹气的人工呼吸法，堪称为近代"口对口"人工呼吸法的先河。
特别是该法以竹筒作为导气管，避免了医者和患者的口唇直接接
触，因而更具卫生意义。

（原载发行于美国的 1996 年 11 月 26 日《侨报》）

中国古代水井

众所周知，水是人类赖以生存的不可或缺的重要物质之一，中国的先民，从很古老的时代起，就逐渐懂得了寻求水源不竭和保护水源清洁的重要性。

迄今所发现的中国古代遗迹表明，至少在五千年前，中国先民已懂得挖井而饮用井水。1981年，中国考古人员在上海市松江县汤庙村发现了一口古井，井底遗有可系绳的陶水罐，据推测，该水井距今已有五千年。2000年，中国考古人员在安徽巢湖凌家滩遗址也发现了一口用红烧土块堆砌的古井，据测定距今已有五千年之久。

井水是经渗透而成，古人经过生活体验，认识到挖井是获取清洁水源的重要措施，所以三国时代刘熙《释名》说："井，清也；泉之清洁者也。"正因为如此，数千年来，人们聚居的乡村、地方，一般多有挖井作为供水来源，所以长期以来，"乡井"二字往往代表村落。在城市中则有"市井"。东汉应劭《风俗通义》说，所谓市井，是指挑到市里出售的蔬果等须先在市场的井旁洗净，然后出售。可见，无论是在乡村或者城市中，中国古代，井已是相当普遍了。

中国历年出土文物中，有为数不少的古代陶井圈、井栏，还有反映水井的画像石及画像砖。山东嘉祥武梁祠的一块汉代画像石中，有利用桔槔（吊杆）提取井水的画面。1972 年，考古人员在嘉峪关新城汉墓中，发现了一块画像砖的画面为：左方有一水井，右方有两妇女抬着水缸正走向水井准备取水。另一块画像砖上，则有朱红书写的"井饮"二字。这些文物，都是中国人民饮用井水历史悠久的明证。

中国古人为了维护水井的清洁与用水安全，特在井旁建造井围或井栏。东汉许慎《说文解字》中的井字，在井字当中加有一圆点，其四周表示井栏，中间圆点表示井口。后来，人们更进一步在井口制备井盖，甚至加锁，以保证卫生安全。宋代沈括《忘怀录》所写的"井上设楹，常扃锁之，恐虫鼠坠其间，或为庸人孺子所亵"，即是此意。明代徐光启在《农政全书》中也说："幂防耗损，亦防不洁，古人井故有幂。"幂，就是盖的意思。

不言而喻，井的藏水量很有限，不能在短时间内无节制地汲取，所以《风俗通义》引申"井"字，认为它还有"法"和"节约"的含义："井者，法也，节也。言法制居人，令节其饮食，无穷竭也。"

水井经过一段时间之后，往往会淤积污泥，降低了水质的清洁度。《管子·禁藏》记载："杼井易水，所以去兹毒也。""杼"与"抒"通，就是说清除井里的污泥浊水，避免滋生毒物，使水质变清。《后汉书·礼仪志》记载，每年在规定的日期进行淘井换水。这些措施对于维护井水卫生都具有重要作用。

中国古人经过长期生活体验，认识到水质的清洁程度与所在地点有密切关系。公元一世纪时，王充的《论衡·率性》说："人间之水污浊，在野外者清洁。俱为一水，源从天涯，或浊或清，所在之势使之然也。"李时珍则在《本草纲目·井泉水》中写到：

"凡井水有远从地脉来者为上，有从近处江湖渗来者次之，其城市近沟渠污水杂入者成硷，用须煎滚，停一时，候硷澄乃用之，有则气味俱恶，不堪入药、食、茶、酒也。"这是对水源影响井水的水质与利用的更详细的论述。

二十世纪五十年代以来，由于地球上人口显著增加，各方面对水的耗用量急遽上升，加之许多地区水源污染以及植物资源减少，导致不少地方出现日趋严重的缺水忧患。对于人类饮用之水，如何开源节流，虽然需要许多措施，但是，中国古人对维护水井清洁和提倡节约用水的论述，在今天仍有启迪作用。

一千六百年前中医"急救手册"
——《肘后救卒方》

　　一千六百年前，我国曾经有一部既适于急诊之用，又便于临床诊疗应用的中医书问世，这就是公元四世纪前叶，葛洪编著的《肘后救卒方》①，也即后世流传的《肘后备急方》，简称为《肘后方》。

　　这部书之所以有"肘后"两字，意思是说它能够被挂于肘部而随身携带。《肘后救卒方》书名里的"肘"是上臂与前臂连接而可以曲伸的部位；"卒"字，含义为"突然"。中医病名"卒中"，指突然发生的脑"中风"。"救卒"则是说在急迫的情况下，能随时取出供紧急诊治急病的参考应用。从上面这两层意义来说，《肘后救卒方》的性质，同我们现今所称的临床急救手册，的确是颇为类似的。

　　为了备急，这本书中所介绍的药物，多数是能够就地取材的。有些药物，即使是一时之间不能取得而需购买，它们的价格也多比较低廉。葛洪在书的自序中写到："余今采其要，约以为《肘后救卒》三卷，率多易得之药，其不获己须买者，亦皆贱价，草石所在皆有。"接着他批评有些人编著的医书虽然标榜为"备急"，

---

①《肘后救卒方》，四世纪时葛洪编著。六世纪时陶弘景增补，改名《补阙肘后百一方》。十三世纪杨用道摘录《证类本草》单方编入，改名《附广肘后方》。以后，人们又以《肘后备急方》称之。

然而却往往不是简明地叙述病症的主要特点，而所开列的药方，又"多珍贵之药，岂贫家野居所能立办"？[①]

葛洪有鉴于此，所以他更多的收集了民间单方与验方，注意从验（有效）、便（便利）、廉（价廉）三方面着眼。而且，采用针灸急救与治疗的经验也不少。

作为救急，《肘后方》的第一卷就首先记述了急救的内容，其中有抢救卒中（中风）、骤死和急腹症等。在抢救突然昏迷病人的措施里，记述了行之有效的简易急救法，如"令爪其病人人中，取醒"，即是用指甲（爪）掐压患者唇上的"人中"穴位，促使其苏醒法。也有采用灸灼唇下的"承浆"穴位或灸脐中央的急救措施。此外，还介绍了用半夏研成粉末，吹入患者鼻腔中；或将捣碎的干菖蒲制成如同枣核大的药丸，置于患者舌下以急救昏迷。对心前区及上腹部疼痛，则介绍了灸中指指端的简易治法。

《肘后方》记述的疾病，种类很多。其中谈到传染病与寄生虫病，如霍乱、痢疾、伤寒、结核、疟疾等，营养缺乏病如脚气病，胃肠道疾病如饮食困难、食物中毒，神经精神病如癫痫、狂躁，外科疾病如脓肿、肿块、虫兽咬伤等。此外，还有皮肤病、五官科疾病以及溺水、药物中毒、酒醉、误吞异物、秃发、失声不得语、兽医，等等。对症状的叙述则有发热、腹痛、腹泻、便血、咳嗽、中风、水肿、黄疸、腰痛等，内容相当广泛。

对结核病的症状，《肘后方》描述了它的多样性。指出患者往往有畏寒发热，饮食无味，精神恍惚不宁，闷闷不乐，浑身感

---

① 《肘后方》葛洪自序。

到不适然而又察觉不出何处有明显的痛苦。这些症状往往长年累月，逐渐地出现全身无力、迟钝、衰弱以至死亡。并且指出这种病有相当大的传染性，甚至全家均被传染"乃至灭门"的危险。书中还认为长期过度劳累，或大病后尚未复原之际，比较易罹患结核病。

天花这种烈性传染病的症状，《肘后方》最早作了详细记载，说主要症状为头面部与上下肢先发出像豌豆大小的疱疹，短期内即蔓延到全身，疱内含有白浆，疱不时破裂，不时又会发出新的。若不及时治疗，严重的多引致死亡，幸免于死而病愈者，面部将出现紫黑色、白色瘢痕。

对于脚气病，葛洪说其症状出现比较缓慢，最初下肢有微痛或麻木感，逐渐地两小腿肿胀，或者在站立与走路时都感到脚软无力。他特别提到小腹肿胀的脚气病更为危险，若不及时治疗，将引起心悸气急，以至死亡。当时虽然还不知道脚气病是由于缺少维生素 B_1 所引起，但已应用大豆、小豆、牛奶或羊奶等治疗，并提到以好豆豉浸酒饮服可以预防。现在已知，这几种食物中所含的维生素 B，确实比较易于被人体所吸收利用。这是医学史上最早有关脚气病的详细记载。

《肘后方》所写到的癞病，即麻风病，书中对它的初期症状作了一些描述，如开始时皮肤的感觉渐渐迟钝，或皮肤上感到有虫爬行的发痒，或体表出现赤黑色皮疹等。书中对沙虱病的描述，很类似现代医学中"恙虫病"的特点。

对某些疾病的检查与诊断，《肘后方》已有相当正确的记载。如检查浮肿症状的要点，指出"胫中满，按之没指"。所谓"胫"，通常指膝至踝部之小腿。"满"是肿胀。"胫中满",是说小腿肿胀,以手指按压肿胀的小腿时,所按的部位会出现凹陷。书中还说到,对腹水症状的诊断依据是"腹内转侧有节声,此其候也"。对黄疸的诊断要点是根据患者眼白(巩膜)发黄,逐渐地出现面部及全身泛黄。并提出以小便解于白纸上,白纸即呈现黄颜色的现象。

人被疯狗咬伤后,狂犬病的潜伏期虽有短于十天以内者,但更常见者多为五六十天,甚至更长一些。《肘后方》写到,人被狂犬咬后,"要过百日,乃为大免耳"。表明已认识到,疯狗咬人后,短期内虽未发生狂犬病,仍不能完全排除致病的可能,须经过一百天未出现症状,则不致发病。这个认识基本上是正确的。

对于疾病的治疗,《肘后方》除记载药物外,采用针灸治疗的占了很大比重。如"灸肿令消法"写到:"取独颗蒜横截厚一分,安肿头上,炷如梧桐子大,灸蒜上百壮。"灸治霍乱吐泻处方中提到"以盐纳脐中上,灸二七壮"。这是"隔蒜灸"及"隔盐灸"的最早文献记载。其他还介绍了按摩、冷敷、热敷、浸洗、涂擦、烟熏、吹吸以及醋疗等方法。书中记载了不少内服与外用的成药,如华佗虎骨膏、丹参膏、辟病散等,并首先以"成膏""成剂药"称之。

《肘后方》所介绍的各科治疗的药物,很多疗效确实。如最早记载用青蒿治疗疟疾的经验,"青蒿一握,以水二升渍,绞取汁,尽服之"。现代科学实验证明,青蒿的抗疟作用优于西药治疟特效药奎宁。

水肿、腹水病人的饮食须"忌盐",现在已为很多人所知,但是早在《肘后方》中,已经提出了水肿、腹水病人"勿食盐"

的主张。并记载"常食小豆饭、饮小豆汁、鳢鱼，佳也"。此外还建议吃羊肉、胡燕、鸭子、蛋黄等富有营养价值的多种食物。

中医学注重预防的观点，在《肘后方》里也有不少反映。例如在治疗传染病、胃肠道疾病的处方以及成剂药之中，有的属于预防。书中说，在平时或发生疾病流行的年月，全家人每月定期服用某些药，能收到一定的预防效果。

此外，《肘后方》还引用了不少四世纪以前中医文献的资料，其中有些是原书后来已散佚者，后世却能从《肘后方》中窥见其一二。因此，这本一千六百年前的中医"急救诊疗手册"，在保存古代中医资料方面，也作出了可贵的贡献。

《肘后方》比较注意民间行之有效的医疗经验，书名不冠以"黄帝""神农"等称号，也不挂上扁鹊、仓公、医和、俞跗等古代名医的名字，作者自序说："世俗苦于贵远贱近，是古非今，恐见此方无黄帝、仓公、（医）和、（扁）鹊、俞跗之目，不能采用，安可强乎！"这是作者对"是古非今"者的感叹和批评。当然，限于作者的历史条件，书中也有不少错误的内容，但其成就还是应予肯定的。

（原载傅维康撰《杏林述珍》，上海古籍出版社 1991 年出版，2019年收入本书时略作补充。）

最早的国家医科大学

中国古代医药人员的培养，主要是通过家传和师徒传授的方式，这种方式持续了数千年。

南北朝刘宋文帝元嘉二十年（443），"太医令"秦承祖曾向朝廷建议设置医学教育，惜文献上对此无详细记载，仅《唐六典》极简略地写了"宋元嘉二十年太医令秦承祖奏置医学，以广教授，至三十年省"这么一句，以致对其时医学教育的分科、师资配备、学生人数、学习课程以及学制等，均无从得知。

公元581年，隋王朝建立以后，曾创设"太医署"，设有医科、按摩科、咒禁科。据《隋书》卷二十八记载，医科、按摩科、咒禁科各有博士二人。医科、按摩科博士分别教授本专业知识与技术。医科中尚有助教二人，协助医博士教授医学。另有医师二百人，主要负担医疗工作。此外还有主管药物和其他行政管理人员。从设置的职务及其工作性质看，隋代的太医署已具有国家医学院的雏型。但是，由于文献记载欠详，加之隋代历时仅三十七年，因此，对于隋代太医署的编制、课程、学制等，也难以详悉。

公元618年，唐王朝建立后，若干方面沿袭了隋代的制度。公元624年，唐政府也设置太医署。《唐六典》《旧唐书》和《新唐书》对此有所载及，虽然三书对唐代太医署的人员数目及某些方面的记述不甚一致，但对其中分科、学制、课程、教学人员等的记载，基本相同。

唐太医署分成医学和药学两大部。医学部又分设医科、针科、按摩科和咒禁科。四科均设有博士，主要负责教授学生。博士之下，各科教学人员的编制不完全相同。医科有助教、医师、医工。针科则有助教、针师、针工。按摩科不设助教，但有按摩师与按摩工。各科博士以下的教学人员数目不等，但他们都应辅助各自专业的教学，同时还担任医疗工作。由此可以看出，太医署是兼有医学教育和医疗两种职能的机构。

唐代太医署的医科学生，学习年限是根据所分的专业而不相同。据《唐六典》记载，体疗（相当于内科）学习七年，疮肿（相当于外科）学习五年，少小（相当于儿科）学习五年，耳目口齿科学习两年，角法（拔火罐之类）学习两年。学生入学后，先学习《黄帝内经》、本草、《针灸甲乙经》与《脉经》等，然后再分别学习各自有关专科的知识与技术。对针科学生的教育，基本上同医科。对按摩科学生的教育，主要是学习按摩导引之法，既用以治疗内科疾病，同时也用于治疗损伤骨折病患。学生学习过程中，按月、按季、按年进行考试。月考由博士主考，季度考试由较高级的医官"太医令"主考，年终考试则由国家最高医官"太常承"主考。对医学生成绩评定，除笔试成绩外，还要依据他们对疾病的诊治疗效进行评分。毕业考试成绩优等者，将予选拔任用。

唐代太医署中的药学部，特设有药园，面积为三顷，每顷相当于一百亩。虽然唐代一亩的面积略小于现今一市亩，但是一所医学院拥有三百亩面积的药园，其规模不能说不大。

　　药学部中，配备了药园师，其职责主要是按时栽种某些必须新鲜使用的药物，以备能随时医疗之需。至于太医署中储备的其他药物，则是征购各地特产的"道地药材"。药学部的学生称为"药园生"，从民间招收十六岁至二十岁的青年，他们在药园师的指导下，学习有关中药的品种、栽培、采集、加工、贮存、配伍等知识。药学部中还有主药八人、药童二十四人，分别从事于药物的加工、调配与有关药材的杂务工作。此外还有一些行政管理人员。

　　虽然，太医署是统治阶级为了自身医疗上的需要而设立的，但是，从唐代太医署的分部、分科、教学人员的设置、学生的学习年限、课程、考试制度以及规模等来看，的确堪称为最早、较完备的国家医科大学。据国外的医学史文献记载，欧洲最早的著名医学院，是意大利萨勒诺（Salerno）医学院，约开办于公元846年。其他国家最早设立的正式医学院也迟于八世纪。

　　唐代期间，中外经济、文化交流盛况空前，唐"太医署"的设置，对一些邻国产生了影响。八世纪时，日本仿照中国设置了"太医署"（据富士川游《日本医学史》）。

　　十一世纪时，宋代吸收唐代太医署的办法，设置具有国家医学院和中央医院性质的"太医局"，并对办学制度有所发展。据《宋史》卷一六四"职官"载，太医局"有丞，有教授，有九科医生额三百人"。太医局的最高行政官员是提举（相当于医学院院长）一人，稍低于提举的是判局（相当于医学院副院长）二人，特别规定"判局选知医事者为之"，就是说，两位副院长都必须是懂得医学的。同时，还规定医学生的考试除笔试之外，必须轮流到太学（大学）、律学（政治学院）、武学（军事学院）和各军营中，为学生、军官、士兵诊治疾病，年终根据其诊治疗效，分别评定成绩和奖学金的等级。所有这些，在医学教育史上，无疑是有意义的。

世界药学史上的创举
——唐代药物大普查

　　唐朝是中国历史上有着重大影响的朝代。唐代前期与中期，国势强盛，经济、交通、文化、科学都有显著发展和成就，其中，医药学的成果也很突出。唐政府颁令在全国进行的药物大普查，既是中国医学史上的第一次，也是世界药学史上之创举。

　　唐代在实行全国药物大普查之前，社会上所流通、采用的中药学专书，主要是南朝齐、梁时期医学家陶弘景（456—536）编撰的《本草经集注》，该书载述药物七百三十种，其中三百六十五种药物的记载录自《神农本草经》（简称《本草经》或《本经》，约成书于东汉年间）；另有三百六十五种药物的资料辑自《名医别录》（简称《别录》，约成书于魏晋期间）；还有陶弘景根据自己的见解与经验所作的注释和补充。《本草经集注》约成书于六世纪初，到唐初时，已流通了一百余年，在这段时间里，人民群众积累了很多的用药经验，并且陆续发现了不少新药。加之，唐王朝建立后，国内及中外的交通空前发展，促进了中国内地与边疆、中国与外国的医药学交流，使得中药学知识更加丰富。而且，《本草经集注》在流通过程中，多次被辗转传抄，以致出现某些遗漏和错误，造成人们用药紊乱。鉴于上述情况，显然很有必要编撰一部新的药物学专书，以适应医疗上之需要。

　　唐显庆二年（657），当时任职于朝廷的医药学家苏敬，深感用药治病之事至关重要，特向朝廷提出编修新的中药学专书之建议。彼时，唐朝廷对科学文化甚为重视，很快即采纳此建议，并指定当时担任太尉的长孙无忌领衔组织二十余人进行编撰，实际上的主编则是苏敬。经过两年时间，一部新的中药学专书于显庆四年（659）编成，定名为《新修本草》，因是唐朝廷命令编撰，故又名《唐本草》。

《新修本草》之所以能在不太长的时间内编撰完成，主要是由于唐朝廷给以行政、人力、财力、物力支持，而由数方面具有专长的人员参与编撰。例如，在二十多名编撰者之中，有掌管医学的太医令，有担任皇亲医疗的御医，有掌管宫廷药物的尚药奉御和药藏监，也有熟悉经籍图书的弘文馆①大学士与学士，还有通晓历史的太史令等。集中几方面专业人士在一起，集思广益，对编撰工作甚为有利。

再如，为广泛征集全国各地药材，苏敬等人特奏请朝廷"普颁天下，营求药物"（《新修本草·序》孔志约）。为此，朝廷专门通令全国各郡县，将当地所出产药物，连同有关记录及描绘的图样，送往京城长安汇总，供编撰者参考采用。此事《唐会要》卷八十二所载"征天下郡县所出药物，并书图之"可资佐证。

又如，苏敬等人在广泛征集全国药材外，同时还多方搜集文献资料并听取群众的用药经验与知识，然后对其进行探讨综合。孔志约在《新修本草·序》里曾写到编撰者"下询众议""详探秘

---

① 弘文馆：唐武德九年（626）太宗即位，将原修文馆改为弘文馆，聚书二十余万卷。置学士，掌校正图籍，教授生徒；置校理经籍，刊正错误。设馆主一人，总领馆务，学生数十名。

要，博综方术"等重要做法。经过比较和考证，求得对药物实况与效验的认知，其取舍原则为："《本经》虽阙，有验必书；《别录》虽存，无稽必正。考其同异，择其去取。"意思是《神农本草经》缺载的药物，只要有效验的就予以收载；《名医别录》已载入的药物，若发现有错误则予以纠正。上述做法，表明苏敬等人严谨的编撰态度。

《新修本草》共五十四卷，包括本草、药图、图经三大部分内容。本草部分有二十卷，记述药物的历史、产地、形态、辨别、性味、采制要点与治疗作用等。药图二十五卷，是根据药物形态描绘的彩色图（孔志约《序》："丹青绮焕，备庶物之形容。"）图经七卷，是对药图的文字说明。此外本草与药图另有目录各一卷。从本书三部分所含卷数看，药图与图经的数量超过全书一半，这是本书重要特点之一。

《新修本草》收载药物八百五十种，比《本草经集注》增加了一百多种，它不仅较广泛地记载了全国各地药物，采集了较多的用药经验，同时还吸收了一些国外的药物知识。因此，它是公元七世纪中叶唐代对中药学的一次大总结。蓖麻子、蒲公英、诃黎勒、郁金、胡椒、茴香、阿魏、安息香、龙脑香、沙糖等，都是此书新收载的药物。此外，书中还记有用白锡、银箔、水银制成补牙剂"银膏"的内容，后来，宋代《经史证类大观本草》曾予引载。

《新修本草》成书后，很快在国内流传。唐人于乾封二年至总章二年（667—669）抄写的《新修本草》卷子本，不久被收藏于敦煌石窟中。当时中国西北地区交通很不便利，《新修本草》

却在不太长的时间里流传到了该地区，可以看出本书受重视和迅速传播的情况。另一方面，本书也很早流传到了日本，公元731年日本有田边史手抄《新修本草》出现，据公元901至902年日本《延喜式》记载："凡医生皆读苏敬《新修本草》。"[1]上述史料表明，本书传到日本后，在相当长的一段时期里备受重视。

随着岁月的流逝,《新修本草》的"药图"与"图经"两大部分，到宋代以后已不复见。"本草"这部分的某些内容，曾被唐、宋时期一些医药书籍引载。但是，自公元1840年鸦片战争后，外国侵略势力相继侵入中国。各种身份的外国人陆续来到中国，他们之中的一部分人采用不同手段破坏、夺取、攫走了中国许多珍贵文物。珍藏于敦煌石窟中的《新修本草》唐代手抄卷子本，也在公元1907年后散失。后来，上述唐代手抄卷子本的一些残卷片断，分别被收藏于大英博物馆和法国巴黎图书馆中。

---

① 据富士川游《日本医学史》，东京日新书院1941年版。

孙思邈论妇女保健

在孙思邈的诸多医学成就之中，启迪人们重视妇女保健也是很突出的一点，可以说，他是历史上较早从多方面对妇女保健提出正确论述并大力倡导者。

由于妇女生理以及妊娠、生育、哺乳等特殊情况，孙思邈认为"妇人之病比男子十倍难疗"，强调对妇女的医疗保健须多方注意。为此，他在所著《备急千金要方》与《千金翼方》两部医著中，特列出"妇人方"专卷，并把它排列在其他各科专卷之前，指出："妇人之别有方者，以其胎妊生产崩伤之异故也。"此外，在其他一些卷内，也有关于妇女保健的论述。

在孙思邈生活的年代，虽然还未出现"优生学"专门术语与科目，但孙思邈却已有了含有优生学意义的某些观点。在《备急千金要方》卷二里，他在论及"求子"时指出："欲求子，……仍须依法如方避诸禁忌，则所诞儿子尽善尽美。"他所提诸种禁忌之中，特别告诫切忌酒醉之时的性生活，指出"命不长者是大醉之子"；并说："昼则以醉酒，……即是受孕也是劣生儿。"现代医学有不少实例证实，若夫妻中任何一方长时期大量饮酒，其生殖细胞将遭受损害，在此种状况下受孕，出生的婴儿可能夭折或低能。

人们身体健康与否，其情绪和饮食起居是重要的影响因素。

对妊妇而言，上述情况不仅对妊妇本人的身体健康会造成不同影响，同时也会对胎儿的发育和健康产生不同影响。孙思邈一再提醒，对于妊妇要"调心神，和情性""当慎护惊动""寝必安静，无令恐畏"要"调五味""美其食"。并且还应"无悲哀思虑惊动""无号哭""无劳倦""不为力事""居处必燥""无处湿冷"。妊娠六七个月后，孙思邈主张妊妇宜适当的活动："身欲微劳，无得静处，出游于野""劳身摇肢，无使定止，动作屈伸，以运血气"。如此，则可减少在分娩时发生滞产或难产。

古时候，因难产而导致产妇与婴儿死亡的发生率很高，孙思邈呼吁应重视妊娠期和分娩时的保健措施，指出"产育者，妇人生命之长务"，产房内"特忌多人瞻视"，"产妇第一不得匆匆忙怕，傍人极须稳妥"。为避免误事，孙思邈主张普及妇产科常识，要求"养生之家，特须教子女学习此三卷'妇人方'，令其精晓"。

为使产妇身体尽快康复，孙思邈很注重产后调护，力陈"产后，大须将慎"，"妇人产讫，五脏虚羸，惟得将补，不可转泻"。他创制的"当归建中汤"，取当归、芍药、桂枝、甘草、生姜、大枣、饴糖配伍，适于治疗产妇产后体虚和小腹痛等症。此外，他还记述了其他大量妇产科方剂。为了保护产妇健康，他告诫产后百日内暂停性生活，否则可能导致妇科病或其他疾患。

在"男尊女卑"思想很重的封建社会，若男女结婚后不能生育，往往归咎于女方，孙思邈明确地指出，婚后不生育的原因，可能是由于男、女的一方或双方的体质和疾病，明确地说："凡人无子，当为夫妻俱有五劳七伤、虚羸百病所致。"因此，治疗不生育应针对夫妻双方的疾病施治。

孙思邈对妇女保健的论述和主张，虽然是在一千三百多年前提出的，但其中很多至今仍然有着现实意义。

最早的老年医学专篇

二十世纪以来，随着科学文化的发展，医药卫生的进步，人类寿命有了明显的延长，老年人口比重增加，进入或即将步入老龄化社会的国家也越来越多，因此，研究、解决有关老年人的问题，对许多国家而言，已日益迫切。为此，联合国在1981年首次召开了老龄问题世界会议，而在1998年举行的联合国大会上，又把1999年定为"国际老年人年"，呼吁各国政府和人民努力做好包括老年人卫生保健在内的各项工作。

就世界医学史而言，老年医学源流之悠久、内容之丰富，当以中国为首屈一指。早在两千多年前，《黄帝内经》中已有不少关于老年医学之论述。在一千三百多年前，则出现了最早的老年医学专篇，这就是唐代医学家孙思邈（581—682）所著《养老大例》与《养老食疗》，见载于孙氏撰成于公元680年的《千金翼方》内。

根据人类生命过程的自然规律，当人进入到老年之后，在生理、心理、体质、性格、脾气、兴趣、言行等各方面，都必然发生一系列变化。《养老大例》对此有详细记述："人年五十以上，阳气日衰，损与日至，心力渐退，忘前失后，兴居怠惰，计授皆不称心，视听不稳，多退少进，日月不等，万事零落，心无聊赖，健忘嗔怒，情性变异，食饮无味，寝处不安。"指出"老人之性，必恃其老无有藉在，率多骄恣不循轨度"。孙思邈强调作为子孙后辈对老年人上述一系列变化，都必须有足够的认识，否则会错误地认为"大人老来恶性不可恣谏"，因而产生不耐烦甚至埋怨、嫌弃的心理。因此，告诫为人后辈者，应很好地根据老年人的特点，顺应其需要，"常须慎护其事，每起速称其所须，不得令其意负不快"，以免给老人的情绪与健康造成不利影响。

饮食与人体的健康和长寿有着密切的关系，《养老食疗》对此作了专门论述。文章总结前人与作者的经验，指出："安身之本必须于食，救疾之道惟在于药。不知食宜者，不足以全生；不明药性者，不能以除病。食能排邪而安脏腑，药能恬神养性以资四气。"提醒"为人子者，不可不知此二事"。强调"食啖鲜肴，务令简少。饮食当令节俭，若贪味伤多，老人肠胃皮薄，多则不消，彭亨短气"，因此"须知服食将息节度"。劝告老人"常学淡食"，夏天不吃"肥浓羹臛酥油酪等"。指出生肉、白酒、大酢、大咸等不适于老人。现代科学证实，常吃这些食物的确对老年人的消化系统、心血管系统、肾脏及身体健康都很不利。

文章特别给老人推荐牛奶、黑芝麻、蜂蜜等，认为"牛乳性平，补血脉，益心长肌肉，令人身体康强润泽，面目光悦"，指出"此物胜肉远矣"，嘱咐"为人子者，须供之以为常食"。现代科学实验证明，上述食物在提高人体生理功能与全身协调作用，或是降低血脂、增强抗病免疫力等方面，具有不同程度的功效。牛乳能提供给人体较全面的营养成分，而常食牛乳不似常食肉类食物有可能引发某些疾患，确实"胜肉远矣"。黑芝麻的成分中，特别值得重视的是卵磷脂与维生素 E，它们对维持脑组织正常功能、促进生育、延缓细胞衰老、改善心脏与脑血管功能等，有着重要作用。蜂蜜的成分则依酿成的季节与地区的不同而有差异，但一般都含有丰富的果糖和葡萄糖，还有蛋白质、酵母、酶类、有机酸、生物素、挥发油、矿物质、微量元素、维生素等，具有补益、润燥、止痛、解毒多种效用，对老年人很有裨益。可见《养老食疗》所说"（黑芝麻）久服百病不生，常服延年不老""（蜂蜜）久服肥充益寿"，是有科学道理的。

运动是活跃新陈代谢、增强体质、延缓人体衰老的一种重要措施。《养老食疗》引用"流水不腐，户枢不蠹"的道理，强调老人"极须知调身按摩，摇动肢节，导引行气"，以达到强身延年的目的。

老年人因体质衰退，甚易罹患疾病，因此，对老年病的防治，更须加倍重视。《养老大例》写到："人年老有疾者不疗，斯言失矣。"文章论述了老年常见病及其防治法，说"人年五十以去，皆大便不利，或常苦下痢，有斯二疾，常须预防，若秘涩则宜数食葵菜等冷滑之物，如其下痢，宜与姜韭温热之菜，所以老人于四时之中，常宜温食，不得轻之。"老人牙齿松脆，文章劝导："忌强用力咬啮坚硬脯肉，反致折齿破断之弊。"

此外，对于老年人的情绪、行动、生活习惯、嗜好等各方面，孙思邈在其老年医学专论中都有不少正确的意见，提出"养老之道，无作博戏强用气力，无举重，无疾行……无悸啼，无悲愁，无哀恸"，主张"善养老者，非其书勿读，非其声勿听，非其务勿行，非其食勿食"，提醒老年人注意"常避大风、大雨、大寒、大暑、大露霜霰雪、旋风恶气"等恶劣气候。总之，孙思邈认为：老年人"常不饥不饱、不寒不热，善"。做到"行、住、坐、卧、言谈语笑、寝食造次之间，能行不妄失者，则可延年益寿矣"。

孙思邈享寿一百零一岁，同他重视老年医学无疑是有密切关系的。他有关养生的经验与论述，迄今仍然具有很大的参考实用价值。

（原载《医药文化随笔》，上海古籍出版社 2001 年出版。）

论孙思邈的"常习不唾地"

据辑录有一百五十余种中国、朝鲜古代医书资料的大型医学类书《医方类聚》引述，唐代医学家孙思邈曾经提出"常习不唾地"的要求。对这句话的含意，在二十世纪五十年代以来的一些书刊文章中，往往将其引申解释为要求人们养成"不随地吐痰"的卫生习惯，实际上其原意并非如此，而是要求不要把对人体具有重要养生价值的唾液随意吐去之意。

在中国，自古以来唾液曾经被冠以许多美好的名称，诸如玉泉、玉浆、甘露、津液、金津、玉液、醴泉、金浆、灵液，等等，无数的医家认识到，唾液是大有益于人体健康和长寿的很宝贵之物质，应常咽下。这从《医方类聚》的"养性门"所引之文即能看出，书中写到："真人曰：常习不唾地，盖口中津液，是金浆玉醴，能终日不唾，常含而咽之，令人精气常留，面目有光。"此段引文提到的"真人"，即是指孙思邈。

如今，虽然在孙思邈的《备急千金要方》里已不能找出上述原文，但还能从其若干记述中看到应该珍惜唾液的意见。孙思邈在《备急千金要方》卷二十七"养性"中写到："玉泉者，口中唾也，朝旦未起，早漱津令满口乃吞之"，又说"……人当朝朝服食玉泉"。正因为唾液是人体所必需的宝贵物质，所以孙思邈在书中劝告人们"不欲多唾"，而是应该"数数叩齿饮玉浆"，以葆人体健康。

此外，在其他文献中也有不少论述唾液价值者，《本草纲目》"口中唾"写到："故修养家咽津纳气，谓之清水灌灵根。人能终日不唾，则精气常留，颜色不槁；若久唾，则损精气，成肺病，皮肤枯涸。故曰远唾不如近唾，近唾不如不唾。"明代息斋居士所写《摄生要语》，对孙思邈的"常习不唾地"的含义叙述得更加明确，他说："真人曰：常习不唾地，有则含以咽之，使人精气常留，面目光彩。故曰远唾不如近唾，近唾不如不唾，盖唾津是人身三宝之一。"

如上所述，孙思邈的"常习不唾地"，是要求人们不可把对人体很宝贵的唾液吐去，其用意十分清楚了。

据现代科学研究获知，唾液中含有多种存在于人体血浆中的物质。其中，有机物主要为黏蛋白，还有球蛋白、氨基酸等。无机物为钠、钾、钙等。其他为水分与氯、氧、氮、二氧化碳等气体。唾液的功用，除了防止口腔干燥、湿润食物便于吞咽外，还具有清洁保护口腔与牙齿、杀菌以及稀释中和有毒物质的作用。牙科研究者发现，唾液中含缩氨酸，能抵销细菌在口腔中产生的对牙齿有害之酸性物质，因而对牙齿起到保护作用。唾液中的淀粉酶，对淀粉的消化大有裨益。还有学者研究认为，唾液富含钙离子的酵素与激素，在抗衰老方面，有着微妙的作用。

中国古人论护牙

牙病是人类疾病中出现最早、发病率最高的一种，早在三千年前的甲骨文里已有"龋"字。没有患过牙病的人，可说是极少。白居易《东院》中的"老去齿衰嫌橘醋"，陆游《齿发叹》里的"齿落废大嚼"诗句，正是诗人感叹于齿病的生动写照。

关于牙病的原因，早在《黄帝内经》中就已记述了年龄及全身健康状况的重要影响。西汉司马迁《史记·仓公传》指出，"卧开口"和"食而不漱"是导致牙病的局部原因。唐《食疗本草》指出，多食蜜或砂糖都会损坏牙齿，这是饮食不当对牙齿造成的损害。所以，古人认为对牙齿的保护，除了全身的营养和健康外，还应重视口腔和牙齿的局部卫生及正确合理的饮食习惯。对于后者，历代均有科学论述与合理措施。

春秋时期，《礼记·内则》记载："鸡初鸣，咸盥漱"，倡导人们养成晨起即漱口的卫生习惯。东晋张湛《养生要集》提到："食毕当漱口数过，不尔，令人病齿龋。"宋代苏东坡劝导："如食甘甜物，更当漱。"元代李鹏飞《三元参赞延寿书》主张："凡饮食讫，辄以浓茶漱口，若此则烦腻既去，而脾胃自和。"现代科学实验证明，茶叶中含较多氟素，对预防龋齿有益。中国古代也很推崇用药物煎汁漱口的护牙功效，采用的药物有金银花、野菊花、蒲公英、藿香、佩兰、薄荷等，用这些药液漱口，能产生抗菌、除腻、去臭、固齿之作用，从而使口腔洁净清香、减少牙病。古人还注意到，漱口水温应适宜，宋代《琐碎录》提到：热汤不可漱口，损牙。

除漱口外，中国古人很早发明了揩牙、叩齿与刷牙的护牙措施。

揩牙是用手指轻巧揩拭牙龈和牙齿，主要作用为活跃局部血液循环，减少牙周炎与牙齿松动。叩齿又称"啄齿"，是上下两排牙齿有规律地互相叩击、咬紧。隋代《诸病源候论》引《养生方导引法》说："朝夕啄齿，齿不龋。"其实，叩齿还有预防牙周病与牙齿松动的功效。可见，晋代《抱朴子》所载"牢齿之法，晨起叩齿三百下为良"是有根据的。

中国古人很早认识到，刷牙是护牙的重要措施之一。1954年，在赤峰县大营子村一座公元959年的辽代墓葬中，出土了两把骨刷柄，据中国口腔专家考证，认为它们是牙刷柄，这表明，至少在一千多年前，中国人已经有使用牙刷的了。

为使揩齿或刷牙能对牙齿产生更好的清洁和保护效果，中国古人在一千六百年前已发明用药物研制的揩牙粉。梁代《类苑》记载的一种是将皂角、生姜、升麻、地黄、旱莲草、槐角、细辛、薄荷及青盐研成，它们对清洁牙齿与口腔的腻臭、防治牙龈与口腔发炎以及止血止痛，确能产生有益作用。

宋代时，用于揩牙的牙粉更为增多，如《太平圣惠方》所收载就有"贝齿散"方，据称能"揩齿令光白"；还有"桑椹散"方，据称能"揩齿常令光润白净"。明代王肯堂《证治准绳·杂病》正式记载了"牙粉"这个名词，其成分为五倍子、细辛、青盐、龙脑、羊胫骨灰、沉香、檀香研成的细末，它们分别具有收敛、防腐、摩擦和除臭作用。取这种牙粉刷牙，既可使牙齿洁白清香，又能抗菌消炎，对牙齿与口腔的保健很有裨益。

此外，中国古人对刷牙的时间与次数，也很早有正确论述和实践。明代张景岳引前人所撰《金丹全书》记述："今人漱齿，每以早晨，是倒置也。凡一日饮食之毒，积于齿缝，当于夜晚刷洗，则垢秽尽去，齿自不坏。故云：晨漱不如夜漱，此善于养齿者。"（《景岳全书·杂证谟·齿牙》）张景岳还认为："今观智者，每于饭后必漱，则齿至老坚白不坏，斯存养之功可见矣。"在张氏论述之前，元代忽思慧的《饮膳正要》，也有类同于《金丹全书》对刷牙的意见，认为："凡清旦刷牙，不如夜刷牙，齿疾不生。"而《证治准绳》则主张人们每日早晚都应刷牙。

现代科学研究获知，老年人因骨质疏松，骨骼与牙齿较易损伤，然而，早在一千三百多年前，孙思邈就提请老年人切忌咬嚼坚硬之物，防止牙齿碎断。张景岳也劝告："齿有伤于外因者，或以击损，或以跌仆，或勉强咬嚼坚硬等物，久之无不损齿，此岂药之可疗？知者自当慎也。"（《景岳全书·杂证谟·齿牙》）宋代蒲虔贯注解《保生要录》则提醒人们：凡饮食虽热不得灼唇，虽冷不可冻齿。凡此种种，都是中国古人对保护牙齿的正确论述。

古代中医妊娠试验

　　根据现代医学知识，妇女卵子受精后发育为囊胚，受精卵经过 11—12 天产生滋养细胞，并分泌绒毛膜促性腺激素，这种激素进入血液后从尿液里排出。有些动物的生殖腺遇到上述激素会产生一定的变化，借助其变化，可以检测出血液或尿液中绒毛膜促性腺激素的存在及含量，从而可作为对早期妊娠的一种辅助诊断。

　　二十世纪五十年代以后的三四十年时间里，西医对早期妊娠的诊断，曾采用过蟾蜍或兔子等做孕妇尿液绒毛膜促性腺激素试验，准确性颇高，能达到 90% 以上。

　　古代中医，也曾有过检测妊娠的试验，不过，其方法古老，而且是用药物做检测剂。公元 1237 年，南宋妇产科专家陈自明撰著的《妇人良方大全》载有"验胎法"，写到："妇人经脉不行已经三月，欲验有胎，川芎为末，空心（服用）浓煎艾汤调下二钱，腹内微动，则有胎也。"

　　为了验证川芎对妊娠的测试效果，二十世纪六十年代，有人进行了动物试验，其方法是将妊娠家兔的离体子宫，置于川芎浸膏的 10% 水溶液中，观察其反应，结果发现，微量川芎浸膏的 10% 水溶液，能刺激受孕子宫，使其张力增高，收缩增强，最后出现挛缩。如用大剂量上述川芎制剂，则使受孕子宫麻痹而停止收缩。

现代医学对早期妊娠的诊断已十分准确，宋代的"验胎法"早已不被采用，这里提到它，只不过是说明中医产科发展过程中的一段历程而已。

"瘤""癌"二字之由来

"瘤"和"癌"是现今常见的疾患，其实，它们古已有之。早在两千多年前，《黄帝内经》就已经有"瘤"这种病名，如筋瘤、肠瘤等。

通常而言，瘤大多为良性。瘤之得名，是与中医的生理、病理学说有关。中医学认为，肿瘤的发生，是由于精神过度紧张、情绪抑郁，或内脏功能失调紊乱，或外部致病因素以及年龄衰老、饮食起居的影响等，引起人体内的"气血"郁结淤滞所致。此外，人体内所产生的某些不正常物质的滞留，也可能诱发肿瘤。所以，东汉刘熙《释名》解释说："瘤，流也，血流聚所生瘤肿也。"公元610年，巢元方等编撰的第一部中医学病因证候专书《诸病源候论》，记述瘤的症状与性质为："瘤者，皮肉中忽肿起，初梅李大，渐长大，不痛不痒……，不治，乃至呕大，则不复消，不能杀人，亦慎不可辄破。"此段记载，指出了"瘤"逐渐长大、不痛不痒、不能自行消失以及不会置人于死的四项主要特征。该书归纳"瘤"的定义为：体内气血或不正常物质"留结不散，谓之为瘤"，要点是滞留不去的"留"字，加上病字偏旁（疒），即成为"瘤"字。

癌属恶性，从现存古代中医文献看，癌字虽在宋代才出现，然而，中国至少在一千六百多年前的文献里，已谈及恶性肿瘤病例。公元三世纪晋代医学家王叔和的《脉经》中曾写到："有一妇人年六十所，经水常自下，没久得病利（痢），少腹坚满者为难治。"年逾六旬的老年妇女，反复出现不正常的阴道流血，下腹部肿大坚硬且难治，看来很类似患有子宫恶性肿瘤。

古代中医籍里，现今能看到最早记载"癌"字的，是宋代《卫济宝书》，但其所指并非恶性肿瘤，而是发生于肌肤深层组织的脓肿。含义为恶性肿瘤的"癌"字之得名，主要是依据其症状性质与体征。公元 1264 年，南宋医学家杨士瀛（号仁斋）撰成的《仁斋直指方论》，最先将"癌"字泛指为恶性肿瘤，并作了较确切的描述："癌者，上高下深，岩穴之状，颗颗累垂，……毒根深藏，穿孔透里。男则多发于腹，女则多发于乳，或颈或肩或臂，外症令人昏迷。"中国古代医家，因观察到有毒根深藏于体内、且能使患者发生昏迷后果的癌肿，其体征为凹凸坚硬，像岩石状，所以明清时代的医籍往往将恶性肿瘤径称为"岩"，例如"乳岩""肾岩"等。而在古代，"嵒"与"岩"字通，"嵒"加上病字偏旁（疒），即成为"癌"字了。

话说"三折肱"

"三折肱"一词,从字面上看,是手臂发生三次骨折,含意至明,本毋庸多言。然而,"三折肱"在历史上的出典及所衍生的事物,似值得一叙。

两千多年前,《左传·定公十三年》最早记载了"三折肱知为良医"一语,后来,它成为形容精于医道的名言。正因如此,自唐代以来,"三折肱""三折""肱三折",便成为名医、良医或富于某种阅历及经验者的代称。例如:唐代刘禹锡的诗句"百胜虑无敌,三折乃良医"(《学阮公体》诗之一);宋代黄庭坚的"持家但有四立壁,治病不蕲(意为祈求)三折肱"(《寄黄几复》诗);宋代张耒的"医肱待三折,剑铁要百炼"(《赠无咎以既见君子云胡不喜为韵》);宋代陈善说的"大抵文以精故工,以工故传远。三折肱始为良医,百步穿杨始名善射,其可传者,皆不苟者也"(《扪虱新话·文贵精工》)。

"三折肱"一词,不仅被不少文人用到文章诗词中,也被有些人用在编撰的医书上。明代万历年间进士、官吏黄承昊(字履素,号暗斋),因年幼多病,曾采用过多种药物治疗,晚年他将自己治病经验及收集的一部分医疗资料,编撰成医书,依"三折肱成良医"之出典,取名《折肱漫录》刊行。近代名中医裘庆元(1873—1947,字吉生),从历年收集的医书中,选出九十九种,分成三集,于1924年以《三三医书》之名刊行，"三三"中之一即是取"三折肱为良医"之义。

此外，"三折肱知为良医"名言，还被有的人作为别号。清末医家凌奂，字晓五，号维正，又号晓邬，撰有《医学薪传》《饲鹤亭集方》等医籍，他晚年自称"折肱老人"。无巧不成书的是，清代有一位骨伤科名医钱秀昌，年轻时确实有过骨折经历。钱秀昌字松溪，清代乾隆、嘉庆年间上海人，从少年时期开始习医，但据说颇长时间不得要领。后来，他在乾隆四十六年（1781）发生左臂骨折，经骨伤科医家杨雨苍医治痊愈，之后他拜杨雨苍为师学习骨伤科，后来成为骨伤科名医，并于嘉庆十三年（1808）撰成《伤科补要》四卷。钱秀昌学医，起初长时间不得要领，后因骨折而精于骨伤科，洵为"一折肱成良医"之生动实例。

有的医家认为，"三折肱"能成为良医，那么，"三折股"同样能成为良医。唐代欧阳詹就曾经在《送洪孺卿赴举序》里，提出过"三折股为良医"之语。

实际上，历来许多名医、良医，绝大多数并未经历过"折肱""折股"之意外，而是经过努力学习，"勤求古训""博采众方"，认真医疗实践，善于总结经验，不断丰富医学知识和提高诊疗技术，进而达到深厚造诣之境。而有过"折肱"经历的医者，对骨折诊疗之体验更真切，当是不言而喻的。

中国古人论小儿养育

文明古国、礼仪之邦的中国，自古以来就有"敬老爱幼"的风尚，《孟子》中的名言"老吾老以及人之老，幼吾幼以及人之幼"，正反映了中国"敬老爱幼"的优良传统。仅就婴幼儿的养育保健而言，数千年来，中国对此有着许多正确的论述与做法，积累了丰富的实践经验和宝贵的科学知识。

对婴幼儿的健康，中国古代已认识到不能仅仅着眼于婴儿出生以后的时期，而是首先应重视其出生前的先天因素，也就是注意到父母的体质、婚育年龄、生育次数以及妇女妊娠期间的"胎教"等。

《礼记》主张男三十而娶，女二十而嫁。何以定出这个年龄结婚？《白虎通义》解释说："男三十筋骨坚强，任为人父；女二十肌肤充盛，任为人母。"《汉书·王吉传》中也谈到早婚生育的后代往往寿命短促，说："夫妇，人伦大纲，夭寿之萌也。世俗嫁娶太早，未知为人父母之道而有子，是以教化不明而民多夭。"同样，妇女孕育过多、过密对母体与胎儿也均不利，汉代王充在《论衡·气寿篇》所说的"妇人疏字者子活，数乳者子死"，就是说明生育次数同胎儿成活率的关系。"疏字"是指生育稀疏；"数乳"是指生育繁密。

元代王珪鉴于先天禀赋对寿夭的密切关系，特在其所著《泰定养生主论》一书中，列出"论婚合""论孕育"专题予以详述。他虽赞成前人提出的男三十而娶、女二十而嫁的主张，但指出不能硬性依据年龄这一项条件，还须"观其血色强弱而抑扬之，察其禀性淳漓而权变之"，如此则"其阴阳充实而交合则孕，孕而育，育而为子坚壮强寿"。若过早婚合，则"育而不寿"。同时还指出，无论男女均不宜在大病刚愈即结婚，否则可能招致不育或生下的婴儿体弱多病。

中国古代有关"胎教"的内容，确有不少是对母体与胎儿有利的，诸如要求清洁安静的居住环境、卫生合适的饮食、干净适宜的衣着、良好的脾气嗜好、不使恐惧紧张、不妄于喜怒、戒房事大劳、避风雨寒暑以及慎于用药等。上述诸因素对孕妇与胎儿可能产生的影响，在现代医学中已得到充分的证实。

对婴儿的喂养，唐代《备急千金要方》较早作了较多的记述，例如"凡乳儿，不欲太饱，饱则呕吐"；若卧于床上喂乳，"乳母当以臂枕之，令乳与儿头平乃乳之，令儿不噎"；当"母欲寐则夺其乳，恐填（儿）口鼻，又不知饥饱也"。此外还提到选用奶妈时，要注意避免患有气喘、咳嗽、甲状腺肿大、疥疮、麻风、耳聋、鼻炎、痴呆、癫痫等疾病者。

隋代《诸病源候论》主张儿童从小开始培养能耐受风寒的体格，提出在"天和暖无风之时，令母将（儿）抱日中嬉戏，数见风日"，使小儿"堪耐风寒，不致疾病"，指出"若常藏在帏帐之内，重衣温暖，譬如阴地之草木不见风日，软脆不任风寒"。同时还介绍"小儿薄衣法"，宜从秋天开始习之，逐渐适应，以达到具有耐寒的体格。

宋代《小儿卫生总微论方》提到，给婴儿洗浴，"浴水须入药预先煎下"，浴水夏天不可太冷，冬天不可太热。对小儿"不得常常抱持"，暑天应常在凉处，并常给饮凉开水。《泰定养生主论》总结的"保养婴幼法"，主张"吃热、吃软、吃少、频揉肚，忍三分寒"，认为"吃七分饱病自少"，"吃冷、吃硬、吃多，病常魔（磨）"。

有的父母及祖辈，过分宠爱子女后代，不论气候如何，总是给穿层层厚衣，并且任其偏食、饱食。看起来似乎是爱护小儿，实际上则是害了小儿。对此，十三世纪医家张从正，特在《儒门事亲》中专门写了一节《过爱小儿反害小儿说》，指出"婴儿之病，伤于饱也。……不察肠胃所容几何，但闻一声哭，将谓饥号，急以潼乳纳之儿口，岂复知量？"并说："正当夏时，以绵袄裹腹，日不下怀，人气相蒸；见天稍寒，即封闭密室。"这样养育小儿，势必弱不禁风，百病丛生。明代张介宾《景岳全书》的《小儿则》也曾写到："小儿饮食，有任意偏好者，无不致病。"明代徐春甫《古今医统》的"婴幼论"又一次强调指出："大抵爱子之偏，无出于母，所嗜之物，任其饱足，以致所伤。"可见，听任小儿偏食、多食，是不少家庭养育子女的通病。

如何正确地养育小儿，明代的医著有较多记述，而且有些医家阐述相当全面。例如万全的《育婴秘诀》一书，不仅谈论了小儿的饮食、衣着问题，还论述到应重视小儿的良好生活习惯和家庭教育问题。为了使哺乳合乎卫生，书中列举在儿饱、儿睡、儿哭、母睡、母醉、母怒、母病以及母劳之时，均不宜进行哺乳，并且提醒做父母的勿给小儿看非常之物、听非常之声，以避免对小儿产生恶性刺激。有的父母为了使小儿停止啼哭和吵闹，往往谎说某种虫蛇怪物会出现以恐吓小儿，久之造成小儿精神受刺激和胆小。《育婴秘诀》对此进行了批评，说："凡小儿嬉戏，不可妄指它物作虫作蛇，小儿啼哭，不可令装扮欺诈以止其啼，使神志昏乱，心小胆怯成客忤也。"该书的《鞠养以慎其疾》中，论及对小儿的家庭教育："小儿能言，必教之以正言""能食则教以恭敬""教以亲疏尊卑长幼之分，勿使谍嫚""教以诚实，勿使欺妄"。《育婴秘诀》有关小儿的抚养与家庭教育之论述，颇多正确的意见，至今仍有借鉴意义。

明代另一本医著《简明医彀》，对小儿的教养也有许多言简意赅的记述。在《抚育幼龄》专节中提到，逗小儿玩乐时，应避免不合适的作法，例如"掷儿上下，儿虽强笑，实惶怖不堪，骇其神志"。给小儿喂食"忌嚼食喂儿"。"小儿夜卧被下，须着小单衣，勿过热，卧宜露首近枕，勿以被复头面"。该书论述抚育小儿的尤为精彩之处是，强调不仅使小儿身体强健，更重要的是培养其良好品德。指出"小儿不特护其形体，尤宜保其心性"。具体的内容包括：勿恣其欲，勿纵其怒，勿使闻淫乱歌曲和粗鲁语言。"常教以仁厚端方，勿导以机诈巧言""常教以好生施济，勿导以惨杀骄吝"等。而且主张良好品德的培养应从幼小时就开始，"三四岁便须谨防其习风，勿姑息其幼"。尔后，"七八岁小学时，常以先辈名公善言善事及三教明显要言，时时语之，使记忆"。特别告诫做父母长辈者，当小儿年龄稍长时，要高度注意其结交朋友之品行，"谨防其友伴损益，能移换性情，雕凿真朴，是为首戒"。精辟地指出："一生人品善恶、高下，全系幼时，又岂特保护医药乎！"

　　总之，自古以来，中国对小儿之养育有着许多正确的认识与实践，积累了丰富的经验，古代医家将其总结归纳，写成《小儿护持歌》：

> 养子须调护，看承莫纵弛。
> 乳多终损胃，食壅则伤脾。
> 衾厚非为益，衣单正所宜。
> 无风频见日，寒暑顺天时。

　　这首歌诀，简明易行，诚为至理。

中国古人的"十常"健体活动

　　自古以来，中国人民通过长期对保健养生的探索与力行，发现并体验到：通过自我对身体某些部位和器官采取合适措施或活动，能收到良好的保健养生效果。这些保健养生的自我活动，在历代一些文献里，有的将其列为若干"要"，有的则名之为十数个"常"或"宜"进行记述。综合归纳，主要在十个方面做到"常"，即：脑常静，眼常运，耳常弹，舌常搅，齿常叩，胸常挺，腹常摩，肠常清，肛常提，体常动。

　　脑常静，是要求脑子常保持宁静，如此则脑子能正常有效地统率人体各系统、各器官、各部分进行协调有序的生命活动。在中国古代，"脑"和"心"的含义常相通，例如汉代《淮南子·缪称训》记载："心怡则百节皆安，心忧则百节皆乱。"唐代王焘《外台秘要·吴士奇序》说："和静则寿域，戾扰则凶征。"戾读音立，含义为暴逆、违逆。明代虞抟《医学正传·劳极》载："心神宜恬静而毋躁扰，饮食宜适中而无过分……何劳怯之有哉！"明代孙一奎《赤水玄珠·中风》说："是以心乱则百病生，于心静则万病悉去。"清代曹庭栋《老老恒言》引《中经》曰："静者寿，躁者夭。"从以上引载一部分资料可知，表明中国古人高度重视"脑常静"同人体健康的密切关系。

　　眼常运，是眼球常自左至右、又自右至左地运转，如此则既可活跃眼部血液循环，又能改善眼部神经肌肉功能和眼睛视力。

耳常弹，用左右手掌分别密掩各自一侧耳廓，然后左手的食指与中指互相弹击、同时右手的食指与中指也互相弹击，耳中将听到"咚咚"响声。连续二十四遍。根据中医经络学说，耳与肾相联系，所以，常弹耳能产生强肾健脑作用，减少耳鸣耳塞，改善听力。

舌常搅，是以舌尖搅上下腭及两颊内侧，自左至右、自右至左搅动，交替进行。使唾液不断分泌，然后咽入胃内。在中医学里，唾液有津液、金浆、玉露等多种美名，确信是大有益于人体健康的重要物质。明代冷谦撰著的《修龄要旨》所载《导引却病歌诀》写到："津液频生在舌端，寻常数咽下丹田。于中畅美无凝滞，百日功灵可驻颜。"高度赞颂频搅舌、数咽唾所产生的保健养生功效。

齿常叩，是用上、下齿如同咀嚼食物似地互相叩击，因此，"叩齿"另有"琢齿"之称。对于"叩齿"方法及功效，中国历代文献中常有记述，清代龚居中《红炉点雪·却病延年一十六句之术》说："齿之有疾……每日清晨或不拘时，叩齿三十六遍，则气自固，虫蛀不生，风邪消散。"实践证明，经常"叩击"，能改善牙龈、牙根和牙体的血液循环，对防止蛀牙与牙齿松动很有裨益，可减少牙齿与牙周疾患，并能延缓牙龈萎缩。近年有学者研究认为，咀嚼及相类似的叩齿还可能有减慢老年人记忆力衰退的作用。

胸常挺，不仅令人有精神，而且可防止驼背，减少脊椎负担，缓解腰骨酸痛。挺胸还能使肺部舒畅，有利于呼吸运动，并改善肺活量。

腹常摩，双手互相摩擦使微温后，置于腹部，自左至右适度按摩若干圈，然后自右至左进行同样按摩若干圈，这将促进胃肠道对食物的消化与吸收，并减少发生便秘。另外，还可将双手分别置于两侧腰部进行上下搓摩，将有助于维护泌尿、生殖系统功能。

肠常清，尽可能保持每天大便畅通，使粪便中的粪毒等有害物质不致长时间停留在肠道内。肠常清既可防止食欲减退，又有助于减少发生面部痤疮、痔疮、肛裂及肠道肿瘤。

肛常提，每日早、晚有规律地使肛门内收、上提，并憋住一定时间，每次实行二三十回，如此，则可保持肛门括约肌功能，减少发生便秘、痔疮或脱肛。此外，对遗精、尿频、尿失禁的防治也有助益。

体常动，是使人体各个部位都能进行适当的活动或运动，如此则不致偏废人体某些部分的功能。中国历代人民设计的运动或活动人体各个部位的保健体操，种类和名称很多，华佗倡导的"五禽之戏"是最早具有代表性的一种。《后汉书·华佗传》载："华佗曰：古之仙者，为导引之事①，以求难老。吾有一术名五禽之戏。一曰虎，二曰鹿，三曰熊，四曰猿，五曰鸟……"即是说，为了人们体健寿高，华佗根据上述五种动物活动的姿势特点，编成一

---

①导引：也称道引，是以四肢与躯体的主动运动为主，配合呼吸运动或自我按摩来锻炼身体、防治疾病的方法，也是中国古代人民创用的养生术。《庄子·刻意》载："吹呴呼吸，吐故纳新，熊经鸟伸，为寿而已矣，此道引之士，养形之人，彭祖寿考者之所好也。"晋代李颐注："导气令和，引体令柔。"唐代成玄英注："导引神气，以养形魄。延年之道，驻形之术。"

套保健体操，它活动了人体的头、颈、肩、胸、腹、腰、背、臀、肘、腕、膝、踝等各个部位的肌肉、骨骼与关节，同时，神经、心血管、呼吸、消化、内分泌等系统也参与其中。若持之以恒地做这套"五禽之戏"保健操，对于维护、改善人体各部位和器官的功能，增强体质，延年益寿，有着良好作用。

总而言之，上述"十常"健体活动，简单易行，行之有益；长期坚持，收效愈佳。

中国古代的"口香糖"

或许有人以为，口香糖是近代西方人的发明，其实不然，它在中国古已有之，只是古时的名称、制作原料与方法，和现今不尽一致，但就其对口腔与牙齿产生芳香及保健之目的而言，则是基本相同的。

中国古代口香糖的前身是口香剂。据宋代《太平御览》引东汉应劭《汉官仪》的记述，汉桓帝朝，侍中刁存（一作迺存）因年老患口臭，"帝赐以鸡舌香，令含之"。然而，刁存当时并未理解到皇帝所赐之药是帮助消除其口臭之用。他日睹该药形体颇小，置于口中则辛辣刺舌，误以为自己犯了什么过错，所以皇上给以毒药"赐死"。为和家人诀别，他当时未敢把药物咽下，回到家中述说后，家人哀泣不已。邻居与一些友人闻之大感迷惑，经向刁存探询并察看其带回皇上所赐药物后，诸友人顿时大笑，指出皇上所赐乃是香口之药，并且当场含咽，结果证明无害。刁存及家人的疑虑与悲戚，得以烟消云散。这大概是用口香剂消除口臭最早见载的历史故事。

能产生香口作用的药物，古代中医籍里屡有记载。东汉《神农本草经》推许"水苏"的"辟口臭"功效。晋代《肘后救卒方》介绍用豆蔻、细辛研末含口中，能香口辟臭。唐代《千金翼方》记载用香薷煎汁口含，去口中臭气，称赞薄荷"令人口香气洁"。

中国古代，用口香剂加工制成口香糖，最迟在唐代就已出现。《备急千金要方》的"七窍病"专卷内，提到对口臭症的治疗，宜"常服含香丸"。例如用芎䓖、白芷、橘皮、桂心、枣肉五味药研末，加蜜炼成糖丸，可在"食前食后常含之"。宋代《太平圣惠方》与《圣济总录》，是朝廷命令组织医家及学者编撰的大型医方书，收载了相当多的口香剂与口香糖丸。其中有一种"含香圆"，是采用鸡舌香、藿香、零陵香、甘松香、当归、桂心、木香、芎䓖、香附子、肉豆蔻、槟榔、白芷、青桂香、丁香、麝香共十五味药研为细末，加蜜炼制成如同楝子大小的糖圆，使用方法是"常含一圆，咽津"。此种"含香圆"所包含的药物，据现代科学实验获知，大部分含有挥发性芳香油成分，有的药物抗菌杀虫，有的生涎润燥止痒，有的止血消肿除痛。因此，经常口含此种"含香圆"，将能产生生津去腻、香口除臭、消炎固齿等多方面作用，使口腔和牙龈、牙齿获得良好的卫生保健效果。由此看来，中国古代的"口香糖"似有其更胜一筹之处。

中国古人之睡诀

睡眠对人的身体、生活、工作之影响至为明显，几乎大家多有此体验。清代作家李渔在《闲情偶寄》中谈到"睡"这个问题时，颇为生动地指出："养生之诀，当以善睡居先。睡能还精，睡能养气，睡能健脾益胃，睡能坚骨壮筋。如其不信，试以无疾之人与有疾之人合而验之。人本无疾，而劳之以夜，使累夕不得安眠，则眼眶渐落，而精气日颓，虽未即病，而病之情形出矣。患疾之人，久而不寐，则病势日增。"

虽然，大多数人知道睡眠对健康、生活与工作的重要性，但不少人由于种种原因，不时会有失眠之苦，而从事脑力劳动为主的人尤甚。为了避免失眠的困扰，古人从饮食、生活习惯、卧具、卧姿、思绪等诸多方面提出了有助于安眠的要诀。

明代敩英《东谷赘言》说，多食之人有"五患"，其中之一就是"扰睡眠"。因此中国历代文献屡屡劝告：晚餐不可太迟过饱，睡前不可饮浓茶、喝烈酒。南朝梁任昉《述异记》说香茗"煎服令人不能眠"。

为了能安眠，古人提倡就寝前应适当散步和热水洗脚。清代《养生随笔》主张睡前"绕室行千步，始就枕"，如此则可从动中求静，有助于入睡和安眠。热水洗脚则既使分布于脚底某些具有镇静、安眠作用的穴位（如涌泉、失眠、内太冲等），获得良性刺激，又可减少脑部充血，帮助安眠。苏东坡的"主人劝我洗足眠，倒床不复闻钟鼓"诗句，正是他的真切体验。

古人深刻地认识到，卧具、卧姿、精神活动等都会影响睡眠。枕头的高低与软硬应适当，《养生随笔》引前人的经验说："（枕）酌高下尺寸，令侧卧恰与肩平，即仰卧亦觉安适。"至于卧姿，孔夫子主张"寝不尸"，即不宜仰卧，而应侧卧。唐代孙思邈说"屈膝侧卧，益人气力，胜正偃卧"。躺到床上后，孔夫子劝导"寝不语"，不宜滔滔不绝谈话，避免脑子一直处于兴奋状态而导致失眠。宋代蔡季通也在《睡诀》中言简意赅地写到："睡侧而屈，觉正而伸，早晚以时，先睡心，后睡眼。"为避免失眠，古人特别强调就寝前应使脑子放松、情绪平和的重要意义，明代庄元臣《叔苴子·内篇》指出："心不求睡者，不得睡；心求睡者，亦不得睡；唯忘睡者，睡斯美矣。"即是说，睡到床上时，脑子不要老是想着睡眠这件事，而是听其自然，如此则易于入睡，且睡得沉稳。

以上列举古人一些关于睡眠的论述，虽是千百年前之见，但至今依然是安眠之要诀。

"煮粥焚须"典故

"煮粥焚须"之典故，源于唐代名将李勣（594—669）的事迹。"勣"是"绩"的古字。

李勣原姓徐，名世勣，是唐初三代皇帝——唐高祖李渊、唐太宗李世民、唐高宗李治在位时的名将与高官。徐世勣战功显赫，受唐高祖赐姓李而成为李世勣。后来，李世民继位登基为唐太宗，李世勣为避讳李世民的名字，略去了"世"字而成为李勣。

李勣一位姐姐早年守寡，李勣接她到自己的老屋居住，李勣晚年服侍患病的姐姐，亲手为她煮粥，但因李勣长时期率军攻战，并且又是高官，对煮粥之类家务十分生疏，手脚活动不利索。有次煮粥时，自己的长须竟然被炉火焚着，姐姐知悉后，即戒止李勣以后切不可再为自己煮粥。李勣回答姐姐，说自己也年老，即使为姐姐煮粥，次数也不多了！因此坚持继续煮粥侍候姐姐，此事见载于《新唐书·李勣传》："姊多疾，而勣且老，虽欲数进粥，尚几何？"后来，"煮粥焚须"成为一句富含深意的成语，比喻兄弟姊妹之间真挚深厚的感情。

中国古代名医和皇帝对话（两则）

皇帝患病，历来都要征召名医诊治，在体检治疗过程之中，他们免不了会进行一些交谈或讨论，但载之于文献者不多，而内容具有深意者则更少，兹选述两则：

一、郭玉与汉和帝谈医贵人病"四难"

郭玉是东汉一位医德高尚、医术精良的针灸家，并且在疾病的诊断与用药上也很熟稔。据《后汉书·郭玉传》记载，在汉和帝朝（89—105），郭玉被任命为"太医丞"，虽然他被委任医务要职，但他诊治疾病却曾经使汉和帝产生疑惑：他医治平民患者，疗效很好，而医治皇室、达官等贵人的病，有时疗效不如平民患者。针对此种情况，汉和帝有一次密示一位贵人患者穿上平民粗布衣服，并且将其移往简陋居室之中，然后请郭玉诊治，结果针刺一次即获痊愈。汉和帝对此甚为惊异，特传召郭玉盘问：何以对皇室、达官等贵人治病疗效不如平民患者，而对穿平民服装的贵人治病，却又能获得好的疗效？郭玉回答说：面对着高高在上、权势显赫的皇室与达官等贵人，我不禁心怀畏惧、诚惶诚恐地进行诊治；而贵人在接受诊治时，存在"四难"：一是往往自以为是、自作主张，不听从医生的治疗意见；二是常常不爱护自己身体；三是体质不强，不能经受药物治疗；四是好逸恶劳。郭玉强调，正是由于贵人有上述"四难",所以疗效有时不好。汉和帝听后,啧啧称善。

二、许国桢与元世祖论"良药"和"忠言"

许国桢(1208—1283),出身于世医之家,博涉经史,尤擅医术。在忽必烈称帝之前,许国桢曾担任其随从医生参加征战,先后治愈忽必烈及其母疾,甚获信任。公元1260年,忽必烈登基为元世祖之后,许国桢被委任掌管"太医院"。据《元史·许国桢传》记载,许国桢既精于医药,又敢于据理直言。伯撒王妃患目疾,经一位针灸医师针治后,视力受损,"世祖怒,欲坐以死罪"。许国桢知悉后,即向元世祖进谏:该医师"罪固当死,然原其情乃恐怖失次所致。即诛之,后谁敢复进?"元世祖听后认为有理,称赞说:"国桢之直,可作谏官。"

某年,元世祖患足疾,许国桢诊视后,处方汤剂治疗。因汤药味苦,元世祖拒绝进服。许国桢即对元世祖面陈:"古人言:良药苦口利于病,忠言逆耳利于行。"但元世祖仍拒服。元世祖足疾更加发作,再急召许国桢诊治,并感叹地说:"不听汝言,果困斯疾!"许国桢进一步提醒元世祖:"良药苦口既知之矣,忠言逆耳愿留意焉。"元世祖听后甚喜,赏七宝马鞍。

由于许国桢的功劳,朝廷先后授以荣禄大夫、提点太医院使、礼部尚书等。

许国桢还曾向元世祖上疏"慎财赋,禁服色,明法律,严武备,设谏官,均卫兵,建学校,立朝仪"等,也多被采纳。

鉴真东渡和中医药传日

古代中医药学传播国外，日本是较早受到较多影响的国家。中国医药学传入日本之后，逐渐形成了"汉方医学"（也曾称为"皇汉医学"），一直流传至今。

据文献记载，距今至少一千四百多年前，中医药书籍就已经传入了日本。公元562年，中国吴人知聪携带了本草（中药学）、明堂图（经络穴位图）等中医药书籍一百六十卷到达日本。[①] 在此之后的一百多年，唐代高僧鉴真是古代又一位把中医药直接传播到日本的著名历史人物。

鉴真原姓淳于，唐垂拱四年（688）生于扬州，十四岁时出家到扬州大云寺修行研习佛经。当时，扬州不仅商业繁盛，而且也是中国药物集散要地之一。大云寺内，知医识药的高僧不少，他们常为人们施医送药，所以，鉴真在大云寺也学到颇多的医药知识和经验。

公元707年，鉴真到长安进修佛学及其他多方面的知识与技艺，深造六年后回到扬州，在龙兴寺、大明寺讲授佛学与戒律，也为患病者诊治疾病，还参与筹划扬州及周围地区的建寺、造塔、修桥等活动，声誉很高。

---

① 富士川游：《日本医学史》，1941年日本日新书院出版。

公元 733 年，日本荣睿、普照等人受日本佛教界派遣，随同日本第九批遣唐使到中国学习佛学，并聘请修行深厚的高僧到日本讲授佛学与传戒。他们在洛阳、长安学习期间，得知鉴真佛学修养高深，并且熟悉多方面的知识与生产技艺。荣睿、普照在中国留学九年准备返回日本之前，专程到扬州拜见鉴真，恳切请求他到日本传授佛学、中医药学以及其他方面的技艺。鉴真深为感动，不顾虑已经五十五岁，欣然答允。对于鉴真作出的允诺，徒弟们起初都认为不妥，因为顾虑鉴真已年过半百，担心他在险情丛生的大海中远航时的健康与安全，所以极力劝阻。但是，鉴真不因航海途中的艰险而畏惧，也不被徒弟的劝阻而动摇，决心东渡日本传授佛学和中国文化及生产知识。

经过一番准备之后，从公元 743 年起的六年之中，鉴真与助手、徒弟、船工以及日本僧人共数十人，先后五次乘帆船出海东航，但由于发现海盗、狂风吹袭、触礁船沉等原因，五次均未成功。其中，尤以第五次东航危险最大：鉴真一行由扬州启航出长江口，在海上航行了一段航程，突遇狂风，船被吹到了浙江沿海。他们登岸避风一段时间后再度启航，未几又遇狂风，船在大海中漂流，十四天后漂到了海南岛的西南隅。他们一行只得辗转从陆路经过广西、广东、江西、安徽许多地方，历时一年多才回到扬州。在返回扬州的途中，由于备尝艰辛，日本僧人荣睿和鉴真的一位徒弟先后病逝，鉴真也罹患眼疾，后来双目失明。

鉴真一行第五次东渡遭到严重挫折，回到扬州时，鉴真已年逾花甲，加之双目失明，所以徒弟们和关心他的人，纷纷劝阻他不能再作东渡之行了。但鉴真为了实践诺言，以百折不回的精神，不畏艰险，于公元753年第六次扬帆东航，次年终于到达日本九州，当时他已经是六十六岁的老人了。他们一行前往日本，除了带去一批佛经、中医药书籍以及中国文化、生产技艺文献外，还运去了麝香、青木香等数十种中药材。

翌年，鉴真到当时日本首都奈良，在那里他一方面讲授佛学与戒律；另一方面还把中国的医药学、文学、艺术、建筑学以及一些生产技术介绍给日本人民。相传，由于鉴真一行人的传授，日本人学会了中国人发明的制豆腐工艺。在鉴真的规划、指导下，按照唐代的建筑风格，公元759年，在奈良建筑了"唐招提寺"。

鉴真在日本期间，经常为日本人民诊治疾病，疗效甚好。据载他曾医好日本皇太后的疑难病症。他虽双目失明，但是凭着丰富的中药学知识，传授了用鼻嗅、舌尝和手摸鉴别药物的经验。《鉴上人秘方》据传记录了他的医疗经验，惜未流传后世。不过，直至十七世纪时，据说日本的汉方药袋上还印有鉴真像，可见他在日本留下的深刻影响。

鉴真抵达日本后，一直居留到公元763年病逝于奈良。在他逝世前一年，其弟子依照鉴真的面容与体态，塑成如同他真人大小的坐像一尊。在日本，该塑像迄今仍珍存于奈良唐招提寺内。

1963年，当鉴真逝世一千二百周年时，日本和中国的文化界、佛教界及医史学界等，分别在两国举行了纪念活动。中国特别发行了鉴真纪念邮票，并在扬州大明寺内辟建了"鉴真纪念堂"，是由中国著名建筑学家梁思成参照奈良唐招提寺金堂设计建成。所有这一切，都表明了人们对这位不辞艰险、东渡日本传播中国文化的"过海大师"的崇敬。

李时珍和中药学要籍《本草纲目》

在中国古代医学家之中，享有广泛而崇高声誉者，李时珍（1518—1593）数最前列之一。他的巨著《本草纲目》是医药学史上的划时代里程碑，并且被进化论奠基者达尔文称赞为"古代中国百科全书"。

有报导说，《本草纲目》全书一百九十多万字，记述药物一千八百余种，收录药方一万一千多个，绘有药图一千余幅。这是作者不畏艰苦、不辞辛劳、努力实践、认真总结所取得的重大成果。

《本草纲目》所列释名和集解等项内容，对药物的名称由来与历史演变以及产地、形态、功效等，作了较详细记述。如对黄耆的释名，说"耆，长也。黄耆色黄，为补药之长，故名"。再如"三七"，人们认为因"其叶左三右四"而得名。李时珍指出"盖不然"，他认为称"山漆"更妥帖，"谓其能合金疮，如漆粘物也"。又如威灵仙，他说"威，言其性猛也。灵仙，言其功神也"。说水银"其状如水似银，故名水银"。说黄连"其根连珠而色黄，故名"。如著名的补药阿胶，李时珍详细地记述其制作过程与鉴别质量优劣之要点，指出用挲牛、水牛、驴皮熬制者为上，"以黄透如琥珀色，或光黑如瑿漆者为真，真者不作皮臭，夏月亦不湿软"。

为验证前人所说穿山甲（鳞鲤）张开鳞甲诱蚁而食的习性，李时珍对它进行观察和解剖，发现它是伸舌诱蚁而食之。为证实曼陀罗花的麻醉作用，他亲服后而确信其性能。对某些形态近似而易被混淆的植物药，他强调须"一一采视"，才能"颇得其真"。

对许多药物的记述，李时珍特辟"发明"专栏，这是《本草纲目》的重要特色之一，其内容主要是作者本人或其他医家对药物的新发现、新见解。例如他正确地高度概括"三七"具有"止血、散血、定痛"的功能。其他如延胡索止痛、大风子治麻风的功效等，他都给以明确地阐述和肯定。

《本草纲目》在分述各种药物知识与治疗经验之前，对药学理论和各科常见病证的治疗，作了较详细的集中论述。为防止传染病的播散，李时珍推荐蒸汽的消毒方法，他说"天行疫瘟，取初病人衣服于甑上蒸过，则一家不染"。这是现代蒸汽消毒法的先驱。在微生物尚未被人类发现的十六世纪，中国人民已经应用这种简便而卓有成效的蒸汽消毒法，确实很值得我们引以为豪。

现代医学对于高热患者，除针对病因治疗外，有时放置冰袋于患者头部作为降温措施之一。但在《本草纲目》中已有利用冰块冷敷降温的记载："热盛昏迷者，以冰一块置于膻中良。"李时珍在书中明确记载的"脑为元神之府"，说明人的精神活动依赖于脑的正常功能的事实。

除了详细记述各种药物知识及其医疗经验外，《本草纲目》对植物学与农学的论述同样很丰富。诸如介绍嫁接等方法改良果树品种，使其早结果、结良果、耐虫害，说"梨品甚多，必须棠梨、桑树接过者，则结子早而佳"；"梨与萝卜相间收藏，或削梨蒂插于萝卜上藏之，皆可经年不烂"；又如"橄榄树高，将熟时以木钉钉之（钉于树干），或纳盐少许于（树）皮内，其（果）

实一夕自落"。这些都是值得重视的经验。

《本草纲目》也记述了大量动物学的内容，例如：纠正"草子变鱼"和"鹤属胎生"的错误论点，指出它们都是卵生。记载了某些动物活动与气象变化的关系，如鸜鹆（俗名八哥）"天寒欲雪，则群飞如告"。李时珍还总结了兽类可以经过长期人工豢养之后而逐渐驯化，他以野象为例，说"饲而狎之，久则渐解人言，使象奴牧之"。

在矿物学方面，《本草纲目》同样留下了有益的经验和知识。例如指出铅对人体的危害，说"其气毒人"，若矿工长时间在铅矿挖采，"则皮肤萎黄，腹胀不能食，多致疾而死"。书中在谈及中国石油产地及其性状时，写到："石油所出不一，……自石岩中流出……黑色颇似淳漆，作雄黄气。土人多以燃灯甚明，得水愈炽，不可入食。"李时珍还批判以往记载服食水银、雄黄等矿物可以成仙的错误说法，指出某些贪生者服食水银，却产生中毒丧生的可悲后果。

此外，《本草纲目》还记载了珍贵的民族与民俗史料，诸如蒙古族将外伤处裹于剖开的牛腹内的独特治法，古契丹族用羊皮、羊骨写字与占卜的民俗以及吐蕃人用"燕脂"擦脸的化妆习惯等。《本草纲目》中引载了十六世纪以前大量医药方面和非医药方面的文献资料，有的原书已佚失，但幸赖《本草纲目》引载，使某些佚书的部分资料得以保存下来。

总之，由于李时珍"渔猎群书，搜罗百氏"，认真阅读吸取子史经传、声韵农圃、医卜星相、乐府诸家著述，致使《本草纲目》内容非常之丰富。他总结自己的治学经验，深感"读书不可执一"，认为"善观书者，先求之理，毋徒泥之文"。他很赞赏"窥天地之奥"而"达造化之权"的论点，即是说人类是可以掌握天地间自然规律并加以利用的。他认为"格物无穷也"，学习认识事物是没有止境的，深信后人能"发前人未到之处"。正是基于上述观点，李时珍认为金元时期医家张洁古提出的"古方新病不相能"的论点，固然有一定道理，但并非绝对，他以慈朱丸之实例，说明"惟在用者能得病情而中的尔"，批评说"孰谓古方不可治今病耶？"

李时珍于1578年完成《本草纲目》的撰著，但至1593年始刻成第一版（金陵版）。其后屡经再版，据不完全统计迄今约有八十种之多，对后世影响很大，并且很早就流传到国外。达尔文在所著《物种起源》等书中，曾数处引用了《本草纲目》里的金鱼和乌骨鸡资料，说是得之于"古代中国百科全书"（即《本草纲目》）。当代英国科学技术史学家李约瑟博士则称赞李时珍为"药物学中之王子"。

1988年是李时珍诞生四百七十周年，中国科学技术协会内的八个全国性学术团体①，决定于十月在北京联合举行"纪念李时珍诞辰四百七十周年学术讨论会"。李时珍以博大精深之成就，丰富了中国医药学和世界科学宝库，获得了世界学术界的崇敬。李时珍的光辉名字与重大业绩，将与世长存。

（写于1988年1月，刊登于《上海中医药杂志》1988年第10期。2020年收入本书时略作修改并改为现标题。）

---

① 八个全国性学术团体为：中国药学会、中华全国中医学会、中华医学会、中国系统工程学会、中国植物学会、中国中西医结合研究会、中国科学技术史学会、中国针灸学会。

从《本草纲目》记载的《服乳歌》说起

　　婴儿出生后，母乳喂养，其益处多多。中国古人对母乳喂养的价值已有相当认识，称之为"仙家酒"，《本草纲目》特记载了一首《服乳歌》，全文为：

> 仙家酒，仙家酒，两个壶芦盛一斗。
> 五行酿出真醍醐，不离人间处处有。
> 丹田若是干涸时，咽下重楼润枯朽。
> 清晨能饮一升余，返老还童天地久。

　　人乳不仅大有益于婴儿健康成长，而且还具有多方面的保健、医疗功效。

　　魏晋时期《名医别录》说，人乳"补五脏，令人肥白悦泽"。目赤痛而流泪不适，可用人乳滴眼治疗。唐代《新修本草》说，人乳益气，治瘦悴。明代《韩氏医通》载："服人乳，大能益心气，补脑，治消渴症、风火症，养老尤宜。"清代《随息居饮食谱》更罗列了服人乳后的许多益处，认为它能"补血、充液、填精、化气、生肌、安神、益智、长筋骨、利机关、壮胃益脾、聪耳明目"。

　　世界许多学者研究证明，人乳喂养婴儿所获得的益处，大多是牛乳或羊乳喂养不能得到的。

首先，人乳喂养能给婴儿提供多种抵抗疾病的抗体，这是早已举世公认的事实。

加拿大多伦多大学、多伦多医院研究人员研究认为，母乳富含一种可溶性蛋白质，能启动婴儿免疫系统的功能。

苏格兰学者将婴儿分成两组，分别以人乳喂养或其他乳品喂养，经过十五周以后，发现后者发生呼吸困难、哮喘的比率高于前者甚多。

不止一个医疗机构的研究者发现，产妇的初乳含有丰富的锌，它既有利于婴儿生长发育（尤其是视力和脑部发育），还有助于提升婴儿免疫力，减少腹泻、肺炎的发生。

有些国家和地区的学者研究母乳喂养，发现其益处还体现在其他许多方面。

母乳喂养的婴儿，尿道感染的发病率较低，据研究者认为，这是因为母乳中所含多量免疫球蛋白和新生儿尿液中的寡糖，共同抑制大肠杆菌对小儿尿道表皮细胞的侵害。

早产儿身体羸弱，倘若吸吮奶瓶中牛奶，将增加婴儿呼吸暂停的发生率，并且其血氧浓度也会降低。若直接从母亲乳头吸吮乳汁，则不大会增加婴儿心肺负担。

母乳中含有婴儿牙齿发育所必需的钙、磷成分，且两者比例适宜（约为2:1）。母乳喂养，可使婴儿颌面发育正常，错牙畸形较少发生。

在炎热夏天，婴儿汗液中损失的各种微量元素，能及时从母乳喂养中得到补充。

人乳中的蛋白质成分，白蛋白多而酪蛋白少，易被婴儿吸收。

人乳喂养的婴儿，一般而言，智商高于牛乳喂养者，较不易发生过敏性疾患和中耳炎。牛乳喂养的婴儿，骨质密度不如人乳喂养者，成年后的高血压、糖尿病发生率也较大。德国和美国科学家研究比较，人乳喂养的婴儿比牛乳喂养者，在儿童时期肥胖者较少。

对产妇而言，在妊娠中、后期和产后，因进食较多含胆固醇的食物，血液中的总胆固醇和三酸甘油酯含量都高于正常值。若产妇以自己的乳汁喂养婴儿，有利于降低母体内的胆固醇与三酸甘油酯含量，并在较短时间内恢复到正常值。

由于母乳育婴比其他乳类具有许多优越性，它已越来越受到世界上一些有关组织与众多人士的重视。据 2001 年 4 月 25 日《侨报》刊登《最大母乳库在巴西》一文报导，巴西政府不仅鼓励产妇尽可能用母乳哺喂婴儿，而且还广泛建立"母乳库"，妥善收集、保存多余的卫生母乳，提供给患有某种疾病的产妇，如乳汁缺乏或不适于哺喂婴儿者。据称，巴西已建成一百三十二座母乳库，其最大者居当时全球之冠。

为规范人乳育婴代用品及母乳哺喂婴儿期限，1981 年，世界卫生组织正式通过了"人乳哺喂代用品销售国际规章"；1990 年 8 月 1 日，三十二国政府和十个国际性组织的代表，在意大利佛罗伦萨举行会议，正式通过了"保护、促进、支持母乳哺婴宣言"，呼吁全球：在婴儿诞生后，专门以母乳哺喂四至六个月，尔后，在婴儿六个月至两岁期间，除继续以母乳哺喂，还需给婴儿补充足够的适当食品。[①] 需要注意，产妇以自己的乳汁喂养婴儿，基

---

① Sarah Amin: *Nurturing the Future—Our First Five Years*, World Alliance for Breast—feeding Action, 1996.

本条件应是产妇身体健康、乳汁充分。若产妇健康状况差，甚至有传染病者，则不宜哺乳。

1991 年 2 月 13 日至 15 日，联合国儿童基金会在纽约举行会议期间，其中有十七个政府和国际组织的代表，商定成立了"世界母乳哺喂行动联盟"（World Alliance for Brest-feeding Action）。作为其主要活动之一，从 1992 年起，联盟将每年 8 月 1 日至 7 日定为"世界母乳哺喂周"，并设计制定了专门标记。迄今已有一百多个国家和地区的有关组织与团体参加了该联盟。[①]

母乳喂养婴儿，既然对产妇和婴儿的健康均大有裨益，对于此种两全其美、有益于全人类之好事，何乐而不为！

（原载《医药文化随笔》，上海古籍出版社 2001 年出版。）

---

① 谨向提供"世界母乳哺喂行动联盟"有关资料的该联盟组织执行干事 Michlle Jam 女士与资料主编 Sarah Amin 女士致谢。

中国人早已创用兽医针灸

1998年8月24日，在美国刊行的中文《世界日报》，登载了一则题为《马匹针灸——大马兽医开先例》的吉隆坡讯，文中说："针灸向来用于人体，与动物是风马牛不相及，不过看来，一名（马来西亚）兽医已突破传统，把针灸医术用于马儿身上。……四十四岁的哈吉逊说……（他）辅之于针灸，来为受伤的马儿恢复健康。"

其实，用针灸为马、牛治疗伤病，开先例者乃是中国古代兽医，仅从现存古代中国兽医学重要文献《元亨疗马集》看，中国人发明的针灸疗法，至少在距今三百九十多年前就已在中国兽医学里运用了。

《元亨疗马集》的作者，是明代兽医学专家喻本元、喻本亨兄弟俩，所以其书名冠以"元亨"二字。该书始刻本成于明代万历戊申年（1608），因内容丰富而实用，在其后的三百余年中曾经被翻刻十余次，并将其所撰《疗牛集》也收入其中。1960年又经中兽医研究所重编校正出版。该书载论马经尤详，包括相马法、马和牛受伤患病之防治、医驼经等。对于马、牛伤病的治疗方法，除药物外，还选用针灸与火烙，并专门写到施行针灸应注意之处："凡用针者，必须谨慎严肃，当先令兽停立宁静，喘息调匀，右手持针，左手按穴，量用针头大小及观马之身体肥瘦、食草多少，察其寒热盛衰，然后方可施针。针皮勿令伤肉，针肉勿令伤筋伤骨"，并特别强调"必须察其虚实，审其轻重，明其表里，度其深浅……学者诚心鉴之"。

为便于业者学习与运用针灸治疗马、牛伤病，《元亨疗马集》还绘有马匹《火针气针明堂之图》《针牛穴法名图》等多幅插图，这是中国古人早已创用兽医针灸疗法的又一有力佐证。

（原载《医药文化随笔》，上海古籍出版社 2001 年出版。）

从"带状疱疹"病名说起

　　症状轻重不一的带状疱疹，是古已有之的疾病，其体征主要是成簇的皮疹、小水疱沿着人体腰肋部、腿部或颜面等处发生，呈带状分布，症状主要是患部疼痛。中国古人根据此病特征，给它定的病名有数种，多有"带状"和"缠绕"的含意。例如，中医最早病源证候专书《诸病源候论》记载："甑带疮者，缠绕生，……状如甑带，因此为名。"甑，最初是陶质圆桶状炊器，后来改为木制。所谓"甑带"，是束扎于木制甑腹部周围的箍带。明代王肯堂《疡医证治准绳》写到："或问：绕腰生疮，累累如贯珠，何如？曰：是名火带疮，亦名缠绕火丹。"上述引文所写的火带疮、缠绕火丹两个病名，指的都是同一种病症，也即现代医学所称的带状疱疹。带状疱疹在古代中医文献中，还有蜘蛛疮、蛇窠疮、蛇串疮等病名。明代申斗垣《外科启玄》记述："（蜘蛛疮）生于皮肤间，与水窠相似，淡红且痛，五、七个成攒，亦能荫开。""攒"意为"聚集"。明代陈士铎《外科秘录》写到："蛇窠疮生于身体脐腹之上下、左右，本无定处，其形象宛如蛇也。"清代祁坤《外科大成》记载："（蛇串疮）初生于腰，紫赤如疹，或起小疱，痛如火燎。"从以上引述资料，符合带状疱疹的基本体征，表明带状疱疹在古代并不少见。

　　在西医学上，带状疱疹的英文名称为"herpes zoster"。单字

"herpes"的含意是疱疹;"zoster"本意是指古希腊男子的腰带。这两个单字合用,含有腰带状疱疹的意思。而现代通用的汉文"带状疱疹"之病名,是二十世纪中华医学会成立之后,经历数次医学名词术语审订委员会讨论所拟定。

根据现代医学知识,带状疱疹的病原体和水痘的病原体相同,都是水痘—带状疱疹病毒。人们初次感染此种病毒,主要是吸入混有此种病毒的飞沫,有的是接触水痘患者疱浆或者带状疱疹患者疱浆。初次感染此种病毒后,少数人发生水痘,多数人未发生水痘而成为隐性感染者。不论是患水痘痊愈者或是隐性感染者,水痘—带状疱疹病毒都会潜伏在人体脊神经后根神经元内或颅神经感觉神经节里。若身体免疫力下降,该种病毒可能引发带状疱疹症状,起初有发热、乏力、食欲不振。继而,被该种病毒侵犯的神经(多为面部一侧或身体一侧)所支配的皮肤感觉过敏、瘙痒、灼热、疼痛,相关的淋巴结肿痛。随着疾病之发展,患处皮肤发生成簇的粟粒状或绿豆大小的斑丘疹,逐渐发展成小水泡,沿着受水痘—带状疱疹病毒侵犯的神经走向,呈带状排列,患处疼痛加剧,年老患者的疼痛更重。若眼睛受水痘—带状病毒侵犯引起角膜炎或葡萄膜炎,视力在一段时间里将减退,严重者甚至失明。若侵犯听神经则耳部疼痛并影响听觉。

带状疱疹患者的皮疹消退后,有的患者的患病部位仍有剧烈疼痛,称为"带状疱疹后遗神经痛",多数患者经历数周或数月后,此种疼痛消失,但也可能复发。有些"带状疱疹后遗神经痛"患者的症状持续时间更长。

预防带状疱疹,是否适于接种疫苗?接种后的副作用和效果怎样？因人的年龄、体质、身体有无其他疾病以及疫苗品种等而异。

对带状疱疹之治疗，中医按辨证论治原则，主要服用清热解毒、活血化瘀等中药方剂，并采用合适针灸外治。西医采取对症治疗，主要为抗病毒、消炎、减少疼痛、防止继发性感染、缩短病程等。无论何种治法，改善人体营养，提高免疫机能，是始终都须重视者。

胆石症之中医古验案

　　胆石症是人类胆道系统中常见之病患，其症状主要是依胆结石的大小、结石所处部位以及有无并发症而不同。若结石梗塞于胆管时，将引起剧烈的右上腹绞痛、上腹胀、恶心呕吐、黄疸、尿色赤黄等症状。若胆结石位于胆囊内，则疼痛较轻微或阙如。若胆石症伴有胆囊炎症时，则有右上腹痛及发热，或畏寒之后又发热。多数情况是，胆结石的症状为阵发性，常因进食油腻或难以消化的食物而诱发。中医治疗胆结石以内服药物为主，经治疗后，胆石有可能变小而进入肠道随粪便排出。

　　三百七十多年前，明代医学家缪希雍（1546—1627？）在《先醒斋医学广笔记》中，记录了经他诊治的一例胆石症验案："梁溪王兴甫，偶食牛肉，觉不快，后遂发痞，饮食渐减，至食不下咽，已而水饮亦不下，白汤过喉间，吐出作碧色，药不受，小便一滴如赤茶，大便闭。"

　　缪希雍观察患者状况并了解病史后，嘱其仰卧，然后"以指按至心口下偏右，（患者）大叫"。经进一步询问患者情况，给服丸药一剂。之后，患者饮食"至喉辄不呕，水道渐通，次日下黑色物数块如铁丸"。

　　从上述病史、症状、体检与治疗经过看，该患者很符合胆石症急性发作的多项特征，诸如：（1）有进食牛肉之诱因；（2）伴有胆囊炎症所出现先寒颤后发热、寒热往来的症状；（3）食欲减退，进而乃至饮水都难以下咽；（4）呕吐物因混有胆汁而呈碧绿色；（5）尿量少，呈赤茶色（现代医学所知这是因胆总管梗塞，阻碍了胆汁进入肠道，使胆红素出现在尿液中，导致尿液呈茶褐色）；（6）心口下偏右明显触痛，符合胆囊炎疼痛的常见部位；（7）经对症给服药物后，症状改善，次日有数块黑色如铁丸的胆结石随粪便排出（现代医学获知，胆石症患者中，约65%为混合结石，是由胆固醇、胆色素、钙盐等集结成，外观深绿色或棕色；其次约25%为胆色素结石，是由胆色素、少量钙盐等集结成，外观黑色或深绿色）。

综合患者发病之诱因、症状、体征及治疗结果，特别是有数块黑色如铁丸的胆石随粪便排出，其所患显然是典型的胆石症。缪希雍把诊治这例病人的经过予以扼要记录，虽未详细写出治疗之药物，但是从中医学疾病史而言，仍不失为一份宝贵的胆石症古验案资料。

明代中医巧通"谷道"

在婴儿的先天性畸形中，无"谷道"（肛门）是胃肠道系统先天性疾患中较常见之一种，救治的方法是必须及早把肛门开通，否则将危及婴儿生命。

婴儿出生时的无谷道，即现代医学所称的"先天性肛门闭锁症"，古代中医曾以"肛门内合"称之。在明代的医籍中，已经较详细地记载了手术治疗的方法。据 1607 年王肯堂的《幼科证治准绳》内所述："……肛门内合，当以物透而通之，金簪为上，玉簪次之，须刺入二寸许，以苏合香丸纳入孔中，粪为出快。若肚腹膨胀不能乳食作呻吟声，至于一七难可望其生也。"从这段文字记载，可见当时对这种先天性疾患施行手术开通的迫切性已很明确，认识到必须在婴儿出生后的"一七"（七天）之内施行，否则将危及婴儿生命。手术后以苏合香丸塞入肛门内，这个措施很合理，它将产生多方面功效，因苏合香丸含有青木香、安息香、沉香、麝香、丁香、苏合香油、朱砂、冰片等药物，具有芳香开窍、止血、止痛、活血、消炎以及促使伤口痊愈等作用。

1629 年，孙志宏在《简明医彀》中进一步记述了肛门内合的开通手术，他说："罕有儿初生无谷道大便不能者，旬日必不救，须用细刀割穿，要对孔亲切，开通之后，用绢帛卷如小指，以香油浸透插入，使不再合，傍用生肌散敷之自愈。"孙志宏所介绍的手术方法,有两要点:第一,肛门处的手术切口须对准直肠管道,庶几可使直肠径与肛门连通。第二,手术后须将柔软的绢帛卷成如小指粗的圆条,浸透芝麻油塞入肛门内。这项措施尤其具有重要意义:一是借助于芝麻油的润滑作用,使开通的肛门口不致发生粘连而造成肛门再度闭锁;二是借助于绢帛卷条撑开肛门切口,以保证开通的肛门切口能有相当于小指粗的口径,俾大便畅通,用心确很周到。

从上述两部医籍中的有关记载可以看出,明代时期,对肛门内合的手术治疗,设计颇为巧妙,同时具有相当高的科学性,而且也说明,此种手术在当时已颇为普遍了。

张举烧猪断疑案

中国法医学起源很早，至少在两千年前已具雏型。《礼记·月令》记载："命理瞻伤、察创、视折、审断、决狱讼。"短短十三个字，包含了对人体各部遭受创伤折损的经过与后果，进行讯问、察看、细验、深究，然后对诉讼案件依据证据和法律予以判决的过程，其中许多做法，显然有赖于法医学知识及手段才能完成。

两千年来，中国法医学积累了丰富的经验与知识，在五代后晋时（公元十世上半叶），和凝、和㠓父子编撰的《疑狱集》所载"张举辨烧猪"，就是具有很高科学性的一个实例。其原文为：

> 张举，吴人也，为句章令。有妻杀夫，因放火烧舍，乃诈称火烧夫死。夫家疑之，诣官诉妻。妻拒而不承。举乃取猪二口，一杀之，一活之，乃积薪烧之，察杀者口中无灰，活者口中有灰。因验夫口中果无灰，以此鞫之，妻乃伏罪。

不少人大概有此常识，凡焚烧物体时，火场及其周围的空气里，必然会混杂焚烧物体之烟灰，若人或动物处于弥漫着火焰的火场中，被烧死之前必然会把混有烟灰的气体吸进鼻腔、口腔、气管内。而在焚烧之前已经死亡的人或动物，因已丧失呼吸，纵使将其丢入柴火中焚烧，其鼻腔、口腔、气管内当然不会有火场之烟灰。

张举采取烧猪实验，正是根据此科学道理，以无可辩驳的事实，"以此鞫（读音鞠，含意为审讯）之"，彻底揭穿了杀夫之妇诈称其夫被火烧死之谎言。因此，"妻乃伏罪"，狱讼疑案得解。

"三保太监下西洋"的卫生保健

"三保太监下西洋"是十五世纪时中国杰出的航海家郑和率领明朝庞大的国家船队远航重洋，是世界航海史上的伟大经历。

明朝永乐三年（1405），明成祖朱棣派遣"内官监太监"郑和（1371—1435，本姓马，原名文和，小字三保），率领船队首次远航出使"西洋"。当时所称"西洋"，实为现今文莱以西的海洋。此次远航，往返历时近两年三个月。其后二十五年中，他又六次奉派率领船队远航"西洋"，先后到达南洋、印度洋与亚洲、非洲三十多个国家和地区。郑和率船队首次远航"西洋"的日期，比之意大利航海家哥伦布于公元1492年首次由西班牙巴罗斯港出发西航横渡大西洋到达美洲早八十多年。

"三保太监下西洋"，其船舶之多、人员之众、航程之远、航期之久，都是世界航海史上空前的。仅以史籍记载其第一次远航的规模看，永乐三年七月十一日从太仓刘家港启碇，船队拥有"宝船"六十二艘，载运水手、官兵及其他工作人员共二万七千多人。对于如此众多人员历时两年多的远航，在船队中配备一定数目的医药人才和采取相应的卫生措施，显然是十分重要的大事。

首先，储备供应众多人员航行途中的饮用淡水，更是头等要务。对此，郑和船队考虑周到地专门配备了采集并供应淡水的"水船"。曾跟随郑和远航三年的幕僚巩珍，在其所著《西洋番国志》

中写到："海水卤咸，不可入口，皆于附近川泽及滨海港汊，汲取淡水，水船载运，积贮仓内，以备用度，斯乃至急之务，不可暂弛。"可见，郑和船队在整个航程中，十分重视经常对淡水进行补充与储备，充分认识到淡水在航行中的重要性，始终不可掉以轻心。

不言而喻，在成千上万人员长时间远航途中，必然会有人发生晕船、水土不服以及罹患疾病。因此，派遣管理医药卫生的官员和有经验的医药人员随航，无疑十分必要。在《郑和家谱》及马欢《瀛涯胜览》中，均述及郑和船队有"医官医士一百八十员"，这对于解决众多航海人员的医疗和卫生保健具有重要作用。

随同郑和远航的医务人员，从现存史籍中还能看到一些医家的简略记载。《嘉兴府志》记载枫泾名医陈以诚"累从中使郑和往西洋诸国"，并说由于他在远航途中所作出的医疗贡献，回国后被提升为太医院的"院判"。《松江府志》记载了上海一位名医陈常，说"遣使下西洋，（陈）常以医士从，历洪熙、宣德间，凡三往返"。按明代洪熙至宣德年间，前后历时十年，表明陈常在十年中跟随郑和远航"西洋"往返达三次，因而积累了丰富的航海医疗卫生经验。此外，《江南府志》也记载了安徽太平府名医彭正、彭宾父子，曾先后在郑和远航船队中担任医疗保健工作。

如上所述，郑和远航船队的医药卫生人员之配备和采取的措施，对于"三保太监"率领船队七次成功地远航"西洋"，起到了重要的保证作用。

中国人最先发现色盲症

人的正常视觉，具有分辨颜色的功能，但是极少数先天性色觉障碍的色盲症患者，却不能正确分辨颜色。

从人类疾病史而言，在很古老的时代就已经有色盲患者，然而人类对色盲症的发现却相当晚。中国人对色盲症的发现虽居世界之最先，但从现存中国古代文献看，首先具体记载者，距今才四百余年。明代医家王肯堂撰成于万历三十年（1602）的《证治准绳·杂病》记载："视白如赤症，谓视物却非本色也。"其所指显然是色盲症。书中还具体列举出不同类型的色盲者，诸如："或观太阳若冰轮，或睹灯火反粉色，或视粉墙如红如碧，或看黄纸似蓝等。"

清代医家黄庭镜于乾隆六年（1741）撰成《目经大成》一书，其所述"视惑症"实际上也是指色盲症，其中写到："此目，人看无病，但自视物色颠倒紊乱，失却本来面目。如……视赤为白，视黑为赤。"

在其他国家，最先记述色盲者，是英国物理学家、化学家道尔顿（John Dalton，1766—1844），他所发现的色盲者正是他自己，而且是在偶然情况下发现的。据说，1794 年他买了一双自认为是蓝色的袜子送给母亲作为生日礼物。其母打开纸包后，看到是一双红色袜子，随即指出红色袜子对自己不合适。道尔顿坚持说袜子是蓝色，其母说这双袜子明明是红色！道尔顿感到很迷惑，于是把袜子拿给弟弟和其他人看，他们都说是红色的。这使道尔顿怀疑自己眼睛辨别颜色的能力有问题。后来，他和一些学者进行了一番调查，发现确有少数人的视觉对颜色的分辨能力存在着缺陷，也就是色盲症。

由于道尔顿是西方国家首先发现的色盲者和报导者，因此，西医界一直把色盲称为"道尔顿症"（Daltonism）。实际上，道尔顿对色盲症的发现，比之王肯堂《证治准绳》的记述迟了一百九十二年，比黄庭镜《目经大成》的记述也晚了五十三年。

明代的"千里健步散"

在交通不发达的古代，人们由甲地往乙地，由丙地赴丁地，大多数是靠一双脚徒步而行，若路途遥远，经过长时间走路跋涉，很可能引起双足肿胀酸楚，甚至脚底疼痛起泡、皮破出血。为防治这些症状，中国古人先后创用了不少方剂，明代医家陈实功（1555—1636）撰于明万历四十五年（1617）的《外科正宗》中，就介绍了很有代表性的足底外用药"健步散"，并且用七言诗将这首方剂的药物配伍和功效予以概括："千里健步散奇功，细辛防风白芷同，加上草乌为细末，长安瞬息即时通。"

"千里健步散"是取细辛、防风、白芷、草乌四味药等量共研成的细末，平时贮存于容器中，密闭备用。出门徒步远行前，取上述药粉撒洒于鞋内，以防治两脚因长途跋涉引起的肿痛、脚底起泡等症状。《外科正宗》说："掺药着脚行走，自不吃力，再不作肿。"

细辛、防风、白芷、草乌的药效，历代中医药文献里有不同程度论述，例如，1828年清代医家张裕德在《本草正义》中写到："细辛，芳香最烈，故善开结气，宣泄郁滞……内之宣络脉而疏通百节，外之行孔窍而直透肌肤。"1624年刊印的明代医家倪朱谟所撰《本草汇言》载："防风，散风寒湿痹之药也，故主诸风周身不遂、骨节酸痛、四肢拳急、痿躄痫痉等症……亦能收汗。"1736

年，清代医家徐大椿在《神农本草经百种录》载说："白芷极香，能驱风燥湿，其质又极滑润，能和利血脉而不枯耗。"十八世纪，清代医家赵学敏的《本草纲目拾遗》说，草乌"追风活血"。综言之，细辛、防风、白芷、草乌四药，具有除湿、祛风、散寒、行水、消肿、止痛等功效。三百八十多年前，陈实功力荐上述四药配制的"千里健步散"，其实际效果和机理，若能获得进一步科学验证阐明，并加以提高应用，也是一件很有意义的事。

传染病学上的杰出篇章——《温疫论》

就世界疾病史而言，在相当漫长的时期里，传染病是对人类为害最大的疾病。医学史上，中国人民对传染病的认识与防治，曾经取得不少突出的成就。

对传染病的特点，《黄帝内经》用了十六个字就明确地指出，"五疫之至，皆相染易，无问大小，病状相似"。两千年前能如此精辟地概括传染病的特点，确实是很可贵的。

中国古代，传染病曾有过好些个名称，《黄帝内经》称它为"疫"和"温病"。《说文解字》解释说："疫，民皆病也"，也就是说，在同一时期里，有众多的人发生症状相类似的疾病。《伤寒杂病论》是把传染病归在"伤寒"之中。三世纪的《脉经》，除了称传染病为温病外，还称它为"温疟""风温""温毒""温疫"等。五世纪的《肘后救卒方》则称它为"时行"。七世纪的《诸病源候论》仍称它为"温病"，说是"人感乖戾之气而生病"，且有"病气转相染易，乃至灭门，延及外人"的传染流行的特点。

对于传染病的病因，《黄帝内经》《伤寒杂病论》等认为主要是风、寒、暑、湿、燥、火即所谓"六气"或"六淫"。在其后相当长的时期里，基本上沿袭此说。直至十七世纪四十年代的明末，中医学对传染病病因与特点的认识，取得了突破性的进展。

十六世纪中叶至十七世纪中叶，中国发生过多次传染病大流行，生活于苏州地区的医学家吴有性（又可），深入细致地观察传染病的流行情况，同时进行了认真诊治实践，对若干类型的传染病获得了深刻的认识。在总结前人有关传染病论述与自己心得基础上，他于公元1642年著成《温疫论》一书，对传染病的病因及其特点，作了空前精辟的阐述。

首先，他明确地指出传染病不是以往所认为的"六气"所引起，而是自然界中别有一种"异气"所致。他写到："温疫之为病，非风、非寒、非暑、非湿，乃天地间别有一种异气所感。"他把"异气"又称为"戾气""杂气""厉气"或"疫气"。并再次指出："疫者，感天地之戾气也。戾气者，非寒、非暑、非暖、非凉、亦非四时交错之气。"他强调"杂气为病更多于六气"，"六气"有限，"岂能包括天下之病"？

戾气究竟有哪些特点？吴有性在《温疫论》中作了多方面正确的阐述。他明确指出戾气是物质性的，可用药物制服。他说虽然戾气"无形可求，无象可见，况无声复无臭"，所以难以看到、听到和闻到，但它确实是客观存在的物质，他肯定地指出："物者气之化也，气者物之变也，气即是物，物即是气……物之可以制气者，药物也。"

戾气侵入人体的途径，《温疫论》写到："邪从口鼻而入"，而人体感染戾气的方式，"有天受，有传染，所感虽殊，其病则一"。所谓"天受"，是指通过自然界空气的传播而感染；"传染"则是指与患者接触而感染。但是只要是同一种戾气，不论"天受"或是"传染"，所引起的疫病是相同的。

人体感受戾气之后，是否致病，吴有性认识到这取决于戾气的量、毒力和人体的抵抗力。他说："其感之深者，中而即发，感之浅者，邪不胜正，未能顿发"；若是"其年气来之厉，不论强弱，正气稍衰者，触之即病"。

《温疫论》总结出戾气引起的疫病有大流行与散发性、地区性与时间性的不同表现。写到："其年疫气盛行，所患者重，最能传染"，这显然是指疫病的大流行。至于"其时村落中偶有一、二人所患者虽不与众人等，然考其证，甚合某年某处众人所患之病纤悉相同"，这是指疫病散发性的情况。另一种情况是，疫病"或发于城市，或发于村落，他处安然无有，是知气之所着无方也"，很明显，这是说明戾气致病的地区性特点。而"疫者感天地之疠气……在四时有盛衰"，以及某些"缓者朝发夕死，急者顷刻而亡"，但"幸而几百年来罕有之"，这是说明戾气致病有一定的时间性特点。

现代医学已很清楚，致病微生物的不同，其侵犯人体的部位脏器也不尽一致，如痢疾杆菌侵犯肠道，结核菌最易侵犯肺脏，等等。《温疫论》也已认识到戾气的种类不同，所引起的疾病也不同，侵犯人体的内脏部位也不一，明确写到"……为病种种，是知气之不一也"，并说"盖当其时，适有某气专入某脏腑经络，专发为某病"。

吴有性还认识到，人类的疫病和禽兽的瘟疫是由不同的戾气所引起，他说："至于无形之气，偏中于动物者，如牛瘟、羊瘟、鸡瘟、鸭瘟，岂当人疫而已哉？"接着，他明确地指出："然牛病而羊不病，鸡病而鸭不病，人病而禽兽不病，究其所伤不同，因其气各异也。"

对于人体的疔疮、痈疽、丹毒等发炎性外科疾患的病因，医学史上曾长期认为是"火"邪所致，但吴有性却不以为然，正确地指出这也是各种杂气所造成。他在《温疫论》中写到："疔疮、发背、痈疽、流注、流火、丹毒，与夫发斑、痘疹之类，以为诸痛痒疮皆属心火，……实非火也，亦杂气之所为耳。"

正因为吴有性认识到传染病是外界侵入人体的各种戾气所引起，所以他对传染病的治疗基本原则是"客邪贵乎早逐"。"客邪"就是指侵犯人体致病的戾气，他主张早用攻下法祛邪，但提出应注意到病人体质强弱、戾气毒力轻重以及疾病缓急等几方面的情况，考虑采用适当的药物与剂量，使"投药无太过不及之弊"。

如上所述，可见《温疫论》所阐述之"戾气"学说，内容是相当全面的，它对传染病的主要特点基本上都论述到了，特别是有关其病因的正确论点。回顾历史，细菌和其他微生物被人类发现是十九世纪中叶以后的事，然而，在此之前的两百年，吴有性对传染病的病因，能提出类似致病微生物特点的科学创见，的确是十分宝贵的。尤其是他把某些外科感染的病因，摆脱千百年以来人们所持的"火"邪致病说，而归之于"戾气"，堪称为非同凡响的见解。

吴有性在《温疫论》中所提出的卓见和诊治经验，丰富了中医温病学说的内容，为尔后温病学说的发展和系统化奠定了基础。清代温病学家在不同程度上受到吴有性有关温病论述的启发和影响。如十九世纪医家吴瑭，虽对吴有性的论述与经验有不同的看法，但他在所著《温病条辨》"自序"中如实地写到："吴又可《温疫论》，观其议论宏阔，实有发前人所未发，遂专心学步焉！"所谓"专心学步"，即是专心学习。总之，吴有性以他的医学实践和聪明才智，在传染病学发展史上，写下了杰出的篇章。

（原载傅维康撰《杏林述珍》，上海古籍出版社 1991 年出版。）

人痘接种术——世界人工免疫法的先驱

为使人体产生对某些疾病的抵抗力，以避免染上某种疾病，或者尽可能减少被某种病传染的机会，现今已可采用预先口服或接种某些预防疫苗的办法，这就是人工免疫法。而最早的人工免疫法，则是中国古代发明预防天花的"人痘接种术"。

在人类传染病史上，天花曾经是一种蔓延极广、为害极重、流行时日漫长的烈性传染病。

中国古代文献最早描述天花疾病者，是公元四世纪葛洪的《肘后救卒方》，简称《肘后方》。据唐代王焘《外台秘要》的"天行发斑方"引《肘后方》说："比岁有病天行发斑疮，头面及身，须臾周匝，状如火疮，皆戴白浆，随决随生，不即疗，剧者数日必死。疗得差后，疮瘢紫黯，弥岁方灭，此恶毒之气也，世人云以建武中于南阳击虏所得，乃呼为虏疮。"引文内"疗得差后"的"差"字，含意为疾病痊愈。以上《肘后方》之描述，显然是典型的天花症状，当时称为"天行发斑疮"，开始出现此病是"建武"年间。但《外台秘要》还从陶文仲的《随身备急方》中，转引陶氏的一段有关天花的记载："文仲陶氏云：天行发斑疮，须臾遍身，皆戴白浆……永徽四年，比（此）疮从西域东流于海内。"

由于《外台秘要》上述两处引文对天行发斑疮在中国出现的时期记载不明确，所以，中国最早发生天花的时间也就难以确定。

不过，多数认为此病开始发生流行于东汉光武帝建武年间（25—55）。但有人认为是刘宋废帝元徽四年（476），医史学家范行准的《中国预防思想史》即持此说。

自从天花在中国流行为害以后，中国人民在同天花斗争过程中，逐渐创造了一些治疗办法，《千金方》里就曾记载了一些治疗的方剂。并且，人们也曾探索预防天花的方法。

清光绪十年（1884），武荣纶与董玉山合撰的《牛痘新书》里写到："考上世无种痘诸经，自唐开元间，江南赵氏，始传鼻苗种痘之法。"而1713年清太医院御医朱纯嘏《痘疹定论》的"种痘缘由"则认为，宋真宗时"丞相王文正公，名旦，生子多因痘殇，因预访明医治痘。时有四川官京师者，因言种痘有神医"。（引文中的"殇"，含意未成年死亡，也称"夭折"。"痘殇"含意为儿童患天花夭折。）于是，王旦从峨眉山延请"神医"到汴京（开封）为其尚存活之子接种人痘预防天花。但是该文最后又说，神医"非凡胎所生，乃慈悲观世音菩萨转劫，指出种痘之法"。可见，上述两说均缺乏能令人信服的证据。

比较可信的史料是清雍正五年（1727）俞茂鲲《痘科金镜赋集解》中的记述，在该书的"种痘说"中写到："近来种花（指种人痘）一道，无论乡村城市，各处盛行。……又闻种痘法，起于明朝隆庆年间，宁国府太平县，姓氏失考，得之异人丹家之传，由此蔓延天下，至今种花者，宁国人居多。"隆庆年间，相当于公元1567至1572年。此外，尚有其他文献所谈及接种人痘的时间与俞茂鲲所述大致相近。如清代宁阳人张琰（字逊玉）于十七世纪八十年代所写的《种痘新书·序》中，有"余祖承聂久吾先生之教，种痘箕裘，已经数代”的记载。（“箕裘”读音其求，引文“箕裘”含意为“业务”。）由此看来，我国的人痘接种术，最迟在十六世纪或更早一些时候就已经发明了。

但是，人痘接种术发明之后，其传播并不是一帆风顺，在比较长的一段时期里，它曾遭到宿命论者和有浓厚保守思想者的诋毁反对，他们硬说人们是否患天花，是“命中注定”，根本不相信可以用人工的方法预防天花。有的人虽承认种人痘有功于世，却又认为是“逆天行事”，例如《痘科金镜赋集解》即持此看法。加之，在起初阶段，人痘接种术还存在着不少缺点，以致这种预防方法未能迅速推广。

后来，有些医生对痘苗的选择和接种方法作了改进，从而提高了接种人痘的安全性和有效率。

接种人痘的方法，1695 年张璐《张氏医通》的“种痘说”记载了痘苗法和痘衣法。但是，更详细记述人痘接种的痘衣法、浆苗法、旱苗法和水苗法者，是 1742 年成书的《医宗金鉴》，其中《幼科种痘心法要旨》里写到：“尝考种痘之法，有谓取痘粒之浆而种之者；有谓服（指“穿”）痘儿之衣而种之者；有谓以痘痂屑，干吹入鼻中种之，谓之旱苗者；有谓以痘痂屑，湿纳入鼻孔种之，谓之水苗者。”并且评价说：“水苗为上，旱苗次之，痘衣多不应验，痘浆太涉残忍。故古法独用水苗，盖取其和平稳当也。”因此明确地指出“痘衣、痘浆之说，则断不可从”。并总结水苗接种法，“其势甚和平，不疾不徐，渐次而入；既种之后，小儿无受伤之处，胎毒有渐发之机，百发百中，捷于影响，尽善尽美，可法可传，为种痘之最优者”。从其时文献所载可以看出，痘衣法是把正在出天花患者穿的贴身内衣给未出过天花者穿二三天，使其感染天花发生反应而产生对天花的抵抗力。人们逐渐发现，此法有时不能引起未出天花者的感染反应而不应验，但未认识到痘衣法有可能使接种者感染重型天花而致死亡的严重后果。痘浆种法是用棉花团蘸沾天花患者的痘粒内浆液，塞入未出天花者鼻腔内，使其感染、发生反应而产生抵抗力。这方法也有染上重型天花的危险。旱苗法是将痊愈期天花患者的痘痂研成细末，用银管吹入未出天花者鼻腔内。水苗法则是将上述研细的痘痂末，用净水调湿，以棉花团蘸沾塞入未出天花者的鼻腔内。

旱苗法与水苗法，由于所用痘苗是天花患者痊愈期的痘痂，接种后是能产生一定预防效果。尤其是通过一段时间接种人痘的实践后，认识到痘苗的优劣对接种人痘的安全性与有效性具有极大的关系，因此强调须选择"苗顺"者，也就是选用毒力缓和、无夹杂其他疾病的痘痂制成的痘苗，接种后更能取得安全可靠的效果。张琰在《种痘新书·论痘宜种》中写到："余行痘科数十年，往往见苗顺者十无一死，苗凶者十只八存。种痘之家，医人必取吉苗，苗吉则痘无不吉矣。……故余遍历诸邦，经余种者不下八九千人，屈指记之，所莫救者不过二三十耳。"表明接种安全优良的痘苗，对预防天花确实产生了颇好的效果，因而逐渐在各地流传应用。《张氏医通》说："迩年有种痘之说，始自江右，达于燕齐，近则遍行南北。"

人痘接种术经过人们较长一段时间的实践后，积累了愈来愈多的经验，认识到既要审慎地选择性能良好的痘苗，还要注意种痘的合适条件与卫生环境。《痘科金镜赋集解·种痘说》告诫："天花败苗，万不可用，用之则杀婴儿，深戒！深戒！"并且指出："小儿身体素弱或患病生疮疖，亦不可种。"对种痘时间，认为"一年之中，惟（阴历）二、三、四、八、九、十，此六个月温凉适中，调护最易。"并且提出，接受种人痘者须"床铺洁净"，居室"宜明朗""又宜洒扫洁净，而不可过勤太过以扰之"。这些认识是很正确的。

正是因为经过改进后的人痘接种术对预防天花能取得相当好的效果，当时的统治者也大力提倡采用，康熙在《庭训格言》里写到："国初，人多畏出痘，至朕得种痘方，诸子女及尔等子女皆以种痘得无恙。今边外四十九旗及喀尔喀诸藩，俱命种痘，凡所种皆得善愈。尝记初种痘时，年老人尚以为怪，朕坚意为之，遂全此千万人之生者，岂偶然耶？"

十七世纪时，人痘接种术不仅在我国各地得到广泛应用，还曾流传到国外。1652 年前后，名医龚廷贤的弟子戴曼公到日本，带去了人痘接种术。十七世纪后，有的国家特派遣留学生到中国学习人痘接种术。据 1847 年俞正燮《癸巳存稿》载："康熙时，俄罗斯遣人至中国学痘医。"

此外，中国的人痘接种术还流传到朝鲜、土耳其、英国等国家。据美国医史学家加里森于 1921 年出版的《医学史导论》（*An Introduction to The History of Medicine*）"增订版"记载，1718 年，英国驻土耳其公使蒙太古的夫人在君士坦丁堡曾给自己三岁的儿子接种人痘，三年后她回到英国又为五岁的女儿接种了人痘。于是，中国的人痘接种术传到了欧洲，从而对欧洲一些国家预防天花作出了贡献，尤其是对后来英国医学家詹纳（1749—1823）

于 1796 年发明牛痘接种术产生了一定的启发作用。据 1968 年德国医史学者文兹茂（Gerhard Venzmer）的《医学五千年》所载，詹纳在发明牛痘接种术以前，曾有过一段时间是以接种人痘来为人们预防天花的。而且据说，詹纳自己八岁时也曾经接种过人痘。詹纳的上述经历，对他后来在 1796 年发明牛痘接种术无疑有一定的启发意义。

可见，发明人痘接种术的历史意义，不仅在于它是人类发明牛痘接种术之前预防天花的有效方法，更重要的是它对人工免疫法所起到的先驱作用，使后世各种预防疫苗陆续诞生。十八世纪时，法国启蒙思想家、哲学家、作家伏尔泰（Voltaire, 1694—1778），就曾经对中国的人痘接种术产生了极大的兴趣，他在其《哲学通信》（*Lettres Philosophiques Sur Les Angleus*）第十一封信中专门谈论了种痘，并对中国人痘接种术备加赞扬。他所写赞扬的汉文译意为：我听说一百年来中国人一直就有（种人痘）这种习惯，这是全世界最聪明、最讲礼貌的一个民族的伟大先例和榜样。伏尔泰接着说：这一点也可以证实，倘若我们在法国曾经施行种痘，或许会挽救千千万万人的生命。由此可见，中国发明的人痘接种术，确是世界人工免疫法的先驱。

（原载傅维康撰《杏林述珍》，上海古籍出版社 1991 年出版。2019 年略作补充。）

康熙提倡推广的是种人痘不是牛痘

《故宫博物院院刊》1981 年第三期内，刊登了闻性真先生的《康熙的医学与养生之道》一文，读后增加了不少见识，很受教益。但文中写到："在康熙的医学活动中，有一件事是很值得一提的，这就是推广牛痘。"这个提法不符合历史事实。实际上，康熙所提倡推广的并非接种牛痘，而是中国人所发明的人痘接种术。

接种牛痘预防天花的发明者，是英国医生詹纳，他第一次给人接种牛痘的时间是 1796 年，而康熙生活的年代是 1662 至 1722 年，也就是说，当詹纳发明接种牛痘预防天花的方法时，康熙早已不在人间了，因而也不可能有康熙推广牛痘之举。

那么，从何处可证明康熙提倡推广的是种人痘呢？1727 年，俞茂鲲在《痘科金镜赋集解》中写到："……又闻种痘法起于明隆庆年间宁国府太平县，姓氏失考，得之异人丹家之传，由此蔓延天下。"明隆庆年间相当于公元 1567 至 1572 年，就是说，早在康熙执政之前，中国已发明了人痘接种术。闻性真先生文内所引康熙的一段话："国初，人多畏出痘。至朕得种痘方，诸子女及尔等子女皆以种痘得无恙。今边外四十九旗及喀尔喀诸藩，俱命种痘。凡种痘皆得善愈。"应该说康熙所得的种痘方是接种人痘，推广后使人"皆得善愈"。而且，当时还引起一些国家的注意与仿效。据 1847 年俞正燮《癸巳存稿》记载："康熙时，俄罗斯遣人至中国学痘医。"这是文献上记载最先派留学生来中国学习痘医与接种人痘的国家。如上所述，康熙所提倡推广的不是种牛痘而是接种人痘。

（原载《故宫博物院院刊》1982 年第 2 期）

清廷一次隆重的医学颁奖

　　由朝廷颁发的各种类型、各种性质的奖赏，不知凡几，但是，给医书的编撰者颁奖却不多，其中，所颁发之奖品富于医学意义者则更是罕有。清代朝廷给《医宗金鉴》的编撰者颁奖，可说是很特殊的例子。

　　《医宗金鉴》是清代一部重要的医学丛书，其编撰同清代太医院的实际需要有密切关系。清代设置的太医院是清朝皇室诊治疾病和培养医生的机构。乾隆四年（1739），当时任太医院右院判的御医吴谦联同御医刘裕铎上奏朝廷，请求批准编撰一套供太医院诊疗与教学之用的医学丛书《医宗金鉴》。他们在奏折中申述，因鉴于《灵枢》《素问》《难经》《伤寒论》等医著"其书世远，词奥难明，且多编次传写错讹，自晋而下至今医书甚夥，不能枚举，虽诸大家多所发明，然亦各自成家，或博而不精，或杂而不一，间有自相抵牾，反足惑人者，皆当改正注释，分别诸家是非"。未几，清廷即批准吴谦、刘裕铎所奏，并指令吴谦主持编撰事宜。

　　为了编撰好《医宗金鉴》，特在太医院内设立了类同编辑部的医书馆，其人员编制除行政官员外，编撰医书的具体业务由吴谦、刘裕铎两人任总纂修官（总主编），其下设纂修官（编辑）十四人，副纂修官（副编辑）十二人，校阅官（校对）十人，收掌官（收集保管稿件）二人，誊录官（誊写）二十三人。上述人员是经过认真挑选后录用的。据清廷批文所载,"令太医院堂官并吴谦、刘裕铎等,将平日真知灼见、精通医学兼通文理之人,保举选派,如不足数,再于翰林院及各部院官员内有通晓医学者酌量查派"。对编撰人员之所以须具备"真知灼见、精通医学兼通文理者",是考虑到"前代医书词义深奥,诠解不易,而分门别类考订成书,既欲理明,亦须词达,既贯详晰,尤须贯串,此医理、文理、分修、总修,四者缺一必不能成完书"(见《医宗金鉴》卷首奏疏)。同时,对担任誊写书稿者,也要求"选取字画好者以备誊录,如不敷用,照例行文国子监直隶学政学生监秉公考试,务择字画端楷,咨送本馆以凭选取供事酌用"。

为使《医宗金鉴》编撰者能掌握更丰富的医籍及文献资料供参考,吴谦等奏请朝廷"命下京省除书坊现行医书外,有旧医书无版者,新医书未刻者并家藏秘书及世传经验良方,著地方官婉谕购买,或借抄录,或本人愿自献者,集送太医院"。

正因为具有上述诸多方面的有利条件,使《医宗金鉴》的编撰速度与质量都得到保证,至乾隆七年(1742)全书九十卷编撰告成,乾隆九年(1744)首次刊印。其内容包括《订正〈伤寒论〉注》《订正〈金匮要略〉注》《删补名医方论》《四诊要诀》《运气要诀》《伤寒心法要诀》《杂病心法要诀》《妇科心法要诀》《幼科心法要诀》《痘疹心法要诀》《种痘心法要诀》《外科心法要诀》《眼科心法要诀》《刺灸心法要诀》《正骨心法要旨》,共十五门。清太医院特规定《医宗金鉴》为培养医生之教科书。此书卷一里明确写到:"使为师者必由是而教,为弟子者必由是而学。"综观此书,取材精练适当,条理较清楚,文字较简明,经验较实用,而配以歌括、歌诀更易诵读记忆，附以插图便于理解应用，具有颇多优点。

《医宗金鉴》出版后，清廷为表彰编撰此书的有功人员，除给予提级外，还奖以《医宗金鉴》一部，并批准铸造小型针灸铜人若干尊作为奖品授予每位有功者。

随着年代的推移，清廷这种作为医学奖品的针灸铜人早已成为稀世之宝。上海中医药大学医史博物馆有幸收藏了其中的一尊，很可能也是仅有的存世品。该铜人系女性造型，高四十六厘米，实心，体表铸有经络与穴位。铜人面部笑容可掬，耳廓长垂，生动而富有特色。为放置铜人，当时还专门制作了盒子，盒盖内面印有关于清廷嘉奖编撰《医宗金鉴》人员之说明，对"……所有提调、纂修、校阅、誊录、收掌等官，以及供事人员、效力人等，……各按原职加一级外，特赏铜人像一个，是书一部，以资鼓励，而期将来医学日新月异，诸员更宜力加策勉也欤"。可见，清廷此项医学颁奖颇为隆重。因此，无论是就其医学意义，或者就其稀有程度而言，在医学史上自有其值得一叙者。

（原载《医药文化随笔》，上海古籍出版社 2001 年出版。）

清代中医眼科的动物实验

　　医学密切关系到人的健康和生命，新发明之药物、新设计之医疗措施以及新研制的医疗器械，为检验其安全性、实用性及临床效果，在正式应用到人体之前，往往须经动物实验，这是现代医学的常规科研措施。

　　在古代，限于历史条件与科学水平，医学上的动物实验并不多，中医眼科动物实验则更是少之又少。查考医学文献，清初名医张倬关于白内障金针治疗手术之论述，留下了两则宝贵的眼科动物实验史料。

　　张倬，字飞畴，清初名医张璐（1617—1700）之次子，其具体生卒年不详。张倬继承父亲丰富医疗经验与学识，眼科尤为擅长，行医期间曾与兄张登共同参订其父诠次的《伤寒缵论》《伤寒绪论》等医籍。张璐《张氏医通》卷八中的《金针开障论》《造金针法》等眼科内容，系张倬撰辑，其中他在论述白内障症状与治疗时，两度强调动物实验之必要性与重要性。

　　由于白内障患者往往两眼均患，施行金针拨障治疗的进针位置，有从内眦或外眦进入，所以有时右手持针操作更顺手，有时则左手持针操作更顺手。有时候，手和所持之金针还要横跨患者鼻梁为另一侧眼珠施行"过梁针"法。张倬在《金针开障论》中写到："或有目珠难以转内者，针内眦亦得，此名'过梁针'。"

而施行"过梁针"法，既应掌握好适应证，更须熟练操作技术，他说："……然鼻梁高者，难以转针，不可强也。若针右眼外眦，下针之后，换左手转针拨眦，手法亦须平日演熟，庶无失误。"根据上述情况，可见张倬对白内障患者的针拨治疗，主张施术者的左、右手均宜学会操作技术，并且要求达到熟练无误的程度。

为避免针拨白内障手术发生医疗事故，张倬郑重告诫："……凡初习针时，不得以人目轻试，宜针羊眼，久久成熟，方可治人。"并进一步指出："谚云：羊头初试，得其轻重之宜，正初习金针之要法，不可以其鄙而忽诸。"

除了论述白内障针拨手术，张倬对使用的针具，也提出了实用、安全、便利的要求，为此他不厌其烦地专门撰写了《造金针法》："用上赤不脆金，抽作金丝，粗如底线，约长三寸，敲作针形，以小光铁槌，在镦上缓缓磋之，令尖圆若锈针状，亦不可太细，细则易曲易断。如觉柔软，再磋令坚，不可锉击，恐脆则有伤，断入目中，为害不浅……务令刚柔得宜。"针具制造完毕，须保护针尖完好无损，他提出用木贼草磋擦针尖和针身，使之圆锐光滑，其外套以银管，他写到："针锋以银管护之，先用木贼草擦令圆锐，更以羊肝石磨令滑泽，穿肤不疼，则入目不痛，方可用之。造成之后亦宜先针羊眼，试其柔脆，庶几无失。"木贼草为多年生草本植物，茎圆筒形，中空，不分枝，茎表面有多数顺直排列纵棱，其上密生细刺，可用于磋擦器物表面使之平整光滑，故它另有"擦草""磋草"别名。

《张氏医通》成书于清康熙三十四年（1695），彼时，张倬已明确主张医生施行针拨白内障手术之前，对于操作技术与使用针具，均须先进行动物实验，以保证手术安全熟练施行，并取得成功效果。三百多年前，张倬此种正确主张和论述，诚然弥足珍贵也。

清代普及产科常识的《达生编》

医学史上，相当漫长的时期里，孕妇多是在自己家中分娩，接生、对产妇和新生儿的护理，大多是家人担任。因此，尽可能使人们了解接生基本要点和方法、掌握有关孕妇和产妇的调理以及新生儿喂养抚育等基本知识，无疑是很重要的，清代《达生编》一书，正是针对此目的所编写。

"达生"一词，最早见载于《庄子·达生》篇，文中写到："达生之情者，不务生之所无以为。"郭象注云："生之所无以为者，分外物也。"后引申解释为参透人生，不受世事牵累的处世态度。然而，中医产科书《达生编》书名不能用上述含意解释，而应理解为使孕妇分娩顺畅、母婴平安健康。

《达生编》又称为《达生篇》，清代康熙年间亟斋居士编撰。"亟斋居士"是作者特意所拟笔名，其真实姓名与生平不详。该书作者不署真名而取"亟斋居士"之名，光绪三年（1877）刘可鹤氏在重刻《达生篇》之"叙"中推测，说孕产"诚以事属妇道，猥陋俚俗，欲著其姓氏，未免贻笑方家。而欲不传，犹恐有误于产妇。余窥其救世之心，诚亟亟也。此亟斋之名，所由起乎？"此引文中的"亟"读音急，"亟亟"含意为急忙、急迫。"猥"读音畏，含义之一为"粗杂"。"猥陋"的含义为粗俗、浅薄。看来，刘可鹤之推测可能有一定道理。不过，笔者认为，检阅《达生编》

之内容，大部分堪称简明实用，不能视为猥陋，大可不必顾虑"贻笑方家"。

《达生编》全书，依版本不同，有的分为上、下编及"附"，有的分为上、中、下编。内容基本上包括：原生、达生编大意、临产、宜忌、验案、保胎、饮食、宜食诸物、忌食诸物、小产、产后、乳少、胎死腹中、胞衣不下、格言、产后十八项论述。

在"达生编大意"一节，作者首先说明编撰《达生编》目的：把孕产基本知识向人们广为介绍，"使平日可以预防，临时可以应急，后此天下后世，产母婴儿，同登寿域，岂不快哉！"为了使人们易于了解和应用孕产知识与方法，作者采用通俗文字编写，则"识字者固不必言，不识字者，令人诵之，皆可通晓"。并且要求"须平时讲，令心中明白，临时自有主张。不但产母宜知，一应老幼男妇，皆当知之"。

在叙述"达生编大意"之后，紧接着撰写"临产"一节，作者概括为"六字真言"："一曰睡，二曰忍痛，三曰慢临盆。"具体而言，当孕妇接近临产初期开始感觉腹痛时，须注意下腹疼痛性质，"若痛得慢，则是试痛，只管安眠稳食，不可乱动"。若"痛一阵不了又疼，一连五、七阵，渐痛渐紧，此是要生"。在未进入"要生"之前，孕妇"必要养神惜力为主"，而"睡为第一妙法，但宜仰睡，使腹中宽舒，小儿易于转动"。书中要求孕妇无论出现不规则下腹痛（"试痛"），或进入临产时下腹部阵痛（"要生"），要"忍住疼"，说"疼得极熟，自然易生"。"慢临盆"的要点是，孕妇临产时须注意用力时机，切不可轻易临盆用力。"若小儿果然逼到产门"，此时用力一阵，胎儿产出，作者巧妙地形容如同"瓜熟蒂落"一样。

《达生编》其他要点还有：孕妇须节制性生活，若能暂停更好；平时宜微劳，"盖劳则血气流动，筋骨坚固"；在"有孕后，睡时须两边换睡，不可尽在一边"；孕妇"饮食宜淡泊，不宜肥浓；宜轻清，不宜重浊；宜甘平，不宜辛热"；产房夏防暑，冬防寒；应避免导致孕妇产生不良情绪，切忌有人在"房中大惊小怪，交头接耳，咨磋叹息，皆能令其忧疑扰乱，以致误事"。胎儿产出后，产妇在床上"宜高枕靠垫"，"膝宜竖起，勿伸直，随饮生化汤一盏"，以利于排出瘀血恶露。书中告诫人们不能因产妇产下女婴而予以埋怨和指责，说"倘或连胎生女，此亦人事之常，切不可在旁磋叹，令其气苦"，等等。

《达生篇》之编撰者，因受时代和自己水平局限，致使书中存在某些错误和不科学内容，然而就基本方面而言，其载述的宝贵经验与知识是主要的。该书于清代康熙五十四年（1715）首次刊行，成为广受人们欢迎的中医产科常识之普及读物，其后，它屡次被重刻、手抄，历年有多种版本流行，足以表明它在中医产科史上之意义和价值。

（原载《医古文知识》2004年第4期，2021年6月略作补充并改为现标题。）

最早的中医护理专书——《侍疾要语》

中国医药学历史悠久，作为其中重要内容之一的中医护理学，历史更为久远。可以说，在医疗技术与知识萌芽产生之前，古人对病痛的简易护理措施早就出现了。但是由于时代、社会、人民生活习俗等多方面因素的制约与影响，在相当长的时间里，中医护理学没有成为独立的专科。然而，中医护理方法、经验和理论，却大量散载于浩瀚的历代中医文献之中，出现了具有护理涵义的多种名称。诸如：将护、调护、调理、调摄、调燮、抚养、侍候、服侍、扶持、侍疾等，有时则仅用一个"护"字简称。

中医学之重视护理工作，除了在医籍中分别以上述诸名称的内容进行论述外，更多的时候是把护理结合于诊疗予以阐述。

从总体而言，中医护理学具有重视全面护理与辨证施护的明显特点。全面护理，主要体现在精神、生活、饮食、环境等各方面合适的护理；辨证施护，则是针对患者的性别、年龄、体质、性格、病种、症状、病程、用药等不同之具体情况的特殊护理。

在现存古代中医文献中，最早较全面论述中医护理的专书，是清代钱襄撰著的《侍疾要语》，此书字数不多，但历述了对病人的精神、生活、饮食、疾病、用药等方面的护理要点。

首先，《侍疾要语》强调精神护理对于患者康复的重要作用，因而论述这方面的护理内容与措施尤为详细，例如："病人性情每与平日迥异，为人子者本以养志为先，而当亲病之时，尤须加意体察，务求转怒为欢，反悲为喜。所爱之人常坐床前，所喜之物恒置枕畔，忧病则须说今日精神胜于昨日，忧贫则须说今年进益好似去年，勿露愁闷之容，常瞒医药之费，诸如此类未可枚举。"在侍候患者时，为避免其对亲人的操心不安，不可使患者察觉亲人的辛劳，因为"亲之爱子无所不至，见其侍疾劳苦，倍深怜惜，勿得欠伸摩眼稍露倦态，则亲心安矣，否则转益其疾，病情转变"。为不使患者产生精神上的不快，"至亲问疾，每至床前，须先嘱其说吉祥语，或其人为病人所厌见者，须婉谢之，勿令进房"。书中提到，可适当以音乐消除患者烦躁，说"病时烦躁，急难解释，惟弦索之声可以悦耳，可以引睡，或令盲妇、歌女，轻拨琵琶，浅度一曲，亦驱病之一助也"。

对于生活与饮食护理，《侍疾要语》阐述也很周详，例如"床前与人说话，须有词无声，行步不可急遽，防作声且生风也；放帐卷帐缓则不生风，放勾以手握之，勿戛床柱，揭被盖被、披衣解衣缓则不生风"。对患者的卧具，要求"垫枕须较平时略高，半眠半坐，置褥作靠背，须层层加阔，状如楼梯，不可裹作一卷"。为避免寒冬和炎夏的气温对患者不利，"冬月北窗多凉风，须从槅之反面厚糊桑皮纸数层，令风不得乘隙而入。南窗下置火盆以消寒气，但勿近床，恐火气相逼也"。而"夏月宜时置凉水于桶盆，以收暑气，频频易之，但勿置床下，致湿气上蒸。夜勿开牖，宜用纱窗，驱蚊须用马毛帚，不可摇扇"。对于不能自行饮食的患者，"递汤水或用小匙，或用芦管，须谨持之，尤须屏气不息，勿令鼻风相吹"。甚至对病人解小便的护理也不忽视，"扶腋上厕，须轻重得宜，太紧必致疼痛，太宽又不着力。冬月马桶口，以布裹棉花套之"。

对于疾病的护理，特别提醒须经常注意观察患者的病情变化，尤其是病情改变急遽者，"夜间侍奉者，非特夜不解衣，且亦不可暂时交睫，方能静听声息，知今宵较昨宵是增是减。或亲命使睡，只可虚掩帐子，危坐帐中，闻声即起"。对于长期卧床患者，指出应注意防护褥疮："久病消瘦，皮肤或碎，须垫以灯草圈则痛处不着褥席。"为了方便对疾病的诊断及了解病情变化，《侍疾要语》还强调及时观察病人大小便的意义，认为"大小便须即谛视之，……不可稍迟，迟则大便结者，久而浸而化为溏。小解白者，阅时而变为赤，未可为医者也"。

对于用药的护理，《侍疾要语》所论内容涉及数方面，例如对药物的加工，"照方制药品，须经亲手，如焙、烘、炒、炙，各各不同，用米先淘，用酒须滤，用土须筛"。煎煮药物时，"药之有毛者，须用绢包，然究恐不密，煎熟后，再须以细绢或丝棉滤之"。对患者服药的护理，须依药性、疾病与季节的不同而有所区别："热药凉服，寒药热服，古法也。然夏不可过热，冬不可过凉，亦当因时制宜，不可泥古。"

纵观《侍疾要语》全书，无论从书名，或是就其内容衡量，在中医护理学史上，它确为一部言简意赅、切合实用之佳作，不仅有历史意义，而且大部分内容具有现实和长远参考应用之价值。

人参效能之古试验

人参是中医常用的要药，约在两千年前，《神农本草经》早已记述它有"补五脏、安精神、定魂魄、止惊悸、除邪气、明目、开心益智"诸功效。其后，历代中医文献均肯定人参大补元气、利肺强心、生津止渴、安神益智等多方面作用。

现代药理实验证实，人参确有提高人体脑力活动、体力活动及抗疲劳之效果，能增强人体对某些不利因素（诸如温度与气压急速变化、致病微生物侵袭、有害物质与放射线侵害）的耐受力，还具有提升免疫、抗炎、康复、抗衰老等功能。

人参的效能，因产地、品种不同而有所差别。宋代著名科学家苏颂曾述及前人检验人参效能、识别其真假办法。后来，明代李时珍在《本草纲目》中又引述该法："……但使二人同走，一含人参，一空口，度走三、五里许，其不含人参者必大喘，含者气息自如，其人参乃真也。"

苏颂所述前人检验人参效能的办法，以今天标准衡量，虽颇欠精密，但以当时条件而言，似不失为一种权宜之法。

虎杖趣谈

虎杖，是中国古人在很早年代就食用的蔬菜和药物之一。两千年前,《尔雅》载有"蒤",释义为"虎杖";郭璞注释说虎杖"有细刺，可以染赤"。所谓"染赤"，是染成红色。宋代科学家、医学家苏颂说："（虎杖）茎如竹笋状，上有赤斑点";明代李时珍也解释说："杖，言其茎;虎，言其斑也。"这表明,"虎杖"之得名是有所本。中国古代，老虎被称为"大虫"，所以虎杖也称"大虫杖"。

由于虎杖的形态特征，它还被称为斑杖。虎杖茎呈圆柱形，中空，故它又有"号筒草"之称。虎杖因具有活血、化瘀、通经等功效，所以，它还有"大活血""活血丹"美名。此外，它有"苦杖"等别名。

中国古人不仅把虎杖之芽和嫩茎做蔬菜，还把虎杖茎加工煎汁做成饮料。唐代医学家甄权记述：暑月以（虎杖）根和甘草同煎为饮，色如琥珀可爱，甚甘美。并说，把虎杖、甘草的煎汁，装入瓶内，"置井中，令冷澈如冰，时人（称）呼为'冷饮子'，啜（含义为吃、喝。）之且尊于茗，极解暑毒"。上述"冷饮子"堪称为中国古代"冷饮"之一。

虎杖被作为中药，历史颇久，晋代以来的文献记载，虎杖根与根茎煎汁内服，可用于治疗瘀血、筋骨风湿痛、经闭、产妇恶露不下、痰咳等。取新鲜虎杖叶与根茎洗净捣烂，用浓茶汁调成糊，外敷于跌击伤损处，能止血减痛。古代医家之医案表明：虎杖治疗"石淋"（泌尿道结石），疗效颇好。李时珍引宋代医家许叔微（1079—1154）《类证普济本事方》所载一病例：取虎杖根洗净，粉碎，用水煎煮浓缩，去滓，加入乳香、麝香少许口服，治愈"石淋"病症多年的女患者。

虎杖与其他药物相配伍，能组成治疗多种病证的诸多方剂，例如：与茜草、益母草等配伍煎汁内服，治疗血瘀经闭；与当归、红花等配伍，治疗损伤瘀痛；与茵陈、金钱草等配伍，用于"湿热黄疸"去湿退黄疸，等等。古人虽赞赏虎杖多方面功用，但也警示孕妇忌用。

中国西南地区傣族，对虎杖另有傣语之称呼，据介绍，将其音译成普通话读音为"比比罕"。傣医对腮腺肿痛及关节风湿痛的治法之一，是取新鲜虎杖根、根茎，洗净、捣烂外敷于腮腺肿痛的患部。

自古以来，虎杖因被采用频率不低，古人还曾根据其名称，配上其他中药名称（远志、天南星、紫河车、当归、重楼、地肤子、白头翁、朱砂、蝉衣）写成对联："胸怀远志，必摘天南星，乘紫河车，当归金丝重楼；手执虎杖，欲取地肤子，射白头翁，身穿朱砂蝉衣。"今日读之，依然另有一番趣味。

根据现代科学知识，虎杖属于蓼（读音聊）科多年生草本植物（大黄、何首乌也属蓼科），它含有多种有益于人体保健及治病的成分。其中，蒽醌（读音恩昆）类的物质降血压；白藜芦醇降血脂、抑制血小板凝集，减少血栓形成；白藜芦苷降血脂、扩张微血管、增加心脏血液搏出量；大黄素、大黄酚、大黄酸等，保护肝脏，利尿通便；抑制金黄色和白色葡萄球菌，抗病毒、抗炎；此外，还含有类黄酮、槲皮素、胡萝卜苷、甘露醇等，有助于提高人体免疫力，降低辐射对人体的损害，减少癌肿发生机率。虎杖煎汁外洗、外敷烫伤创面，有收敛、消炎作用，加快痊愈进程。

虎杖叶含较多槲皮素和类黄酮物质，对清除人体内的自由基、提升抗病力、保护心血管、增加冠状动脉血流量、降低微血管脆性、抑制血小板凝集、降血脂、祛痰、止咳、平喘等诸多方面，均有裨益，因此，虎杖叶也是很值得善加利用的。

化痰止咳——款冬花

　　植物大多数是春、夏季开花。土生土长于中华大地的款冬是少数寒冬开花者之一。三国时期张揖撰著《广雅》载述:"北草冬荣,忍冻而生,故有款冬、苦萃诸名。""款冬"的"款"字,有数种含义,其中有"至"和"到"的意思,"款冬"就是每到寒冬"忍冻而生"的植物。

　　正因款冬"雪积坚冰,款冬偏艳"的突出生长特点,中国历代文献不乏对之赞咏者,诸如:记述汉代某些事迹的《西京杂记》写有"葶苈死于盛夏,款冬华于严冬"。西晋文学家傅咸(239—294)《款冬赋》有"唯兹奇卉,款冬而生"之美誉。

　　款冬为多年生菊科植物,它还有款冻、钻冻、苦萃等别名。款冬花则有款花、冬花、看灯花、九九花等名称。款冬,古人起初是作为蔬食,宋代药物学家寇宗奭《本草衍义》载:"款冬花,春时,人或采以代蔬。"中国古人在食用款冬过程中,发现其花蕾有润肺、化痰、止咳功效,能用于治疗新旧咳嗽、气喘等。

　　用款冬花治愈外感风寒所致咳嗽,一千多年前有一故事相传:唐代贞元年间(785—804)进士张籍,曾历任数种官职,但他早年家境贫寒,且体弱多病。据说,有一次他因外感风寒导致咳嗽,困扰颇长时日。后来他想起数年前在春雪初融的外出路经一僧房,见一僧人正采集款冬花,他与僧人交谈中得知,款冬花乃治咳良药。于是，他让家人帮助采摘款冬花，煎服数剂获愈。因此特赋诗："僧房逢着款冬花，出寺行咏日已斜。十二街中春雪遍，马蹄今去入谁家？"（《逢贾岛》）

文献记述，用款冬花治疗风寒咳嗽，通常为干燥花蕾3—9克，每日煎服一剂。单用款冬花化痰止咳，虽然有效，但若与其他某些中药配伍合用，能取得更好效果，民间谚语：紫菀、款冬花，咳嗽一把抓。用紫菀与款冬花合用治疗咳嗽，能取得更好疗效。据现代学者研究得知，紫菀化痰作用较强，款冬花止咳作用较显。此外，还有杏仁与款冬花配伍、苏子与款冬花配伍，等等，都是取前者化痰作用较强，后者止咳作用较显，使两者产生相辅相成更好的化痰止咳效果。款冬花用蜜炙后，称蜜冬花或炙冬花，有增强止咳平喘作用。

据报道，款冬花的成分，主要含款冬二醇等固醇类、芸香甙、三萜皂甙、挥发油、菊糖、胡罗卜素、维生素C、鞣质等。

"朝吐银花暮作金"——金银花

"长藤绿叶布浓荫，朝吐银花暮作金"，这是中国古人吟咏金银花的诗句。金银花的原植物是"忍冬"，南北朝时期陶弘景在《名医别录》说是因它"凌冬不凋"。"忍冬"为多年生半常绿缠绕藤类灌木，忍冬藤曾被贵称为"金钗股"，明代李时珍说这是"贵其功也"。金银花绽放初期为银白色，逐渐转变为金黄色，李时珍在《本草纲目》中写到："忍冬……花初开者，蕊、瓣俱色白，经二三日，则色变黄，新旧相参、黄白相映，故呼金银花，气甚芬芳。"概括地描述了金银花的生态特征。

忍冬藤也称金银藤，还有鹭鸶藤、鸳鸯藤、老翁须等别名。"金银花"则还有银花、金花、双花、鹭鸶花等名称。金银花与忍冬藤的医疗功效基本相同。约在汉末成书的《名医别录》记述，忍冬对寒热身肿有一定治疗作用。医家陶弘景认为，将忍冬煮汁酿酒饮，能补虚疗风。明代兰茂《滇南本草》载："（忍冬藤）能宽中下气、消疾、祛风热、清咽喉热痛。"由于其清热解毒功效，亦可用于医治痈疽发背与疮肿。《本草纲目》记载金银花"治一切风湿气及诸肿毒"。清代，《药性论》说忍冬可治腹胀、腹泻。

宋代设立的"和剂局"，曾把常用的中药配制成许多成药，其中"神效托里散"就含有忍冬叶。此种成药主治痈疽发背、肠痈、乳痈、无名肿毒。

　　此外,《本草纲目》引《选奇方》所述:取忍冬藤一把捣烂,加雄黄五分、水二升,置于瓦罐煎煮,以其蒸汽熏治长期难愈的皮肤溃烂。清代赵学敏说金银花"开胃宽中,解毒消炎",并推荐"以之代茶,尤能散暑"。

　　现代,有报导用金银花煎成凉茶含服,有助于清洁咽部,并且对预防中暑与感冒以及胃肠道传染病具有一定功效。还有人介绍,每日采新鲜金银花煎汤饮服,可治疗某些荨麻疹。

　　现代学者研究获知,金银花的挥发油中,主要含双芳醇、芳樟醇,还含有木樨草素、葡萄糖甙、鞣质等成分,试管内实验,对痢疾杆菌、大肠杆菌、葡萄球菌、链球菌、脑膜炎球菌等均有抑制作用。动物试验表明,金银花还能减少肠道对胆固醇的吸收。

　　虽然,忍冬、金银花的医疗用途不少,但因它在许多地方均有生长,以致往往不被人们重视。一千五百年前,陶弘景曾颇为感慨地指出:"(忍冬)处处有之,……凡易得之草,人多不肯为之,要求难得者,贵远贱近,庸人之情也。"

"佳人染得指头丹"——凤仙花

"金凤花开色更鲜,佳人染得指头丹。"这是元末明初文学家、书法家杨维桢(1296—1370)《美人红指甲》中的诗句。

将指(趾)甲染色,是不少女士的爱好,唐代诗人张祜《弹筝》的"十指纤纤玉笋红"诗句,就是对弹奏古筝女子的染红指甲手指的美妙形容。所引诗句虽是一千三百年前唐代之事,但女士将指甲染红的民俗,其年代肯定早得多。

中国古人用于染红指甲的颜料,通常是红凤仙花瓣或叶子,它另有金凤花、指甲草、指甲花、灯盏花、吉吉草等别名。凤仙花和金凤花之所以有"凤"字,明代进士王象晋(1561—1653)《群芳谱》解释说:"其花头、翅、尾、足,俱翘然如凤状,故又名金凤。"但是,南宋宋光宗在位期间,因皇后姓名为李凤娘,须"避讳",禁止其他任何人、任何事物用"凤"字,凤仙花和金凤花也因此都不可以用"凤"字,所以另取名为"好女儿花"。

取凤仙花染指甲,南宋文学家周密(1232—1298)《癸辛杂识·金凤染甲》有详细介绍:"凤仙花红者,用杵捣碎,入明矾少许在内,先洗净指甲,然后以此敷甲上,用片帛缠定过夜。初染色淡,连染三、五次,其色若胭脂,洗涤不去,可经旬,直至退甲,方渐去之。"据研究者报导,红凤仙花瓣中含红色有机染色物质,用明矾作媒染剂,是因明矾为硫酸钾和硫酸铝的复合盐,经水解生成糊状胶质氢氧化铝，能使凤仙花瓣中的红色素较牢固地附着于指甲上。中国古人取凤仙花染指甲，用明矾作媒染剂所起作用，是只知其然，不知其所以然。虽然对明矾所起作用的机理不知晓，但其经验很可贵。

凤仙花为凤仙花科一年生草本植物，原产印度，中国也是凤仙花的原产地。凤仙花对土壤的适应性强，种子落地后很容易自然生长，古时权贵们视之为贱草。凤仙花有粉红、大红、紫、黄、白等颜色，花朵凋谢后结成的小果实，稍予碰触迅即裂开，果实内的种子急速进射出，所以有"急性子"之称。

中国古人不仅利用凤仙花染指（趾）甲，还把它作药用，中药学载述有祛风、活血、消肿、止痛作用。鲜凤仙花瓣捣烂外敷皮肤肿痛处，有助消肿缓解疼痛。中国古人还利用凤仙花的种子于生活中：对牛肉之类不易煮酥烂的食物，取若干粒凤仙花种子与之同煮，能缩短牛肉煮烂时间。《本草纲目》记载："庖人烹鱼肉硬者，投（急性子）数粒即易软烂，是其验也。"

据现代科研报道，凤仙花瓣的成分，主要是花色贰数种——矢车菊素、飞燕草素、锦葵花素等，还有槲皮素、山萘酚、香豆素等，它们具有不同程度抗氧化、抗过敏、抗菌、抗凝血等作用，但孕妇忌食凤仙花。

"此花无日不春风"——月季花

"只道花无十日红，此花无日不春风。"这是南宋杨万里所写《腊前月季》的开头两诗句，此诗标题和第二句，短短十一个字，即表明了诗作者对"腊月"（农历十二月）前绽开的月季花之高度赞赏！北宋韩琦所写《月季》也对四季常开的月季花赞赏不已："牡丹殊绝萎春风，篱菊萧疏怨晚丛，何似此花荣艳足，四时长放浅深红。"实际上，中国历来喜爱月季花而赋诗作词的人士不胜枚举！

中华大地是月季花的主要发源地，文献记载，中国古人栽种月季花的历史，少说也有两千年了，汉代宫廷的御花园栽种的花卉，就有月季花。月季花有着多种名称：月月红、月月花、月月开、四季花、长春花、斗雪红、月季、胜春，等等。据《花卉鉴赏词典》载述，1789 年，中国有四个名种月季花：朱红、中国粉、香水、中国黄，经印度传到欧洲，被称为 Chinese Rose、China Roses 等。长时期以来，中国月季花，经许多国家和地区的园艺师们与栽种者不断改良品种、精心栽培，繁殖出品种繁多的月季花，据说全球已达万种之多！月季花艳丽、芳香、花期长，有着较高观赏价值，被评为中国十大名花之一，有"花中皇后"之誉！

根据植物学知识，月季花为常绿、半常绿低矮灌木，与玫瑰花同属蔷薇科。其区别要点：月季花的叶子大而稀疏、两面有光泽、无毛，四季开花、花朵较大、花茎上的刺也较大而稀疏，果实圆球状等。玫瑰花的叶子小而密集、两面无光泽、有毛，春夏开花、花朵较小、花茎上的刺较小而密，果实扁圆球状。

月季花可以在大地上栽种或盆栽，它适应性强，抗旱，耐寒。中国古人栽种月季花主要供观赏，可栽成花坛，装饰成花篮，栽种为花篱。中国古人还逐渐认知，内服新鲜的（或干燥的）初开月季花（或花苞）煎汁，对人体有活血消肿功效，可用于治疗月经失调与痛经等。把新鲜月季花捣烂外敷皮肤红肿疼痛局部，有消肿减痛作用。

现代学者对月季花所含成分的提取，因所采用的提取剂与工艺不同，报道的结果不尽一致。新鲜月季花主要含蛋白质、碳水化合物、脂肪、硫胺素、核黄素、黄酮类物质、色素、钙、铁、挥发性芳香物质等。芳香物质主要为香茅醇、橙花醇、丁香油酚、芳樟醇等。月季花干燥后，会失去不少挥发性芳香物质。

据近年报道，月季花制剂内服有抗氧化、降低血小板凝集作用，外用有消肿减痛、抑制某些真菌、皮肤美容等作用。连续在同一局部肌肉注射，经一段时日后，该注射处皮下肌肉，可能形成硬结。有介绍说：用新鲜月季花糊剂外敷局部，每次一小时，每天二至三次，三天一疗程，能逐渐消除硬结。此外，月季花能吸收空气中的硫化氢、苯酚等有害气体，有助于净化月季花周围空气。

在日常生活中，月季花可以泡茶，可与其他食物搭配做菜或点心。还有，月季花可供提取色素和香精。

最后需提及，月季花供煎汁药用的剂量，据报道鲜品每日9—15克，干品每日3—6克。食用月季花过量，可能引起腹痛、大便溏薄、腹泻等。妇女妊娠与哺乳期间禁忌食月季花。

一卉能熏一室香——茉莉花

"一卉能熏一室香",是南宋诗人刘克庄《茉莉》四句诗中的首句,"一卉",正如标题所示为茉莉花。茉莉花以雅致美丽花朵与隽永宜人幽香,早已广受世人喜爱,长时期以来,人们传唱经久不衰的民歌《好一朵美丽的茉莉花》,正是大众由衷喜爱茉莉花的真切反映!

茉莉花的发源地,主要为古波斯(后来的伊朗)和古印度。茉莉花与创立于古印度的佛教,有着密切关联,佛教寺庙的庭院栽有茉莉花,佛堂与禅房里放置茉莉花,还有表示茉莉花的图案以及装饰等。

约在两千年前的西汉末年至东汉初年期间,印度佛教及与其密切相关的茉莉花种传入中华。中华文献上出现的末利、茉莉、末丽、抹利、抹厉、没利等名称,都是源于古印度梵文为"mallika"的汉语音译。而"耶悉茗"则是源于古波斯语"yasamin"的汉语音译。英语的茉莉名称"jasmine"或"jasmin",都是衍生于波斯的"yasamin"。

生活于三世纪中期至四世纪初的晋代植物学家嵇含,在所撰《南方草木状》载述:"耶悉茗、末利花,皆胡人自西国移植于南海,南人怜其芳香,竞植之。"所谓"胡人",泛指外国人。"南海"与"南人",指广东一带南方地区与居民。引文中的"怜"字,含义为"爱好"。《南方草木状》同时写到"耶悉茗"和"末利花"，据此推想：古波斯和古印度茉莉花的不同品种，可能在相近时期传入中华。

茉莉花种传入中华后，既被佛教徒栽种于佛寺庭院及放置于禅房等处，也被居民栽种，除了供观赏怡神，人们还摘取其芳香花朵用于日常生活中的多个方面。刘克庄《茉莉》四句诗的末尾一句为"自折琼枝置枕旁"。所写置于枕旁的"琼枝"即是茉莉花。自古以来，人们不仅把茉莉花放置枕旁，还把它插于发鬟，南宋诗人王镃《茉莉》中的诗句"醉折一枝簪鬟睡，晓来印却枕痕香"，即是生动写照。

南宋时，定都于临安（后称杭州），在炎热暑天期间，宫廷特在殿堂前的庭院中摆放茉莉、素馨等香花数百盆，用鼓风装置将其芳香吹入殿堂内，以减轻对炎热的感受。对此，南宋文学家周密《乾淳岁时记》写到："禁中避暑，多御复古、选德等殿及翠寒堂纳凉，置茉莉、素馨等数百盆于广庭，鼓以风轮，清芬满殿。"茉莉花的独特芳香，在炎热暑天竟能产生微妙的清凉作用！

自古以来，中国有些文人特用高雅的茉莉花赋诗，隐喻或昭示作者自身的心境或情操。例如南宋状元、文学家王十朋所写《又觅没利花》："没利名嘉花亦嘉，远从佛国到中华。老来耻逐蝇头利，故向禅房觅此花。"

茉莉花对人们生活中的裨益，突出之实例莫过于茉莉花茶。中国古人在饮茶过程中，体验到茶叶有吸附其他气味的性能，将茶叶（主要是绿茶）与茉莉花恰当搭配加工，制成的茉莉花茶，别有一番风味和功用。

　　茉莉花茶，又称茉莉香片，文献记载在南宋时茉莉花茶已很盛行，它既是高雅休闲饮品，又兼有保健疗病作用。根据现代科研，茉莉花的成分因产地和品种之不同而不尽一致，主要含芳樟醇、苯甲酸等芳香性挥发油，还有不同含量的吲哚、糖类、蛋白质等。适当饮茉莉花茶，有助消除口臭、预防蛀牙、减少胃肠胀气、利尿、提神、安定情绪、降血脂、延缓细胞老化等。饮茉莉花茶对人体虽然有诸多益处，但缺铁性贫血者、经期或怀孕期和哺乳期妇女，不宜饮茉莉花茶。易失眠者在就寝前也不宜饮茉莉花茶。

酿啤奇花——啤酒花

继茶、咖啡、可可之后，啤酒被称为世界第四大饮料。啤酒的"啤"字，是依德文大麦酒的读音而造出的新字。人类酿制啤酒历史久远，起初颇长时期里未采用啤酒花，酿出的酒汁混浊，也不带苦味。后来，加进啤酒花酿造的啤酒，汁液淡黄透明，呈现芳香清醇略带苦味的特有效果。

啤酒花是一种古老植物的花，原植物最初生长于欧洲及西亚地区。中国新疆北部也有野生者。啤酒花不是原始之名，其英文名称为"hops"或"hop"，别名蛇麻花、酒花、野酒花，后来因被用于酿造啤酒，所以称为啤酒花。

蛇麻花属大麻科，为多年生缠绕草本，它逆时针方向攀援于树干、树枝上，生长延伸快速，总长度能达五至八米，过去就曾有"魔鬼树"之称。公元十一至十二世纪，斯拉夫人和日耳曼人在用大麦酿酒过程中，加进适量的蛇麻花，结果酿出的酒，清香而略带苦味，所以蛇麻花又被人们称为"啤酒的灵魂"。公元1516年4月23日，巴伐利亚公爵威廉四世提出"啤酒纯度法"，规定制造啤酒只能用四种物质：大麦芽、啤酒花、酵母、水。此规定对后世人们酿造啤酒影响深远。

啤酒花因含有约1%挥发性芳香油，故而使啤酒呈现清香；含有约4%苦味素而使啤酒略带苦味；含有约13%的单宁，既能清除大麦发酵过程中的乳酸菌，又能与啤酒原料中的蛋白质结合产生沉淀，过滤后，啤酒清澈透明。

啤酒花不仅在酿造啤酒过程中有上述功用，近年来有学者研究发现，啤酒花还在诸多方面对人体产生保健作用。啤酒花的苦味成分为阿尔法酸，它对预防糖尿病并发症有助益。啤酒花多酚能与胃幽门螺旋杆菌毒素结合，使它失去附着于胃壁的作用，从而减少胃溃疡发生。啤酒花含有一种黄腐醇，是类黄酮物质，能抑制前列腺表面细胞某种不正常蛋白质的形成，有助于预防前列腺癌。啤酒花原植物的圆锥形球果，含丰富的挥发性精油，有镇静、催眠作用，并且具有抗癌活性。此外，啤酒花还有健胃和利尿作用。近年来，日本研究者发现，食用单纯啤酒花，对某些花粉引起的过敏症状，有一定缓解作用，但是喝啤酒则无此效果。可见，用啤酒花酿造啤酒，虽然对人体能产生某些保健作用，但是经历酿造过程后，啤酒花的某些保健作用却降低甚至消失了，因此，饮用啤酒应合适恰当，以葆健康。

（原载 2008 年 7 月 21 日《新民晚报》）

牛与医药

　　"乙丑"已届，"牛年"光临。牛和人类的关系诚密切矣，举凡人类的衣、食、住、行，可以说都有牛的汗马功劳。牛的全身各部分，对人类健康都有所贡献。

　　牛乳对人体营养的价值是众所周知的。孙思邈在《千金翼方》中指出："牛乳性平，补血脉……令人身体康强润泽，面目光悦"，认为是"胜肉远矣"的食疗佳品。

　　牛肉有"消水肿，除湿气，补虚，令人强筋骨、壮健"之作用，在唐代《本草拾遗》中已明确记述。牛肝的补肝、治雀盲（夜盲）的功效，在一千多年前，中医即已确信无疑。

　　牛肾对老年体衰、阳萎乏气者很有补益。《太平圣惠方》介绍用于医治"五劳七伤"与阳萎气乏的"牛肾粥"，为牛肾、阳起石、粳米和葱白所煮成。

　　中药方剂中常用的"牛黄"，是牛的胆结石，具有清心、化痰、利胆、镇惊作用，常用于医治热病神志昏迷、谵语、癫痫发狂、小儿惊风抽搐以及牙疳、喉肿、口舌发炎、疔毒等。著名的"安宫牛黄丸"，正是以牛黄为主药制成。

　　牛的牙齿、骨骼、骨髓、胞衣，均可做药用。宋代《圣济总录》的"牛齿散"，是用牛齿与鸡蛋壳烧研为散，加腻粉生油调成糊状，涂于持久不愈溃疡处，可促使愈合。牛骨烧灰研服，能医治某些出血及水泻。牛髓可用于治虚痨、羸瘦、泄痢、精血亏损、跌扑损伤、手足皲裂等。牛胞衣烧存性研细，可用于搽久治不愈合的伤口。

牛角，在中医学里也是大有用武之地，它是古代中医角法的主要用具，借助它，拔火罐治疗得以施行。

此外，中国民间很早就利用牛来急救溺水者，其法为急速将溺水者横向俯卧于牛背上，医者牵牛徐徐行走，不久，灌入溺水者体内之水即能从口中与其他孔窍排出。近代《急救便览》"救自溺"中所写的"灭顶存亡瞬息争，横陈牛背且徐行，水流气转姜汤暖，若近洪炉变又生"的诗句，正是利用牛急救溺水者的实际写照。

二十世纪初，西医学家在研制白喉抗毒素过程中，曾一度借助于牛血清。因此，人类在防治白喉的斗争中，也有一份牛的历史功绩。

1980年，世界卫生组织宣布，人类在地球上基本消灭了天花，其中，牛痘所立下的不朽功勋，则是不言而喻的了。

（原载《福建卫生报》1985年2月10日。1985年为农历乙丑"牛年"。）

古人藏冰与用冰

冰之于人类，用途甚多。人类在发明人工制冰之前，是利用天然冰，就中国历史而言，早在距今两千余年之前，已有取用天然冰的记述。

《诗经》是反映周代初期至春秋中叶时期人民生活与事物的诗歌总集，有"二之日凿冰冲冲，三之日纳于凌阴"的诗句。据解释，"二之日"是指每年农历十二月，"三之日"是指农历正月。因上述期间气候严寒，所结之冰坚厚。"凿冰冲冲"，是形容凿冰敲击时的响声。凿取到的冰块，运藏在"凌阴"（冰室）之内，以便来年春、夏期间（尤其是炎夏酷暑时）利用。

古人凿取天然冰块储藏备用，当然是帝王、贵族等更有条件办到。《周礼·天官》记载："凌人，掌冰。正岁，十有二月，令斩冰，三其凌。"所谓"凌"，释义之一是冰，"凌人"是周代宫廷任命专门掌管取冰、藏冰与用冰事务的官员。每年农历十二月和"正岁"（正月），在"凌人"监管下，凿冰者（当时多是奴隶）被带往深山溪谷结冰处或江、河的冰面上凿取冰块。由于冰块在储存过程中会逐渐融化，所以凿取冰块须"三其凌"（三倍）于所需之量。为使冰块不易融化，朝廷还规定每块冰须达到一定大小和厚度，《唐六典》记载："每岁藏（冰）一千段（块）方三尺，厚一尺五寸。"

凿冰之劳作,极为艰辛,虽是在严寒季节、并且处于冷冽之地,凿取冰块者也会因耗费巨大体力而劳累得满身大汗淋漓。唐代诗人韦应物(约737—约791)的《夏冰歌》,就曾深表同情地写到:"当念阑干凿者苦,腊月深井汗如雨。"

宫廷冰室、冰窖每年冬季储藏之冰块,到翌年春天来临准备取出利用之时,须首先举行启用藏冰的祭祀仪式,由天子主祭(《礼记·月令》:"仲春之月……天子乃鲜[献]羔开冰。")举行"开冰"祭祀仪式之后,从藏冰处取出的冰块,主要用于宫廷王室之食物防腐和饮品冷冻("冻饮"),另也在炎夏时赏赐给臣子和诸侯等("颁冰")。《周礼》记载:"春,始治鉴,夏颁冰掌事,秋刷。"汉代注释家郑玄说,鉴"大口,以盛冰,置食物以御温气"。

古代用于盛水或盛冰的"鉴",历年来很多地方出土了相当多不同大小的实物,在不少博物馆和个人多有收藏。然而,古代皇家藏冰的冰窖、冰室,后世罕见。不过,在2003年至2005年间,考古工作者发掘西安市汉代长安城长乐宫五号遗址,发现了汉代皇家藏冰的"凌室"遗址,经勘测其围墙,比通常的屋墙厚,用意是使藏冰不易融化。

《周礼》所载藏冰处的"秋刷",郑玄解释为:秋凉,冰不用,可以清除,至十二月更纳新冰。至于"颁冰",起初是宫廷在夏天把冰块赏赐给少数大臣、高官、王族,后来逐渐也颁赐给一些贵人和有名望者。因此,有的名人在患病时也渴望获得朝廷"颁冰",唐代诗人杜甫(712—770)就曾写有此种心情的诗句:"衰年正苦病侵凌,首夏何须气郁蒸;大水淼茫炎海接,奇峰硉兀火

云升；思霈道暍黄梅雨，敢望宫恩玉井冰；不是尚书期不顾，山阴野雪兴难乘。"（《多病执热奉怀李尚书》）

唐代起，不仅朝廷"颁冰"较前扩大，民间取用天然冰者也渐兴起，通常是制备夏天消暑解渴的冷冻食品，诸如冷冻绿豆汤、冷冻酸梅汤、冷冻水果等。到宋代时，京城夏天的冷冻食品更是空前盛行，有"雪泡梅花酒"等多种冷冻食品。不仅个别家庭自制食用，有的人家还专门制作冷冻食品出售，赚钱养家。宋代杨万里（1127—1206）《荔枝歌》的诗句"北人冰雪作生涯，冰雪一窖活一家"，"帝城六月日卓午，市人如炊汗如雨。卖冰一声隔水来，行人未吃心眼开"，正是当时一些实况之写照。

明代，暑天期间京城的冷冻食品依然风行于市。明人刘侗、于奕正《帝京景物略》述及，出售冷冻食品的小商，手持两个铜盏相互撞击，发出"嗑嗑声"，串街走巷地招徕顾客购买。

中国南方地区，冬季结冰难以坚厚，明代万历年间进士朱国桢（1558—1632）的《涌幢小品》，记述了增加结冰厚度的办法："南方冰薄，难以久藏，用盐洒冰上，一层盐，一层冰，结成一块，厚与北方等。次年开用，味略咸，可以解暑愈病。"

中国古人对于冰的利用，还值得提及的是把它用于尸体防腐和某些病症治疗。《周礼·天官》记载："大丧，共夷槃冰。"所谓"大丧"，主要是指皇帝、皇后、太子的丧事，后来也指父母、长辈等丧事。逝者的遗体停放在灵堂内供人们祭奠吊唁期间，把冰块放置于陈放遗体的器物"夷槃"之内，以防止尸体在短时间里腐臭，可以减少疫病传播。

古人把冰用于医疗，主要是辅助高热患者降低体温。明代李时珍《本草纲目》记载："热盛昏迷者，以冰一块置于膻中，良。"此种用冰块敷于穴位或某处部位的降温法，与现代医学之对发热患者，用冰袋外敷额部或其他部位，以获得物理降温的效果，基本相似。

此外，取冰块防蝇也有一定作用。唐代诗人李贺（790—816）《出城别张又新酬李汉》诗句："开贯泻蛱母，买冰防夏蝇"，就述及此事。冰之用途，诚然广矣。

（原载《医药文化随笔》"新增订版"，上海古籍出版社 2010 年出版。）

中国古人的旅行卫生

现代人们的业余生活中，旅游已日益成为很多人所喜爱的一项活动。旅行必须讲究卫生，以保持和增进身体健康与精神愉快，中国古人在这方面有过不少宝贵的认识和经验。

晋代，葛洪的《肘后救卒方》，堪称为中国古代一部重要的各科"急救手册"，记载了不少简便易行、卓有疗效的急救治法。例如对突然昏迷者的抢救，介绍用指甲掐"人中"穴位促其苏醒的方法，这无疑十分适于旅途中随时随地之急需。该书还载有"治百病备急丸散膏诸要方"，采用雄黄、朱砂、当归、椒、乌头、苦酒及猪脂等制成"五毒神膏"，说"夜行及病冒雾露皆以涂人身中，佳"。

旅行途中，有人难免会发生胃肠道不适或外伤、皮肤感染等，对此应事先有所防备。唐代医家孙思邈在《备急千金要方》里提出："凡人居家及远行，随身常有熟艾一升，备急丸……生肌药、甘湿药、疗肿药、水银、大黄、芒硝、甘草、干姜、桂心、蜀椒……，此等常不可缺少，及一、两卷《百一备急药方》，并带避毒蛇、蜂蝎毒药随身也。"孙思邈对旅行者的卫生保健，既提出旅行中应带的必备药，同时还要求携带急症治疗的参考书，考虑相当周到。

宋代医家张杲在其《医说》中引《集验方》所载："每欲出时，用雄黄一桐子大，火上烧烟起以熏脚绷、草履之类及袍袖间，即百毒不敢侵害……。"古代的道路与交通等条件，当然都比现今差得多，路途杂草丛生，害虫甚多，而旅行者往往是穿着草鞋徒步跋涉。事前用雄黄这类具有杀虫作用的药物烟熏草鞋、裤脚、袖口等，确实能够取得一定的防虫消毒效果。

为了提高旅行者在旅途中身体抵抗力，中国古人提出了预服有关药物的办法。李时珍特别赞赏生姜和大蒜在旅行中的防病、抗病作用，他在《本草纲目》中写到："凡早行山行，宜含（生姜）一块，不犯雾露清湿之气，及山岚不正之邪。"他还引述前人的经验说："胡蒜……味久不变，可以资生，可以致远。……携之旅途，则炎风瘴雨不能加，食渴腊毒不能害，夏月食之解暑气。"明代大旅行家徐霞客在旅行途中，有时感受风寒致使身体不适，往往饮服姜汤即能消除这类小恙，这在他的《游记》中可以找到一些实例。现代科学证明，生姜和大蒜的确具有杀菌解毒、去湿消食、防病抗病等多种功效，旅行者适当食用，很有裨益。人们乘车、乘船旅行，有人可能发生晕车、晕船等不适反应，古人称之为"注车""注船"，早在《肘后救卒方》里就记述了其症状与治法。

为提醒旅行者预防"水土不服"和其他应注意之点，清代养生学家石成金在所撰《长生秘诀》中写有"行旅调摄"专节，对旅途中的衣食住行各方面作了更为详细的记述。例如："凡出外旅邸，到他乡别处，先买豆腐青菜吃过，则无不服水土泄泻之病。"又如，为了尽可能使身体抵抗力在旅途中不被削弱，"凡出处，清晨须吃饱饭食，不可空心行路，免致感冒风邪。若是舟旅，饮食早吃不便，可带六味地黄丸，不论春夏秋冬，滚水服下三四钱，治事最妙。如无地黄丸，即单是熟地黄亦可"。旅行时，若"天久阴雨，或入客馆，及久无人住之处，地土潮湿，或跋涉雨途，衣裳被褥潮渗，俱用苍术烧烟熏之，以避霉渗臭恶之气"。若是"大冻寒月，或骑驴马，或步雨雪之途，两足冻冷麻木"，到达住宿处后，"先用温火烘热，以手揉擦，令血脉回阳，再用热汤洗之"。

如上所述，表明中国历代有关旅行卫生的论述与做法，不仅在当时有着实际价值，即使在今天，其中不少仍然具有参考意义。

中国古人散步

散步，是人们所熟悉的一种活动方式，其运动量和缓匀宜，对人体能起到活跃血液循环，促进新陈代谢，调整神经、呼吸、消化、排泄机能，以及改善骨骼强度、提升肌肉耐力等诸多作用，有助于增强体质和抗病能力。

中国古人有"竹从叶上枯，人从脚上老"及"人老足先衰"的谚语，并且深信"腿勤人长寿"的论点。散步则是适合于很多人"腿勤"的运动。两千多年前，《黄帝内经》曾倡导人们以散步作为养生的一项措施，《素问·四气调神大论》载述了"夜卧早起，广步于庭"的做法。唐代名医孙思邈主张人们根据不同季节和各人具体情况进行适宜的散步，他在《千金翼方·退居》中述及散步的具体要求："四时气候和畅之日，量其时节寒温，出门行三里、二里，及三百、二百步为佳。量力行，但勿令气乏、气喘而已。"

明代医家李梴在《医学入门》一书中，特别指出有些人整天坐着而不舒展活动身体的弊害，精辟地写到："终日屹屹端坐，最是生病，人徒知久立、久行之伤人，而不知久卧、久坐之尤伤人也。"

清代医家袁昌龄强调，日常生活中应持之以恒地手常屈伸、足常步行动，以维护手臂和手指及大、小腿和足趾的功能，他在《养生三要·卫生精义》内写到："养臂指者，常屈伸；养股趾者，常步履。"清代另一养生家曹庭栋的《养生随笔》（又名《老老恒言》）记述："散步者，散而不拘之谓，且行且立，且立且行，须得一种闲暇自然之志。"他高度评价散步对人体改善下肢耐力和养神安眠的功效，指出"步主筋，步则筋舒而四肢健"；在平日"散步以养神"，睡前"绕室行千步，始就枕"，如此则可从动中求静，有助于入睡和安眠。而在室内散步，避免了因刮风或雨雪天在室外散步的不利因素，对老年人、体弱及慢性疾病者尤为合适。

由于散步可以因人、因需、因时、因地灵活进行，所以它对各方面人士都适合。唐代韦应物所写的"怀君属秋夜，散步咏凉天"，宋代陆游的"散步持书卷，闲眠枕药囊"之诗句，反映了两位诗人彼时彼刻散步之不同环境和心情。这表明，散步除对人们有身体的保健作用外，还有调适心理的作用。

中国古人论烟害

吸烟，无论是主动或是因他人吸烟而被动吸入，对男女老幼的健康与生命之危害，自二十世纪五十年代以来，已被越来越多的科学证据所证明。而且，随着对烟害的深入追究，如今已认识到它对孕妇与胎儿的祸害尤为严重。因此，联合国世界卫生组织已多次举行"世界无烟日"活动，大力劝导吸烟者少吸烟乃至戒烟。

在中国，吸烟成为人们一种癖好，大约始于明代万历年间外国烟草传入中国之后；而中国人民对吸烟的危害，则在三百多年前始逐渐察觉。清代汪昂是较早记述吸烟危害的医家，他在公元1694年刊行的《本草备要》一书中，指出吸烟"火气熏灼，耗血损年，人自不觉耳"。

1739年，吴澄在所著《不居集》内，专门写有《烟论》一节，深为感慨地指出："今时之烟，为患更甚于酒。酒虽沉湎，不能携瓶随身啜饮不歇，而烟则终日熏灼，无分昼夜，无论富贵贫贱，男妇老幼，皆有烟具随身，频频喷吸。"并且深刻地写到："若无病之人频频熏灼，津涸液枯，暗损天年，亦相习成风，举世皆然，殊不觉耳。"故大力劝告："虚损之人，最宜戒此。"

1757年刊行的吴仪洛医著《本草从新》，把烟草归于毒草类，说它"火气熏灼，最烁肺阴，令人患喉风咽痛、嗽血、失音之症甚多，未必不由嗜烟所致"，并郑重地提出"卫生者宜远之"的可贵忠告。

1773 年，曹庭栋《老老恒言》说，烟草"味辛性燥，熏灼耗精液，……一入心窍，便昏昏如醉矣，……笃嗜者，甚至舌苔黄黑，饮食少味"等损害身体的后果。

十八世纪，赵学敏在《本草纲目拾遗》中，最早详载了他亲眼目睹因吸烟而导致慢性支气管炎患者的实例："友人张寿庄，己酉（1789）与予同馆临安，每晨起，见其咳吐浓痰遍地，年余迄未愈，以为痰火老疾，非药石所能疗。一日忽不食烟，如是一月，晨亦不咳，终日亦无痰唾，精神顿健，且饮食倍增，啖饭如汤沃雪，食饱后，少顷即易饥。予乃悟向之痰咳，悉烟之害也，耗肺损血，世多阴受其祸而不觉。因笔于此，以告知医者。"他在书中归纳吸烟造成多方面之危害为：伤气、伤神、损血、损容、耗肺、折寿，诚然符合实际情况。

现今，人们对烟害的认识虽然比古代全面而深刻得多，然而，全世界的"烟民"却仍然多得不可胜数，烟害也仍然严重地威胁着人类的健康和生命。劝阻吸烟，消除烟害，确实还需全世界人民的不懈努力！

中国古人谈狂犬病

　　狗是最早被人类驯化的动物，是中国古人所称的"六畜"之一。狗效劳于人类的事项甚多，如警犬、猎犬、牧羊犬、导盲犬、救生犬、挽曳犬、玩赏犬等。但是，倘若狗罹患了狂犬病，那就变成了有害的动物，有可能把狂犬病传染给人。

　　狂犬病是一种很古老的传染病，患有狂犬病的狗、猫、狼、狐等都是传播媒介，其中主要是疯狗。中国古人所称的瘈狗、猘狗、癫狗，都是指疯狗。据《左传》记载，襄公十七年（公元前556年）"国人逐瘈狗"，表明当时狂犬病在一些地区颇为严重，以至于兴师动众地追捕疯狗。

　　中国古人很早认识到，被疯狗咬伤之后，狂犬病的发作有长短不一的潜伏期。四世纪时，晋代葛洪《肘后救卒方》说："凡猘犬咬人，七日一发……要过百日，乃为大免。"十九世纪八十年代，法国微生物学家巴斯德经过动物实验，发现狂犬病的潜伏期最短者为七天。相距一千六百多年的葛洪和巴斯德，两人对狂犬病潜伏期的认识基本一致，真可谓"不谋而合"。

　　七世纪时，孙思邈也谈论了狂犬病，他也认为其潜伏期可长达百日之久，他在《备急千金要方》里特别着重指出：被疯狗所咬，经若干日子之后，伤口虽愈合，疼痛虽消失，但并不一定是解除了发生狂犬病的危险，病人很可能还处于潜伏期，一旦症状爆发，则"大祸即至，死在旦夕"。所以中国古人和中医强调，若被疯狗咬伤，须尽快用净水冲洗伤口并到医院采取进一步措施，尽可能消除狂犬病的危险。

现代医学确证，狂犬病是由狂犬病毒引起。狂犬病毒存在于患狂犬病的疯狗和其他动物以及狂犬病病人的唾液与神经组织中，狂犬病毒经伤口侵入人体后，沿周围传入神经侵犯中枢神经系统，引起发病。随后，狂犬病毒沿传出神经进入唾液腺而出现于唾液之中。所以，现代医学也特别强调，人若被狗咬伤，不论是疯狗或外表还看不出病态的狗，都必须火速用大量清水彻底冲洗伤口，尽快把沾污于伤口的狗的唾液冲洗清除，并到医院采取进一步预防措施。

被疯狗咬伤，从感染狂犬病毒到出现症状，现代医学确认其潜伏期大约为十天到一年或更长，大多数是四至八周。

狂犬病的死亡率极高，其症状的主要特征是：患者极度敏感、躁动、恐惧、怕水、怕风。若饮水则迅即发生咽喉痉挛，甚至仅仅听到流水声、滴水声或微风轻拂，都会引发患者咽喉痉挛乃至全身痉挛。病程的最后为精神错乱，全身麻痹，呼吸与心力衰竭致死。清代许梿在《洗冤录详义》中说：凡被癫狗咬者，遇风畏缩。欲辨病症是否？先以蒲扇向病人扇之，如见风战栗，即是中毒明证。这确实抓住了诊断狂犬病极为特殊的要点。

巴累和西医外科革新

　　巴累（A. Paré，1510—1590）是十六世纪法国杰出的外科医生，也是文艺复兴时代的医学革新者之一。他父亲是乡村理发师，巴累的童年和少年时代在农村中度过。他青年时期到巴黎的理发店当学徒，在那里学习了一些小外科技术。

　　欧洲中世纪时，外科医生不能同内科医生享受同等待遇，有的还深受歧视。那时候，巴黎医业被严格地分为三个等级：第一种是内科医师，他们自认为是医业中的出类拔萃者，并且控制着医业，其中多数人只是高谈阔论，却不认真进行临床观察，在治疗上几乎是千篇一律地采用传统的泻下、灌肠、放血等方法。第二种是外科医生，他们可以加入外科医生联合会，穿长衫，一般操作膀胱结石取出术和应用药膏或烧灼的方法治疗脓肿和创伤。最后一种是理发店中的"小外科"医生，穿短衣，他们除了理发业务外，还负责放血术、吸角术、包扎创伤和其他一些小手术。虽然他们能解决实际问题，但在当时却深受歧视。

　　巴累在理发店做了三年学徒后，进入巴黎最大的市立医院当外科包扎员。在那里，他进一步学习了包扎创伤、安置夹板治疗骨折以及施行下肢截除术等技术，通过学习与临床实践，使他获得了较多外科经验和解剖学知识。

　　1536 年，巴累到军队当军医，那时的军队外科，认为枪弹伤口是有毒的，因此沿用以沸油浇灌伤口或烙铁烧灼伤口的传统治法，在发明麻醉术之前，这种治法使伤员疼痛不堪，并对伤口增加了伤害。巴累任军医期间，有一次因沸油供应中断，只得另想办法治疗枪伤。他将蛋黄、玫瑰油与松节油混和后涂敷于创口，然后用布包扎好。当夜，他一直没有睡好，生怕由于没有用沸油浇灌伤口而使伤员发生中毒死去。次日清早，他迫不及待地去查看病人的伤口，使他喜出望外的是那些伤员睡眠和精神都很好，伤口没有像以往用沸油浇灌后那种程度的肿胀，疼痛也不厉害。从此，他决心不再用那种类似惩罚式的沸油浇灌枪伤伤口的治法。1541 年巴累回到巴黎后，他的老师鼓励他把这项经验介绍出来。1545 年他用法文写了《论枪伤的治疗法》，这是他写的第一本书。巴累改革的创伤治疗法确较旧法为佳，所以两年后这本著作被译成了德文，几年后，被列为法、德、意、西班牙等国的军队外科手册。

1552 年巴累再度担任军医，他的熟练外科技术引起了国王亨利二世（1519—1559）的注意，他很快被任命为国王的外科侍医，这使当时深受歧视的外科医生之地位大为提高。1564 年他用法文发表了《外科学教程》一书，其中叙述了手术时结扎血管止血法的优点。1575 年出版了 945 页的论文集，以后曾再版多次。

近代外科学，固然是从十九世纪发明了麻醉法和消毒法之后才有显著发展，巴累由于时代条件限制尚不能采用这些技术，但是他敢于打破不合理的传统旧习惯的医学革新精神，却是值得赞誉，这为以后外科学的进步打下了基础。

巴累是最早较详细阐述"股骨颈"骨折的医师。在人造四肢（义肢）的创造与应用上，他也作出过一定贡献。虽然他并没有发明人造四肢，但他曾设计绘图制造，对以后的工作起了推动作用。此外，在产科方面，巴累对胎儿体位异常的孕妇，主张在产前可用手法恢复正常体位。并且，他还是首先明确提出梅毒是动脉瘤病因的医师之一。

（原载《医药文化随笔》，上海古籍出版社 2001 年出版。2016 年略作修改。）

敲酒桶和叩诊法的发明

医生为了对病人的胸腔、肺、心脏等器官的生理、病理情况有一个初步了解，叩诊法是常被采用的最简便检查方法之一，这种方法由奥地利医学家奥恩布鲁格（L. Auenbrugger，1722—1809）所发明，其发明则是受到敲酒桶听音响的启发而产生的。

奥恩布鲁格生于奥地利格拉兹，其父是旅店老板。奥恩布鲁格青年时期进维也纳医学院习医，1752年毕业，时年三十岁。他毕业后，先到维也纳一所西班牙医院当医生，六年后提升为主任医师，工作四年后离职，在维也纳自行开业行医。

奥恩布鲁格在医疗中，曾对一些死亡病例作过病理解剖，发现有些死于胸部疾病者，胸腔里有大量渗液或脓液，可是在他们病死之前，医生却未能发现，结果失去了治疗的机会，对此，他感到深为遗憾！他想，对于罹患胸部疾病者，在他们就诊时，若能及时测知其胸部状况，无疑有利于改善治疗成效。

后来，奥恩布鲁格想到了自己父亲在旅店中敲酒桶测知桶内酒量的做法。因为其父在旅店里备有一部分桶装酒供旅客不时购饮，为了推测酒桶内还有多少酒，有时候其父不需揭开桶盖查看，只是用手敲拍酒桶，根据敲拍时发出的不同音响，便可推知桶内大致还有多少酒。奥恩布鲁格认为，这个办法也可用来检查测知人体胸腔里的积液。

因此，奥恩布鲁格决定在以后对患者的身体检查中，采用并拢四个手指直接敲拍胸部的叩诊法。在一些病例中，他把叩诊的发现与病理解剖所看到的实况相对照，经过七年临床实际检查，他总结出了胸部不同疾病的叩诊特点，用拉丁文写了《新发明》一书，1761 年在维也纳出版。

奥恩布鲁格的《新发明》出版后，起初并未引起人们重视。他的老师对他的叩诊法未置可否；一位久交的老同学对他的新发明也不感兴趣。但是，他所在医院的临床医学部主任，在试用了叩诊法之后，称赞这是一种有价值的新方法。在这之后，叩诊法逐渐引起了越来越多人的兴趣。曾有法国名医高度评价叩诊法，称之为"照亮胸部疾病的火炬"。

十八世纪末，法国名医高尔维沙（J. N. Corvisart，1755—1821）研究应用奥恩布鲁格的叩诊法后，十分赞赏。1808 年他把奥恩布鲁格的叩诊法著作译成法文出版，并且热情地推荐。奥恩布鲁格的名字随即传播到许多国家的医学界。

在奥恩布鲁格叩诊法的基础上，高尔维沙后来发明了叩诊锤和叩诊板的间接叩诊法。之后，又有人对上述方法加以改进，提出以左手中指紧贴于患者胸壁，右手中指垂直叩击左手中指背部，根据其不同的音响帮助诊断。这种改进后的叩诊法简便实用，所以直至今天仍在各国医学界沿用。

简便实用、历久弥新之医具
——雷奈克发明听诊器二百周年

　　如今，医学上司空见惯的听诊器（早年中文名为"听筒"），最初是法国医学家雷奈克（T. H. Laennec）于公元1816年发明的，至公元2016年，正好是二百周年，兹谨以此短文，以表纪念。

　　1781年，雷奈克生于法国坎普地方普通家庭，他六岁时丧母，八岁到南特，依靠行医的叔父生活，十四岁起开始跟叔父学医，但在1799年至1800年法国发生国内战争时，雷奈克中断学医、一度做过外科医生的助手。

　　1801年，雷奈克到巴黎继续学医，其间，对心脏病特别有研究的法国名医高尔维沙曾做过他的老师。1804年，雷奈克二十三岁，获医学博士学位。不久，他成为名医拜尔（Bayle）的密友，拜尔对肺结核病的专题研究，给雷奈克以很大影响。在此期间，雷奈克还曾一度担任过法国著名外科医生迪披特朗（Dupuytren）的助手。

　　后来，雷奈克受到当时法国解剖学家、生理学家比夏（Bichat）的影响，深被他在病理解剖学上的出色工作所吸引，因而把大部分精力用于此学科之研究，所以，雷奈克的第一篇学术论文是有关病理解剖学方面的课题。而拜尔所写的《肺脏病理学的研究》则成为雷奈克后来研究肺结核病理的出发点。由于不倦地学习与刻苦钻研，雷奈克满三十岁不久，便已经是一位很在行的病理学者，同时又是一位优秀的教师和医生。

1816年，当雷奈克进行临床诊治过程时，他在世界医学史上写下了光辉的篇章——发明并创制了听诊器。

在发明听诊器之前，雷奈克对病人的胸膜与心肺疾病的听诊，是用耳朵直接紧贴于病人的胸部，这种直接听诊法，早在公元前四世纪时，古希腊名医希波克拉底就曾应用和介绍过，据说所听到的胸膜摩擦音颇似皮带摩擦音。1816年，在雷奈克的病房中，住进了一位年轻而肥胖的女病人，雷奈克怀疑这位贵妇患的是心脏病，但碍于贵妇的身份，不能采用耳朵紧贴于病人胸部的直接听诊法来诊断。

之后一天，雷奈克在路上步行时，看到儿童们正在玩一种游戏：一个儿童用别针在木头的一端左右上下划动，另一个儿童用耳朵紧贴于木头另一端听声音。他从这个游戏中得到很大启发，迅速走到医院病房内，临时找了一本硬纸封面的薄书，卷成圆筒状，把圆筒一端放置于病人的心脏部位，把另一端紧贴于自己的耳朵。结果使他大为惊奇！所听到的音响竟比以往用耳朵紧附于胸部的直接听诊更为清晰。这个发明就是听诊器最早的雏型。

接着，雷奈克继续进行思考与试验，终于研制出了世界上第一个正式的听诊器。据载，这个听诊器是用洋杉木制成的圆形空心直管，长三十厘米，圆管直径三厘米，管腔直径五毫米。圆管的中部可分开为两节，以便携带。当时，雷奈克把它称为"探胸器"（stethoscope），其词源来自希腊语"胸腔"（stethos）。由于当时那种圆形直管状的听筒外观颇似笛子，所以曾有人称它为"医者之笛"。

雷奈克把所创制的"探胸器"应用于患者临床检查，在积累了三年实际经验之后，至1819年，他用法文写作出版了《论间接听诊法》一书，除介绍他发明的听诊器之外，还论述了他在三年中应用听诊器检查肺部和心脏所获得的临床资料。其中，有关肺部疾患的内容更为丰富，包括肺炎、肺结核、肺坏疽、肺气肿、肺囊肿、胸膜炎、胸腔渗液、气胸和肺水肿等，他叙述了它们的症状、临床经过和物理检查得到的体征，有些病例还包括尸体解剖的发现。雷奈克所描述的肺部听诊的数种声音，是前人没有听到过或描述过的。而且，他对听诊所发现的各种不同音响分别定出了专门术语，其中部分的内容至今仍在沿用，例如啰音、支气管语音、胸语音等。

雷奈克从事临床治疗、研究和写作，付出了巨大精力，他原本瘦弱的身体，又遭到肺结核病侵犯。因此，他在《论间接听诊法》出版后不久，由巴黎回到家乡疗养近两年，当他的肺结核病有所好转，他再度到巴黎恢复原来的工作，同时准备对自己的医著进行修改和补充。

然而，当他着手修改、补充自己医著之后不久，肺结核病复发，他长期咳嗽和发热，逐渐地又出现气急和腹泻。可是，这并没有改变他修订医著的决心。他在生命的最后时日，写下了自己当时的坚定心情："我知道我的生命处于危险之中，但我希望我将要出版的书，比之于我的生命能更有价值，因此，不论在我的生命中发生何种情况，我的责任就是要完成它。"所以，他虽病魔缠身，健康状况日益恶化，却仍然坚持工作，至1826年上半年，他终于完成了修订、补充自己医著的计划，并且把它重新出版。

随后，他再次回到家乡，可是，就在这年 8 月 13 日，他被病魔夺走了生命！

雷奈克虽然只活了四十五岁，但可以说，他把毕生精力倾注于医学科学之中。他发明的听诊器，将医学诊断学提高到一个崭新水平。现今，临床检查所用的听诊器，在结构上和外观上虽然与雷奈克最早创制的直筒状听诊器迥然不同，但其基本原理仍然一样，而且，在相当长的时期里，产科听取胎音也还在使用直筒状木质听筒。

听诊器的发明虽然比较简单，然而它对全世界的医学诊断之贡献，却是广阔而久远。

（本文原标题为《雷奈克和听诊器》，载于《医药文化随笔》上海古籍出版社 2001 年第一版。2016 年适逢雷奈克发明听诊器二百周年，笔者对第一版略予改动，并改为现标题以表纪念。）

詹纳和牛痘接种术

十八世纪以前的若干世纪中，天花几乎连绵不断地在世界各地流行着。在欧洲，流行尤为猖獗，死亡率很高。为了对付这种严重的传染病，人们曾经探索过一些方法. 但是直到牛痘接种术发明后，人类才获得了征服天花的有力武器。这项伟大的发明，主要应归功于英国的乡村医生詹纳。

詹纳（E. Jenner, 1749—1823）出生于英国伯克利，在童年时代便失去了父母，由哥哥抚养长大。他十三岁小学毕业后，被送到布里斯托尔附近的开业医生鲁德罗的诊所里当学徒，在那里度过了七年时光。那时，布里斯托尔附近流行天花，但当地民间却流传着"得过牛痘的人不会再得天花"的说法，而一般医生对这种传说并不予以重视。有一天，鲁德罗诊所里来了一位女患者，诉说身体有些不舒服，鲁德罗认为她患天花，但患者立刻断然否认，并且说自己"已得过牛痘，不会再患天花"，不久，她果然完全恢复了健康。这件事给詹纳留下了很深刻的印象。

1770 年，詹纳前往伦敦继续深造，在当时英国的名医、著名的解剖学家亨特（J. Hunter）的指导下进行学习。詹纳曾把在家乡听到的"得过牛痘的人不会再患天花"的说法告诉亨特，亨特鼓励他应有决心和耐心地进行观察实验，求得正确的答案。1772 年詹纳获得医学士的称号后，回到故乡伯克利行医。

在伯克利，詹纳除了行医外，对牛痘进行了长期的观察研究，他发现几乎所有的奶牛都出过牛痘，同时他看到挤牛奶者的确从不患天花，因为挤牛奶者在挤奶过程中接触到牛痘，他想可能是牛痘使他们对天花产生了抵抗力。于是他在 1796 年 5 月 14 日第一次做了人体接种牛痘的实验，被接种者是一个八岁的健康男孩菲普斯（J.Phipps）。詹纳在这个男孩的手臂上轻轻地划破了一条小痕，然后从一个正在患牛痘的挤奶女孩尼姆斯（S. Nelmes）的手上脓疱处，蘸了一些痘浆沾在菲普斯手臂的破痕中，三天后接种处出现了一个小小的脓疱，菲普斯有些不舒服，但随后就好了，最后仅在接种处留下了极微小的痘疤。六周后，詹纳特从天花病人的脓疱处取了一些痘浆，再接种到菲普斯的手上，但他却安然无恙。此后，詹纳又依法给另外一些人接种了牛痘，都获得很满意的结果，从而证实了牛痘的的确确可以预防天花。

第二年，詹纳将自己对牛痘研究的结果，用英文写了《关于牛痘的成因和结果的研究》一书，送到伦敦皇家学会请求出版，但是很快就被拒绝了。因此在 1798 年，詹纳只得自己凑足费用在伦敦刊印这本书。当时，他的发明在伦敦等地引起了人们很大的争论，有人支持他，但大多数人嘲笑、反对和攻击他，甚至有人竟捏造说"种了牛痘的人，头上会长出牛角来，声音会变得如同牛叫"，等等。可是詹纳并没有气馁，他以百折不挠的精神继续为孩童们接种牛痘，一次又一次地获得成功，这就最有力地驳斥了反对者所捏造的谎言。由于牛痘接种术简便、安全、效果好，因此逐步得到了推广，最后终于传播到全世界。

1808 年英国成立了牛痘研究所，詹纳担任第一任所长。此后由于他在国内外的声誉越来越高，好多人都想以财富和地位邀聘他。其中曾有人提出愿以每年一万英镑的待遇请他到伦敦工作，但他拒绝了这样优厚的待遇，情愿在伯克利过他的乡村生活，直到他逝世。

詹纳逝世后，伦敦、巴黎、热那亚等地都建造了詹纳的纪念像。詹纳的伟大发明，在人工免疫史上写下了光辉的一页，在征服天花中立下了不朽的功勋。

（本文原标题《真纳与牛痘接种术》，原载《医药文化随笔》，上海古籍出版社 2001 年出版，真纳译名习见改为詹纳）

塞梅尔魏斯——征服产褥热的先驱

在产科史上，产妇分娩过程中由于感染了致病的微生物所引起的产褥热，曾经长期地威胁着产妇的健康和生命。但是，在致病细菌未被人类发现之前，人们对产褥热的病因讳莫如深，以致如何有效地预防也就无从着手。

对预防产褥热最早提出有明显成效的创见者，是十九世纪匈牙利医学家塞梅尔魏斯（P. Semmelweis，1818—1865）。塞氏二十八岁毕业于医科后，担任维也纳第一产科医院医师，他工作后不久，就看到该院产妇死亡率十分惊人，曾有一个月竟高达30%！绝大多数产妇是被产褥热夺去了生命，对此，他深为惋惜，决心寻找原因和降低产妇死亡率的办法。

为了探明其他医院产妇的情况，塞梅尔魏斯到维也纳第二产科医院进行调查，发觉维也纳第一产科医院的产妇死亡率明显高于第二产科医院。经进一步探索后，他发现第一产科医院的产科实习医学生，在做病理解剖后往往没有认真地洗净双手，就为孕妇施行阴道检查和接生，结果引起产妇发高热甚至死亡；而第二产科医院，由于重视对助产者的卫生指导，发生产褥热的产妇就较少。

1847年，塞梅尔魏斯的朋友——病理学家柯勒基卡（Kolletschka），在一次作病理解剖时，不慎割破了手指，后来发生高热死去。塞氏观察到，其症状和病情几乎和产褥热完全相同，因此认为产褥热也是一种败血症。他推想，这是由于医护人员不洁的手和不洁的产科用具传播了某种传染性物质。

从 1847 年起，塞梅尔魏斯在产房中订出规定，凡是为孕妇施行阴道检查或接生者，都必须先用漂白粉溶液消毒双手和产科用具。他所工作的产房实行此规定后，产妇产褥热的患病率和死亡率均显著下降。1850 年，塞梅尔魏斯在维也纳医师公会讲演会上，报告了产褥热的发病因素及预防方法。其见解虽得到一部分人赞同，却遭到保守势力的抨击、反对，其中就有他所任职的这家医院的产科主任。

1851 年，塞梅尔魏斯离开维也纳，到匈牙利布达佩斯一家医院担任产科医师，他建议在进行产科检查前或为孕妇接生之前，都应用漂白粉溶液消毒妇产科工作人员的双手和妇产科用具，实行这项措施后，产妇患产褥热者迅速减少，1855 年他被提升为产科教授。1861 年，他发表了《产褥热的病因、概念和预防》论文，结果，再度遭到因循守旧者的异议和反对。

1864 年，塞梅尔魏斯因精神受非难的刺激而患精神病，经疗养，次年病情有所好转而恢复工作，但在一次手术操作中，手指被划破而感染了败血症，此后病逝。

十多年后，链球菌被人类发现，继而产褥热的致病原因与传染途径真相大白，塞梅尔魏斯的科学见解才在医学界得到应有的肯定。

（原载 1962 年 6 月 30 日《健康报》）

李斯特和近代外科防腐法

李斯特（J. Lister，1827—1912）是近代英国著名的外科医师、外科防腐法的创立者。

李斯特的父亲爱好透镜和光学，因而少年时期的李斯特对显微镜产生了浓厚的兴趣，立志要当一名外科医生。

1844 年，李斯特进入伦敦大学医科学习，由于受到夏皮（Sharpey）等教授的鼓励，在学生期间就进行了一些初步的研究工作，曾写作有关瞳孔的调节肌和皮肤不随意肌的论文两篇，发表在《显微镜科学》季刊上。1852 年，李斯特在伦敦大学医科毕业后，留在该校附属医院任住院医生。1853 年他前往爱丁堡，参加著名外科专家赛姆（Syme）主持的临床外科讨论会，赛姆发现李斯特很谦虚好学，因此留他做助手。1855 年，李斯特在爱丁堡兼任医学院外科讲师和皇家医院的外科助理医师。

1860 年，李斯特被聘为格拉斯哥大学外科教授；1877 年回到伦敦任皇家学院外科教授；1895 年至 1900 年担任皇家学会会长。他的外科防腐法，主要是在格拉斯哥工作期间研究成功的。

在外科防腐法发明之前，长时期以来，并发症问题对外科威胁严重，病人在创伤或手术后发生化脓、败血症、丹毒或坏疽的百分比相当高，而且不少患者因这些并发症而失去生命，所以，有些在现在看来极其普通的手术，在那时却不敢轻易地施行。

十九世纪四十年代以后，氯仿等麻醉剂陆续在医学上得到应用，虽然给外科手术的开展提供了有利条件，可是上述并发症问题却依然使外科医生们感到棘手，因此李斯特决心要改进这种状况。

在格拉斯哥，李斯特对外科并发症问题进行了深入的探讨和研究。他发现单纯性骨折比复杂性骨折病人的愈合率高得多，也好得快；而有伤口的复杂性骨折患者，却往往发生化脓、发热甚至死亡。他推想空气中必定有某些东西进到伤口里面了。但究竟是些什么东西，他当时还不知道。

为解开这个难题，他翻阅了法文和德文的有关文献，并且还同研究化学的朋友安德逊一起讨论。安德逊建议他阅读一下巴斯德的著作，可能会得到帮助。巴斯德所提出的"发酵和腐败过程是微生物所引起的"这一结论，使他的思路豁然开朗，他联想到伤口的化脓一定也是因为微生物在里面作怪的结果。巴斯德的著作还使他了解到微生物不仅在空气中存在，而且可以经过手、器械、衣服等带到伤口内。因此他想，不但应该设法消灭已经进入创伤内的细菌，同时还要防止微生物进入伤口。

他了解到巴斯德的加热灭菌法效果甚好，但对人体的伤口不适用，因此他只能从化学药品上动脑筋。1865 年，他首次试用石碳酸涂于复杂性骨折病人的破裂皮肤处，由于石碳酸太浓，结果正常皮肤亦遭到破坏。后来他改用稀释的石碳酸溶液消毒伤口、洗涤皮肤与洗手，并用以浸泡器械和纱布。采取这些措施之后，复杂性骨折患者得到了第一期治愈，其他外科病人发生化脓等并发症的也显著减少。

1867 年，李斯特在《柳叶刀》（Lancet）杂志上，先后发表了《治疗复杂性骨折的新方法》和《论外科临床中的防腐原则》。不久，他的外科防腐法在德、奥、俄、丹麦等国受到一些著名外科医师的重视并应用于临床，可是在国内，对他的外科防腐法，却有不少这样或那样的反对意见。对于形形色色的反对意见，李斯特处之泰然，并以坚韧不拔的精神继续改进，效果越来越好。人们被他一次又一次的成功所说服，他的防腐法终于得到推广。

李斯特的外科防腐法，后来虽然经历了很大的变化和改进，但是它的"从手术局部和创伤处彻底除去微生物"的原则，迄今仍然是很正确的。外科防腐法的创立，不仅大大提高了手术的安全性，给外科学开辟了新领域，更重要的是，它为无菌手术法的建立开辟了道路，促进了现代外科学的发展。

巴斯德的微生物学杰出成就

在近代微生物学的建立和发展历史过程中，最早做出多项重要贡献，并且起了奠基作用者，是法国化学家、微生物学家巴斯德（L. Pasteur）。

公元 1822 年，巴斯德生于法国霍拉多尔，父亲是制革工人，家庭经济并不宽裕，但巴斯德还是得到双亲支持进学校读书，他中学毕业后，考入巴黎高等师范学院就读。1843 年，他听了化学家杜马斯（J. B. Dumas）的学术讲演后，对化学产生了浓厚兴趣，1848 年他二十六岁时，发表了关于酒石酸的研究报告，得到很高评价。同年，他在该校毕业，获博士学位。之后，他历任第戎学院教授、斯特拉斯堡研究所所长、里尔科学院院长、巴黎高等师范学院教授、法国科学院院士等，最后，长时间担任巴斯德研究所所长，直至 1895 年逝世。

在法国，葡萄酒和啤酒酿制业有悠久历史，对于酿制出的葡萄酒和啤酒，如何防止其变质，在很长时期里不少人进行了探索，可是，最先找到简易有效办法者是巴斯德。他通过实验得出结论，消灭混入酒里面的野酵母菌等微生物，可以防止酒类变酸变质，而将酒类加热则能产生灭菌效果。起初，他将酒加热到 100℃，虽然消灭了酒里面的微生物，可是酒的醇度也发生了变化。后来，他经过反复思考和实验，改进了将酒加热的温度，其办法是：将酒加热到 60—65℃，维持 20—30 分钟时间，如此，既消灭了使酒变质变酸的微生物，又保留了酒的原有醇度。此种方法，被称为"巴氏消毒法"（Pasteurization）。巴斯德发明上述消毒法之后，不仅为法国的酿酒业带来了巨大经济效益，同时也为乳类灭菌提供了有效方法。

关于各种微生物的来源，究竟是"自然发生"还是"非自然发生"，此两种见解在学术界中曾争论了相当长时间。十九世纪三十年代，有学者通过一些实验证明：动物类或植物类有机物质溶液的腐败变质，是因微生物介入所致。对此论点，巴斯德于 1861 年以更具说服力的实验予以确证。其实验为：把煮沸消毒的肉汤盛于经消毒过的长颈瓶内，将它与空气隔绝，虽放置若干时日，瓶内肉汤不会腐败变质。但是，盛于瓶内的肉汤，若任其与空气接触，那么，经过一段时间，肉汤因空气中的微生物进入而变质腐败。上述实验结果，有力地证明：空气中确实存在着微生物，肉汤里的微生物并非"自然发生"。1864 年，巴斯德发表了他的研究成果，科学地论证发酵和腐败是微生物引起的事实，获得学术界充分肯定。

1865 年，法国南部产丝地区发生蚕传染病，致使法国丝织业遭受很大损失，巴斯德被要求研究解决办法。他深入蚕病流行地区进行调查，发现其病因是蚕孢子虫病，而附着此种病虫的桑叶则是传播媒介，他提出消灭病蚕和清除附有病虫的桑叶，经实行上述措施后，蚕病得以控制。

在疾病史上，狂犬病也是一种对人类健康与生命有严重威胁的传染病。为研制狂犬病疫苗，巴斯德花费了很多时间和精力。

1880 年，一位兽医把两只疯狗送到巴斯德实验室，巴斯德根据英国医生詹纳发明接种牛痘苗预防天花的先例，设想将狂犬病毒减去毒性后或许能制成防治狂犬病疫苗。他取出疯狗的脑组织制成溶液注射到兔子体内，后来兔子虽患狂犬病死去，但它体内却产生了一些抗体，侵入其体内的狂犬病毒的毒性也相应减弱了一些。如此一代又一代地接种，使狂犬病毒的毒性一代又一代地减弱，直到经过一百次减毒后的狂犬病毒，注射到正常狗身上已不能引起狂犬病，却保留了能抗御狂犬病的作用。

巴斯德研制成的减毒狂犬病疫苗，第一次应用到人类是在 1885 年 7 月 6 日。被疯狗咬伤已两天的九岁男孩约瑟夫·迈斯特在该日被送到巴斯德处，因其病体甚为衰弱，巴斯德与在场的两位医生商议后，决定立即给病孩注射了一针减毒狂犬病疫苗，但他一直顾虑不良反应的问题。可喜的是病孩并未出现不良反应。因此，从第二天起他每天给病孩陆续注射一针减毒狂犬病疫苗，至第十针之后，病孩获救。此消息很快传播到法国许多地方和其他一些国家。虽然，现今医学界所用的防治狂犬病疫苗已不是仿照巴斯德采用兔脑制成者，然而，他的发明无疑具有重要的开创性意义。

巴斯德在微生物学方面的其他重要业绩还有：对厌氧菌的发现和阐明；对肺炎球菌的确证；对炭疽杆菌、葡萄球菌、链球菌的研究等。

巴斯德毕生从事自然科学研究所作出之贡献，不仅对微生物学的建立起了重要的奠基作用，同时还对临床医学及某些生活品的生产以有力促进。英国外科学家李斯特受巴斯德论证"发酵和腐败过程是微生物引起"的启发，于1865年创立了外科防腐法，倡导用石碳酸稀释液洗手和喷洒手术局部，并且用它消毒外科用具与纱布等，结果，明显降低了外科手术后的感染化脓率。又如，巴斯德发明的酒类加热消毒法，为法国及其他一些国家的酿酒业获取了巨大经济效益。对于牛、羊乳的保存与运输，巴斯德消毒法同样增益很大。而上述食品的卫生品质，都和人们的健康有着密切关系。

正因巴斯德的诸多卓越贡献，1889年法国政府在巴黎建立了"巴斯德研究所"，并且聘请他担任所长。1892年，当巴斯德七十岁生日时，法国政府和科学界、医学界等方面人士，在巴黎共同为他举行隆重的祝寿庆典，人们对他的景仰和表彰之情，由此可见一斑。

科赫对微生物学的卓越贡献

　　微生物学科的建立和发展，德国细菌学家科赫（R. Koch，1843—1910）是继巴斯德之后又一位重要的奠基者及推动者。

　　科赫出身于德国哈尔茨山地矿工之家，在童年时，他就喜欢聚精会神地观察不同种类的昆虫。他父亲发现他这种浓厚兴趣，特地送了一个放大镜给他，于是他更加兴致勃勃地到处去寻找各种昆虫，用放大镜观察它们的细微结构，真可说从小就同小生物结下了"不解之缘"。

　　1862 年，科赫十九岁时进哥廷根大学医科学习，1866 年毕业获博士学位。其后于行医期间，他被法国细菌学家巴斯德提出的传染病是由微生物引起的见解所吸引，决心致力于微生物的研究。

　　为便于在家中进行研究，他本想自己购置一些仪器，但因当时家庭经济不很充裕而未能如愿。后来在他三十岁时，其妻用自己的积蓄购买了一架显微镜送给他作为生日礼物。科赫欣喜不已，这不仅使他获得研究微生物的一种重要仪器，也是对他精神上的极大鼓舞。

　　研究微生物的首要前提之一是，对于肉眼不能看到的微生物，想办法使它们在显微镜下显出原形。科赫设想用染色的办法，但是经过不知多少次尝试，都不能使细菌染色。后来，化学合成而着色牢固的苯胺问世，科赫用它作为细菌染色剂，结果，在显微镜下终于看到了细菌的原形。科赫成功地采用苯胺染色方法，大大有助于对细菌形态的研究。1876 年，科赫第一个培养分离出纯炭疽杆菌，证实它就是炭疽病的病原菌。

1880 年，科赫被聘任为德国国家卫生局的研究员。有一天，他在研究室里看到几片半熟的马铃薯上面，长出了一些分散的、分别为红白色的圆形小点。科赫不肯轻易放过马铃薯上面的这些"不速之客"，为了弄清楚这些小点究竟是些什么东西，他分别将它们取下一些予以染色后，放在显微镜下观察，结果发现这些小点竟是细菌的纯培养！从红色小点取下的是一种圆形细菌，从白色小点取下的则是一种杆状细菌。科赫从这件事上得到很大的启发，他想到以前只知道用液体培养基培养细菌，结果各种细菌混和生长在一起，为什么不创制固体培养基，以获得细菌的纯培养。经过反复探索试验，他发明了明胶固体培养基，从而能够分离出细菌的纯培养，为尔后微生物学的研究开辟了宽广的道路。正是由于科赫在细菌染色方法和培养技术上的发明，使得微生物学研究者在较短的时期内发现了多种细菌。

在结核杆菌还没有被发现之前，对于结核病的发生，虽然有人认为它是由微生物传染所致，但这种微生物究竟是什么样子？它的特性又是怎样？没有人能解答。为解开这个谜，科赫对此问题进行了研究。经过多次失败后，有一次，他从一个肺结核病死者的肺内取出了一些病变组织，用美兰染色，第一次发现了结核杆菌。多少年来，这个对人类的健康和生命造成严重威胁的罪魁，终于"原形毕露"。后来他又应用血清培养基进行培养，耐心地观察了十六天之久，在细菌学史上第一次获得结核菌的纯培养。但他并不就此满足，并进一步将这种纯培养接种于动物，观察它们是否会发生结核病变，最后又从动物的结核病变中找到结核菌，十分有说服力地证明了结核病的传染性质。1882 年 3 月 24 日，科赫在柏林举行的生理学术会议上，宣告了他对结核杆菌的发现及其传染结核病的结论。

1883 年，霍乱在印度流行，后来埃及也发生此病，科赫到埃及进行调查，他在霍乱病人的粪便里发现一种"逗点状"的细菌。为了得到充分的证据，他又到印度加尔各答，在该地，他从四十个霍乱死者尸体中也发现了相同的"逗点状"细菌，并且培养出纯霍乱弧菌，从而确定了此种"逗点状"细菌是霍乱的致病菌。

1885 年，科赫被聘任为柏林大学卫生学、细菌学教授及该校卫生研究所所长。1891 年，德国政府在柏林建立了"科赫传染病研究所"，科赫被委任为所长。科赫在担任上述两研究所所长期间，除了自己继续进行细菌学的研究外，还先后指导若干学者的研究工作，例如：日本细菌学家北里柴三郎，1885 年到科赫担任所长的柏林大学卫生研究所进修深造，于 1889 年培养出纯破伤风杆菌；翌年，北里柴三郎与同一研究所的德国细菌学家贝林（E. A. Behring）合作，研制成"破伤风抗毒素"。稍后，贝林于 1891 年研制成"白喉抗毒素"。上述成果的取得，无疑是和科赫创造的有利研究条件与指导分不开的。

由于科赫在细菌学研究工作中的多项卓越成就，他荣获 1905 年诺贝尔医学奖。

1982 年 3 月 24 日，国际医学界为纪念一百年前的这一天科赫宣告发现结核杆菌，世界卫生组织和国际抗结核与肺病联盟首次举办了"世界防治结核病日"集会。会议还决定今后每年3月24日为"世界防治结核病日"，呼吁世界各国对防治结核病的关注，从各方面采取有效措施，力争降低结核病发病率，乃至将其消灭。

卡介苗史话

卡介苗——对结核病具有免疫作用的减毒结核杆菌活菌苗，是 Bacillus Calmette Guérin（简称 B.C.G.）的中文译名，此种活菌疫苗因纪念两位发明者——卡尔梅特和介林而得名。

卡尔梅特（A. L. C. Calmette, 1863—1933）和介林（C. Guerin, 1872—1961）都是法国细菌学家，他俩从事细菌学研究期间，受到十九世纪近代微生物学奠基者，法国化学家、微生物学家巴斯德早先研究成果的启迪，设想研制预防结核病的减毒结核杆菌活菌苗。

1907 年，卡尔梅特和介林选择了一株致病力很强的牛型结核杆菌，开始培养于特制的甘油牛胆汁马铃薯培养基中，每隔三周移种一次。该结核菌株在被移种到十几代时，他俩发现该菌对动物的致病力有所减低；该菌株被移种至第三十三代后，1 毫克量的结核菌也不能使豚鼠致死，而在通常情况下，0.01 毫克毒性未减低的结核菌，就会使豚鼠发生结核病变，并且往往在两个月内死亡。卡尔梅特和介林继续研究，该菌株在被移种至六十余代时，对豚鼠、猴子均不能致病，但对家兔和马还有致病力。之后，他们继续移种该菌，至 1912 年将该菌接种于小羊，不能使其致病。后来又在牛类结核病流行的地区将该菌接种于小牛，对结核病的预防效果亦好。从 1907 年起，在十三年之中，卡、介二氏移种该结核菌共达二百三十一代之多，终于使该菌种接种于动物后，不能使动物发生结核病，但却保留着对结核病产生免疫作用的抗原性。

1921 年 6 月 21 日，卡尔梅特和介林所研制的"卡介苗"，由维尔－哈勒氏（Well-Helle）第一次应用到人类的结核病预防上。被接种者是巴黎一家医院中的新生婴儿，其父死于肺结核病，母亦患肺结核，分娩后即死去。该婴儿由祖母抚养，而祖母亦患肺结核。

起初，"卡介苗"的预防接种，只是对一些结核病患者家庭的小孩施行，后来逐渐地应用到一般儿童，被证实对预防结核病具有一定效果。

1929 年，德国西北部吕贝克（ubeck）市立医院为了使更多儿童获得接种卡介苗的机会，特从巴黎引进卡介苗菌种培养制造疫苗，但是很不幸，由于经办操作者工作粗糙，误把一种毒性很强的人型结核菌混入菌苗之中，并且把当时还未察觉已经污染的"卡介苗"给二百七十一名新生儿作预防结核病之接种，结果，却悲剧性地使他们之中的大多数传染上结核病，并且造成七十七名新生儿死亡的严重后果！对于此次严重的"卢贝克卡介苗事故"，人们不仅震惊不已，同时还对卡介苗的效果与安全性都产生了很大怀疑，有人甚至予以完全否定，一时之间，不少国家医学界决定停止施行卡介苗接种，卡介苗的声誉遭受到极大的损害！

从 1921 年起，已经八年安全有效地应用于人类的卡介苗，何以突然发生如此严重的事故？人们认为必须彻底查明。经过一段时间全面调查之后，结果在卢贝克市立医院的卡介苗制备室保存的结核菌种之中，找到一株致病力很强烈的结核菌种，正是因为该菌种的混入污染，致使该医院接种的"卡介苗"发生严重死亡事故。查清了造成严重后果的元凶，1929 年卡介苗所蒙受的冤案终于真相大白，此后，安全可靠的卡介苗接种，又复在医学界施行。从卡介苗首次应用于人类，至 2011 年已九十年，今后，它将继续为人类预防结核病发挥一定作用。

（原载《傅维康医学史生涯记略》，上海文化出版社 2018 年出版）

输血史话

据 2011 年 5 月 6 日北美《世界日报》报导：澳洲三十三岁女子柯克蕾，于 2010 年 10 月间因车祸严重受伤，导致大量出血，心跳几乎停止。她因宗教理由不能接受输入人血，医生连夜与美国有关方面联络，要求立即空运以牛血浆制造的"HBOC-201"人造血到澳洲，使她从死亡边缘获救，成为全球首位利用牛血"起死回生"者。

追溯人类输血之历史，最初在十七世纪时，曾经历过用羊血、牛血作为血源输入人体的阶段，但彼时，人们对血型、血液成分及其作用机理等均茫然无知，盲目地给人体输血，危机四伏，以致造成本来不应有的死亡的严重事故！

文献记载，人类第一次施行人体输血，是在公元 1667 年 6 月 15 日，法国国王路易十四（1638—1715）的御医德尼（J. B. Denis）和助手恩茂慈（Emmerez），给一个发热昏迷的十六岁患者施行输血，该患者因受到当时广泛使用的"放血疗法"治疗而引起贫血及发热昏迷。德尼和助手给患者输入了羊羔的动脉血十英两（约二百五十毫升），据说患者恢复了健康。当时，输血的技术和设施极为简陋，输血时，是用银质小管连接在小羊动脉和人体静脉之间，羊血通过银管流入到人体内。测定输血量的多少，是根据小羊体重减轻的重量标准。那时候，人类尚未发现细菌输血的整个过程中根本谈不到什么消毒措施。

在输血术萌芽时期，人们以为输血能改变人的气质和性格。1667年年底，一位妇女到德尼医生处，说丈夫暴躁放荡，她请求德尼帮助改变其丈夫性格。人们认为，新生牛犊"温顺安静"，于是德尼和恩茂慈于1667年12月19日上午，在一些内科医生目睹下，从她丈夫的静脉内放出了十英两血，然后给他输入五英两新生牛犊的动脉血。几天之后，又重复了一次，结果，此受血者发生了某些反应。虽然如此，两个月之后，该女子坚决要求德尼再为她丈夫输一次新生牛犊血。德尼同意了她的执意请求。在进行输血过程中，该男子不予配合，输血未能顺利施行完毕，而该男子却在当夜死去。于是，目睹德尼施行输血过程的一些内科医生，鼓动死者的妻子向法院控告德尼，结果，法庭审定德尼犯医疗失误罪，不过，未予判刑。

由于发生了上述死亡事故，法国医师公会发出通告，反对给人体输血。不久，法国最高法院规定：未获得巴黎医学院的同意，任何人都不准给人体输血。在其后一段时期里，英国皇家学会、罗马有关机构相继作出对人体输血的禁令，人体输血差不多中断了一个半世纪之久。

十九世纪初，英国妇产科医师布兰德尔（J. Blundell，1790—1878）感叹于不少产妇因大量出血而失去生命的惨况，决心探索用输血救治的办法。他用狗做实验，当狗被放血至"休克"时，立即在它静脉内输入由另一只狗输出的动脉血，这只因失血而"休克"的狗即能逐渐康复；但是，用其他动物的血输入因失血而"休克"的狗静脉内，并不能使它获救。因此，布兰德尔认为，人体大失血也可用其他健康人的血液输入而获救。

1818 年，布兰德尔施行人与人之间输血的第一个成功病例，是产后大出血的产妇，布氏在征得该产妇的丈夫同意后，给她输入了一名健康男子的血液，结果，该产妇获得治愈。当时，医学界尚不知人类四种基本血型，布氏施行输血成功，是碰巧两人的血型相匹配。据说，布兰德尔在两年里先后为十例大失血者施行输血，结果五人获救，五人死亡。获救者是碰巧血型相配，死亡者之中，其血型不相配无疑是主因，只是当时并不知晓。

其后，许多国家的学者们，对人类血液学、人体输血的安全性以及有效性等，分别进行了探索、研究和实验，其中，奥地利学者兰德斯坦纳（K. Landsteiner，1868—1943），在总结其他学者经验和成果的基础上，经过多次探索和实验，取得了突破性进展。1901 年，他报道了所发现健康人的血液凝集反应之规律性，并把它们分为 A、B、O 三种血型。1902 年，曾经是兰德斯坦纳学生的两位医生，狄卡斯特罗（Decastrello）和斯图理（Sturli）发现了人类又一种血型 AB 型。

1907 年，捷克血清学者扬斯基（J. Jansky）把人类血型统一划分为 A、B、O、AB 四种基本类型，其中 O 型血输给其他三种血型者，其血液均不发生凝集反应，称为"全能"供血者；AB 型的血只可输给 AB 血型者，不能输给其他血型者，但是，AB 血型者可以接受其他三种血型者的血，称为"全能"受血者。

基于上述四种血型的确定和血型学说的初步建立，国际联盟下属卫生组织，于 1921 年正式向全球推广、认同和采用 A、B、O、AB 四种基本血型分类。之后，由于血液学知识、血型学说、消毒及输血等技术不断丰富和完善，以及输血安全性提高，使输血术在医学上获得更科学而有效的应用。兰德斯坦纳也因首先发现人类血型的杰出贡献，于 1930 年获得诺贝尔生理学或医学奖之殊荣。

（原载于傅维康撰《医药文化随笔》，上海古籍出版社 2001 年出版，标题为《输血的故事》。2011 年 5 月 10 日进行补充，并改为现标题。）

测量马血压和早期人体血压计

现代医学对人体的健康检查，测量血压是重要项目之一。但是，医学史上在测量人体血压之前，最初却是在马匹身上试行的。提出并主持试验者，是担任牧师的英国生理学家、英国皇家学会会员斯蒂芬·黑尔斯（Stephen Hales，1677—1761）。

据费尔茨（J. H. Felts）1977年发表的论文《斯蒂芬·黑尔斯和血压测量》（*Stephen Hales and the Measurement of Blood Pressure*）引述，黑尔斯在1733年发表的《血液静力学》文集内，载有一篇《血液的力量》，实际记述测量血压的过程。

1733年前的某一年，斯蒂芬·黑尔斯把一根九英尺长的玻璃管，一端连接在近九十度弯曲的铜管上，将铜管插入马腿动脉内，血管内的血液从铜管流入垂直的玻璃管内，一直上升到八英尺三英寸的高度，这是最早测量马血压的实验，可惜未能确知用于实验的马当时处于何种体位。不过，该项实验成为测量人体血压的先声。

初期对人体测量血压者，是法国医生让·路易·普瑟尔（Jean Louis Poiseuille，1799—1869）。1828年他提出，在测量血压的玻璃管内先装入水银，一是为了从动脉流入玻璃管内的血液向上喷时受到一定压力；二是便于观察流入玻璃管内血液的高度，从而获知血压数值。

　　1896 年，意大利内科医生里瓦·罗西（S. Riva Rocci，1863—1937），对血压计作出重大改进，发明了不损伤血管的血压计。他设计制作的血压计和测量办法，主要利用可以充气和放气的橡皮囊臂带，一端连接在能被挤捏产生充气作用的橡皮球上，另一端连接到有水银装置和有刻度的玻璃管上。测量血压时，将橡皮囊臂带围绕于手臂肘关节上方，挤捏橡皮球，使围绕于手臂的橡皮囊臂带充气而压迫臂动脉，受压的动脉血液产生相反压力，使玻璃管内的水银柱呈现跳动式上升，待跳动保持在一定范围高度。以上几种方法所测得的血压只是动脉收缩压，数值并不大准确。

　　1905 年，俄国医生尼古拉·科洛特科夫（1874—1920）提出了改进的测量血压办法，即除了血压计之外，还需用听诊器放置于橡皮囊臂带之后方动脉部位，根据听诊时听到的第一次脉搏声和之后脉搏声音的突然减弱，分别表示为动脉收缩压与舒张压，此种方法明显优于以往的测定血压法。

　　二十世纪中叶以来，医学界出现了不少新型血压计，尤其是电子血压计的诞生，大大便利了测量血压。但是，上述用听诊器放置于橡皮囊臂带后方、听取脉搏声出现和变化的测定血压法，迄今仍在一些诊所、医院里沿用。

麻风病菌的捕获

在很古老的年代，麻风曾是世界上许多地方流行的疾病之一，可是，人类却在十九世纪七十年代初才捕获麻风病的元凶，可谓经历了十分漫长的岁月。

中国古代，麻风被称为疠、癞、疠疡、疠风、大风等，两千年前的《黄帝内经》已有"疠者，……其气不清，故使其鼻柱坏而色败，皮肤溃疡"的记载。公元610年，最早的中医学病因证候专书《诸病源候论》对麻风的症状和后果，记述更详，说：癞病皆是恶风触犯所得，初觉皮肤不仁，或出现皮肤疹块，或有皮肤瘙痒，面部肿痛，眉睫脱落，鼻柱塌陷等症状。为防止麻风患者对健康者的传染，到唐代时，出现了专门收住麻风患者的"疠人坊"，这可说是麻风隔离病房的先声。明代，中医学麻风病专书《疠疡机要》等问世，反映了该时期的医家对防治麻风病关注程度的提高。

由于麻风病有传染性，加之有的麻风患者出现难以卒睹的面部肿块、眉睫脱落或鼻柱塌陷等病象，使人们产生恐惧感，人们往往不敢接近麻风患者，《论语》说孔夫子的学生伯牛有疾，其所患实为麻风病。孔夫子去看望伯牛时，是站在他卧室的窗口外探望的。

在未探明麻风病的病原体之前，人们曾有若干种推论，其中有的持天命观。孔夫子对伯牛之所以患麻风病，就曾说过"命矣夫！斯人也，而有斯疾也"，认为他的病是命中注定的。

为探索麻风的病因，人类曾长期地进行追寻，直至十九世纪中期，才取得长足进展。有些国家的学者，在探索若干方法之时，曾勇敢地进行了自身试验。挪威一位对麻风病研究多年的医师丹尼尔森（D. C. Danielssen），于1844年将麻风患者的麻风结节的一部分接种于自己的皮肤里，观察其后果，但无任何发现。数月后，他又以麻风患者的血液，分别注入自身和志愿者的皮下，结果仍无所获。两年后，又有学者将麻风患者的溃疡结节的一部分接种于自己手臂的皮下，之后虽在接种处发生化脓，但化脓病变处经治疗之后，并未留下麻风病的证据。以后，虽有多人继续试验，依然未发现麻风的病原体。直至1871年，一位曾经是丹尼尔森学生的挪威医师汉森（G. A. Hansen，1841—1912），从一位麻风患者的病变处，终于捕获到了呈杆状的麻风病菌，为纪念其发现，麻风杆菌又被称为"汉森氏细菌"。

麻风杆菌被发现后，不少国家的学者陆续研制了有效的医治麻风病的药物，二十世纪的后半个世纪里，各国对麻风病的防治，取得了不同程度的成效。二十世纪七十年代以来，中国实行了积极的综合防治，包括中西医结合与康复医疗措施，麻风患者显著减少。然而就世界范围而言，麻风病还在不少地方危害人们健康，因此，联合国世界卫生组织提请世界各国人民关注防治麻风病，共同努力，使之最终在全球根除。

尼科尔的百年荣耀

在人类疾病史上，流行性斑疹伤寒曾经是累次爆发、为害严重的急性传染病。在尚无特效药治疗的年代，文献记载此种病的死亡率高达 40%—60%。不少国家之间的战争实例更是表明，交战的一方若军中爆发流行性传染病（斑疹伤寒为其中之一），往往溃不成军。

1812 年，拿破仑一世率六十万大军进攻沙俄，于 9 月 14 日攻入莫斯科。其时，拿破仑部队频遭俄国游击战反击，又苦受饥饿与寒冷之煎熬，而更严重的是斑疹伤寒的侵袭。短短三个月内，一批批官兵相继倒毙。无可奈何之下，拿破仑于当年 10 月 19 日被迫开始撤军。至 12 月初，回到法国的官兵不足三万人。

十九世纪八十年代至二十世纪二十年代，许多医学科学家为查明流行性斑疹伤寒的传播途径，进行了多方面的探索。最先查明真相的是法国微生物学家、流行病学家尼科尔（J. H. Nicolle，1866—1936）。1909 年，他通过实验，确证体虱是传播流行性斑疹伤寒的帮凶。

现代医学认为，斑疹伤寒的病原体是立克次体，一种小于细菌、大于病毒的微生物。流行性斑疹伤寒源于普氏立克次体，以体虱为媒介传播，主要症状为：初起寒颤，继而持续高热、剧烈头痛、肌肉酸痛、眼结膜充血、失眠、耳鸣、谵妄、狂躁、昏迷、中毒性心肌炎、心律紊乱等。病人一般在发病后五天出现皮肤丘疹、斑疹。

尼科尔出生于法国里昂，父亲是当地一家医院的医生。十多岁时，尼科尔在当地一所医学院学医，并从父亲那里学到了一部分生物学知识。后来，他考入巴黎大学医学院，并在毕业那一年进入巴黎巴斯德研究所，跟随法国微生物学家劳斯（P. E. Roux, 1853—1933）作研究。1896 年，三十岁的尼科尔被任命为巴黎巴斯德研究所细菌学实验室主任。1903 年，他被派往北非国家突尼斯建立当地的巴斯德研究所，并担任所长直至病逝。尼科尔在突尼斯的三十三年中，建树良多，在微生物学研究和生物制品生产方面负有盛名。

当时突尼斯每年都会发生流行性斑疹伤寒，病死率高达50%—60%。为查明此病的传播情况，以制定有效的预防措施，1909 年春夏间，尼科尔和两位助手深入斑疹伤寒患者家里，检查患者穿过的衣服、用过的卧具等，并把从衣服中捉到的体虱带回研究所。借助显微镜观察、微生物学培养、动物实验等多方面的反复查验，尼科尔发现体虱血液、粪便和培养基上都有相同的杆状微生物，其形态特征与流行性斑疹伤寒病人血液里的杆状微生物基本相同。很不幸的是，尼科尔的两位助手在实验过程中，先后因感染流行性斑疹伤寒而去世。

为更进一步证明体虱就是传播流行性斑疹伤寒的媒介，尼科尔特地到医院，对流行性斑疹伤寒患者住进病房之前和之后的过程进行细致观察，要求患者住进病房前换衣服鞋袜、剃除毛发、清洗全身等。采取这些措施的患者，都没有发生传播的情况。尼科尔深信，这是患者没有把体虱带入病房的结果。

之后，尼科尔向突尼斯行政当局建议，大力推行以灭虱为重点的公共卫生与个人卫生运动。两年之后，原先每年冬春季爆发流行性斑疹伤寒基本上被消除了。1909 年 12 月，尼科尔撰文报道了体虱传播流行性斑疹伤寒的确证，以及灭虱对预防此病的重要作用。但因那一时期信息闭塞，尼科尔有关斑疹伤寒的研究在相当长一段时间里未被众人所知。

后来，尼科尔对斑疹伤寒继续进行了深入的研究，探明了该病的流行性和地方性两大类别。前者的病原体是经体虱传播，后者系另一属病原体，是由鼠蚤传播。两者症状虽有某些相似之处，但前者症状重、死亡率高、流行广泛，后者症状轻、死亡率低、不会引起流行。

经过数十年，尼科尔对体虱传播流行性斑疹伤寒的确证及灭虱的重要作用，逐渐被越来越多的学者认同。到 1928 年，诺贝尔奖评审委员会最终决定把该年度的医学奖授予尼科尔。虽是"姗姗来迟"，但尼科尔研究斑疹伤寒所取得的重要成就，终于得到了权威性的肯定。

（原载 2009 年 12 月 4 日《健康报》）

立克次和"立克次体"的发现

在微生物的大类别之中，有细菌、霉菌、病毒、螺旋体、立克次体，等等。其中，立克次体之名称，是 1916 年美国医学界为纪念因追索斑疹伤寒病原体牺牲的立克次而来。

立克次（H. T. Ricketts），美国病理学家，1871 年 2 月 9 日诞生于俄亥俄州的一个小地方芬德勒。他在家乡初中毕业后，到其他州的三个城市继续学习，完成高中和大学课程。1897 年二十六岁时，毕业于芝加哥西北大学医学院，获医学士学位，随后，在库克县立医院做了一年见习医生。

1898 年，立克次受聘为拉什大学医学院病理学研究人员，两年后，因芝加哥大学病理学系主任赫克通（Ludvig Hektoen，1863—1951）的建议和推荐，1901 年立克次到德国柏林进修，数月后转往巴黎巴斯德研究所进修微生物学。1902 年立克次回美，被芝加哥大学聘为病理学副教授，但他对微生物学也有着浓厚兴趣。

在此期间，美国落基山脉若干地方发生被称为"落基山斑疹热"（Rocky Mountain Spotted Fever）的地方性传染病，蒙大拿州的比特尔山谷一带是该病严重流行地之一，其主要症状为：起病时寒颤，继之持续发热、头痛、肌肉关节痛、皮肤红疹、密集皮疹连接成斑、眼结膜充血等，当时无特效药可治，病重者十天左右死亡，据说死亡率高达 80%。为开展对此病的防治研究，蒙大拿州政府联合美国医学会、芝加哥大学等数单位，商讨实施计划并筹集经费。当时，美、欧的生物学界、医学界的一些学者对此病进行探索。其中，美国微生物学家约翰·安德森（John F. Anderson，1873—1958）对此病进行考察与研究后，于 1903 年发表论文，描述此病症状与流行情况，认为木扁虱是传播此种传染病的媒介，但未找出病原体。

立克次对"落基山斑疹热"也很关注，他在获得经费后，于 1906 年春到蒙大拿州密苏拉地区对此病进行调查探索。他和助手莫尔（J. J. Moore）从患者身上取出一些血液作成玻璃涂片，用显微镜观察到一种略呈球形的短小杆状微生物。之后，他们把患者血液注射到实验豚鼠体内，结果引起大多数豚鼠发病，甚至死亡。另一方面，把患病豚鼠血液涂片置于显微镜下，同样观察到类似上述杆状微生物。他们深入到山谷地带，从某些动物身上和丛林中收集到木扁虱，带回实验后，证实其中有的携带了会引起落基山斑疹热的微生物。他们在叮咬过落基山斑疹热病人的体虱内及其粪便里，也查出类似上述杆状微生物。

为分离出落基山斑疹热病原体的纯培养，立克次和助手把患者的血液、感染该病豚鼠的血液以及虱子血液，分别置于通常的培养基中培养，但该种病原体不能生存于通常的培养基中。不过，他们用动物活体实验却取得成果：把叮吸过落基山斑疹热病人血液的虱子，去叮咬裸露皮肤的豚鼠，结果后者会被感染发病，表明该种病原体只生存于动物的活细胞内，经采用活细胞培养法，终于分离出了落基山斑疹热的病原体，一种比细菌小、比病毒大的微生物。1906 年年底前，立克次在美国医学期刊上发表论文，报道了对落基山斑疹热考察与实验研究结果，但他并未把所发现的病原体定名为立克次体。

1909 年秋冬期间，墨西哥城爆发了"墨西哥型斑疹伤寒"，立克次被要求前往帮助研究防治。1909 年 12 月底，他和助手威尔德（R. M. Wilder，1885—1959）到墨西哥城后，对斑疹伤寒患者的感染经过、症状、体虱等进行调查与检验后，发现此病与落基山斑疹热确有不少相似之处。他们于 1910 年春实验证实，斑疹伤寒患者和体虱的血液与粪便里，都有同样杆状微生物。其实，在立克次和助手的这些发现之前，在北非突尼斯担任巴斯德研究所所长的法国微生物学家尼科尔，于 1909 年已经在突尼斯发现并确证体虱携带微生物传播斑疹伤寒的情况，并且提出相应有效灭虱、彻底消毒斑疹伤寒病人所穿衣服、充分清洗患者全身，并处理患者毛发、更换清洁衣物等具体预防措施，结果大大降低了当地该病的传播。只是由于彼时突尼斯地方的信息较为闭塞，所以当时立克次和其他很多学者不知道尼科尔有关斑疹伤寒的发现、论证以及预防措施等。

当立克次和助手在墨西哥城对斑疹伤寒继续探索研究之时，1910 年 4 月下旬，立克次遭到该病毒侵袭感染，病情凶险，5 月 5 日不幸病逝，时年仅三十九岁。墨西哥行政当局与各界人士，怀着悲痛心情，为毅然到墨西哥城帮助防治斑疹伤寒而英年早逝的立克次，举行了三天悼念活动。

后来，其他学者继续对斑疹伤寒进行追索研究，其中，在德国一家医院工作的奥地利微生物学家普罗沃泽克（S. J. M. von

Prowazek，1875—1915），于1913年在塞尔维亚的斑疹伤寒病人身上的虱子体内及其粪便里，发现了类似三年前立克次在斑疹伤寒病人血液与体虱内观察到的杆状小体。后来，他和一位也在德国这家医院工作的同事、原籍巴西的病理学家罗卡－利玛（Rocha-Lima，1879—1956），共同对斑疹伤寒进行深入研究。他们取出斑疹伤寒病人一些血液给体虱吸食后，在体虱的粪便里也查出了类同于患者血中的杆状小体。他俩在研究过程中，于1915年2月上旬双双染上斑疹伤寒，普罗沃泽克不幸于1915年2月17日病逝，罗卡－利玛幸存。后来，罗卡－利玛和其他学者继续对斑疹伤寒病原体及传播媒介进行追索研究，1916年他终于确证，以体虱为媒介的斑疹伤寒病原体，是在体虱肠道上皮细胞内寄生繁殖之后，通过其血液及粪便传播给人或易感动物。

1916年，在纪念立克次逝世六周年大会上，罗卡－利玛提出，为永远纪念对探索斑疹伤寒病原体取得重要成果、并且献出宝贵生命的立克次和普罗沃泽克，他建议把这两位医学家之名标明在斑疹伤寒病原体的命名之中，并获得一致赞同。立克次体作为斑疹伤寒病原体的属名；普罗沃泽克－立克次体（Rickettsia-Prowazekii），简称普氏立克次体，作为斑疹伤寒病原体之名；这两种学术名词，一直被沿用至今。

1920年，为纪念立克次逝世十周年，立克次遗孀麦拉（T. Myra）捐出五千美元给芝加哥大学，作为"霍华德·泰勒·立克次奖"基金（Howard Taylor Prize），每年颁给在病理学或微生物学研究中取得优秀成果的学生，后来，该学术奖成为美国病理学与微生物学的知名奖项之一。

痛风病因的发现

　　痛风，是人类自古已有的疾病之一，其病因、病理、症状特征与病程演变等，近代和现代科学以及医学对之进行探索与检验，已基本查清和阐明，但所经历的过程却甚为曲折漫长。

　　从现存古代文献看，无论是中医学或是西医学，至迟在距今两千年前，已或多或少述及类似痛风病的特征或症状，主要是发生于不同关节部位（西医学特别指明，尤其是大脚趾的跖趾关节及下肢大小关节）的刺痛、灼热、红肿，患处对触压、震动、冷热都很敏感，到半夜时疼痛更为剧烈，但当时尚未出现"痛风"病名。

　　痛风的真正病因，在尚未确知之前，中医学认为主要是"风"所引起，所以后来出现的"痛风"病名，特别标明"风"的因素。早期的中医病因"六气"学说，是指"风、寒、暑、湿、燥、火"，并且认为"风"是首要致病因素。两千年前中医学典籍《黄帝内经》中《素问》里的《风论》专篇写到："风者，百病之长也，至其变化，乃为它病也。"并且还记述："风者，善行而数变，腠理开则洒然寒，闭则热而闷。"《黄帝内经》有多处所述及的"痛痹""风痹""行痹""寒痹"等病症，"痛风"也可能包含在其中。

　　"痛风"之病名，元代医家朱震亨（1281—1358）撰于1347年的《格致余论》，是现存古代中医文献较早见载者，该书写有以

"痛风"为病名之专篇，其中述及病患处之痛楚往往"夜则痛甚"之特征。明代医家张景岳（约1563—1640）在《景岳全书·杂证谟》中写到："风痹一证，即今人所谓痛风也。"清代医家徐大椿（1693—1772）的《医略六书》，对痛风的患病部位与症状之叙述较为具体，书中写到："痛风……轻则骨节疼痛，走注四肢，难以转侧，肢节或红或肿，甚则遍体瘰块，或肿如匏，或痛如掣，昼静夜剧……。"徐氏所述较符合当今世人认同的痛风症状特征。

西医学早期对痛风之记述，多援引约生活于公元前五世纪至公元前四世纪的古希腊名医希波克拉底的观点，因痛风患者主要症状是足痛所导致的难以步行，他用希腊文称之为"podagra"，包含了足损害、足痛的意思。早期西医学对此病的病因，推想是有毒的液体"滴"入到关节腔里，导致关节痛，认为它如同滚烫的液体滴到脚上而引起剧痛。拉丁文称此病为"gutta"，即是"滴"的意思。此种观点在西医学中延续了相当长时期。后来，英文称痛风为"gout"，即是渊源于此。

较早记述痛风典型症状者，是英国医学家托玛斯·西德纳姆（Thomas Sydenham，1624—1689），因为他本人是痛风长期患者，后来死于此病。由于他生前对痛风病的亲身感受和研究，他在1683年发表的《痛风与水肿论文集》（*Tractatus de Podagra et Hydrope*）中，描述了痛风病的典型症状。大意为：痛风病人在夜晚就寝时，一般没有什么明显症状，但是到凌晨2点钟前后，身体多处的疼痛会把患者痛醒，疼痛部位包括脚的大踇趾剧痛、脚后跟痛、脚背与踝部痛……。由于多处疼痛，对于盖在身上并不很重的被褥也不能承受，从半夜到天亮，患者都是在疼痛折磨中度过。西德纳姆对痛风症状的描述，后来成为西医学有关痛风病的经典文献。

痛风病之症状与演变，每个患者情况不尽一致，总的来说，有的患者在初次发病 1—2 周后，症状会自行缓解、消失；有的患者症状反复发作，病变逐渐侵犯全身多处关节、软组织以及某些脏器，随着病程迁延，可能在患部、肾脏、耳廓等处出现硬结，导致关节僵硬畸形、痛风性肾病以及血尿，乃至肾脏等器官功能衰竭而死亡。

为探明痛风硬结之实质，不少学者先后对它进行了查验，其中，首先获得较有价值的发现者，是十七世纪荷兰显微镜设计制造家列文虎克（Antonie van Leeuwenhoek, 1632—1723）。他从痛风者的痛风硬结取下一些组织，经过某些措施，置于显微镜下观察，发现其中有呈针状的无色结晶，他推想这些结晶是刺戳局部组织引起剧痛的原因。1679 年，他对上述发现与见解作了报道，只是他还不知痛风硬结所含具体成分。

1734 年，英国医学家威廉·斯蒂克利（William Stukeley，1687—1765）撰文说，自己也从痛风硬结中观察到结晶，并赞同列文虎克提出的该结晶是痛风刺痛原因之论点。

1776 年，瑞典化学家、药物学家卡尔·舍勒（Karl W. Scheele，1742—1786）、另一位瑞典化学家伯格曼（T. O. Bergmann，1735—1784）分别从膀胱结石中发现一种酸性物质，他们当时都没有把所发现的物质称为尿酸。卡尔·舍勒引用希腊文的名词结石（lithos），称自己所发现之物质为结石酸（lithic acid）；他发现，此种物质也存在尿液中。而痛风硬结被称为"tophus"，有人认为是卡尔·舍勒首先采用，据说来自希腊文"tophos"（意为小的火山石）。

二十年后，患有痛风病的英国化学家、医生威廉·沃拉斯顿（William H. Wollaston，1766—1828），于1797年发表论文《关于痛风结石和尿结石》（*On Gouty and Urinary Concretions*），报道了他在自己耳后的痛风硬结中找到了结石。他对该结石和其他患者的尿结石进行实验分析，发现两者都有相同的物质，他称它们为苏打结石（lithiate soda）。

1798年，法国化学家安托尼·富克鲁瓦（Antoine de Fourcroy，1755—1809）也在正常人的尿液中分析到一种酸性物质，他提出用尿酸（urinaire acid）称之，以取代以前卡尔·舍勒所命名的结石酸（lithic acid），此后，"尿酸"之名称逐渐被更多人采用，一直沿用至今。

1848年，英国医生加罗德（A. B. Garrod，1819—1907）在《外科学报》（*Medical Chirurgical Transactions*）发表论文，报道检测人体血液里的尿酸之方法，他观察到痛风患者血中尿酸含量明显高于正常人。1859年，他检测证实痛风病人的关节软骨中有尿酸盐沉积。

后来，学者们研究获知，尿酸是人体内的有机化合物——"嘌呤"经过一系列代谢变化之后所形成。"嘌呤"是德国有机化学家、生物化学家菲舍尔（Hermann Emil Fischer，1852—1919）于1884年所创用，从三个拉丁文词汇中各撷取一至两个字母组成：取 purus（意为"纯"）开头两个字母"pu"，加上 uricum（尿酸）开头两个字母"ur"，然后再加上"ine"（意为属于……类），最后形成 purin。后来，英语尿酸（purine）也由此衍生而来。

嘌呤对人体的能量供应、代谢调节、辅酶组成等都有重要作用。尿酸是嘌呤经过一系列代谢变化之后的最终产物，它对人体没有生理功能。正常情况下，人体内产生的尿酸，三分之二由肾脏经尿液排出，三分之一从肠道排出。人体内的尿酸在不断生成和排泄，从而在血液中保持一定平衡。通常情况下，女性体内尿酸含量低于男性，但是妇女绝经以后，由于雌激素减少，其尿酸含量也相应增加。

嘌呤的代谢，有赖于多种酶参与，倘若酶异常或因某些不明因素使其代谢紊乱，导致尿酸形成增多或者排泄减少，就会引起高尿酸血症。血中尿酸浓度过高，尿酸会以钠盐形式沉积于关节、软骨、软组织、肾脏之中，进而引起上述部位与器官产生异物炎症和刺激反应，出现了疼痛等一系列症状与后果。

人体内的嘌呤，来源于食物。各种食物的嘌呤含量多少不一，大多数海鲜类的嘌呤含量都相当高，据载，每百克凤尾鱼含嘌呤高达 360 多毫克，动物内脏的嘌呤含量也高。植物类食物中含嘌呤较多的，有花生（每百克内含嘌呤约 33 毫克）、大豆（约 27 毫克）、菠菜（约为 23 毫克）。其他的食物嘌呤含量不同。火锅汤内也溶有大量嘌呤。若经常进食高嘌呤含量的食物，引发痛风病之概率也相应增高。此外，据说啤酒和其他酒中某些尚未确定的物质，也可能增加痛风病的发生。

自古以来，帝王、贵族、富人、嗜酒者、肥胖者，由于经常进食丰盛食物及饮酒，罹患痛风病概率远高于其他人群，所以它曾有"帝王之病""贵族病""富人病"之称。并且，此种病往往有家族性、遗传性。据说，法国国王路易十四世、英国国王乔治三世及其四个子女均患痛风。

对痛风之治疗，迄今尚无根治的特效药，因此，卫生而科学的饮食，对预防及减少发生痛风病有着重要意义。食物营养须均衡，少食鱼、虾、肉类食物，沙丁鱼、凤尾鱼、动物内脏等食物应注意恰当限制，饮啤酒应适量，火锅汤最好不喝。此外，宜多饮水，多吃西红柿、苹果、猕猴桃等水果。

（原载《医药文化随笔》"新增订版"，上海古籍出版社 2010 年出版。）

贝林——首届诺贝尔医学奖得主

"诺贝尔医学奖"始颁于公元 1901 年，至 2001 年正好一百周年。

诺贝尔（A. B. Nobel，1833—1896），瑞典化学家、发明家、企业家，研究炸药取得显著成就，发明无烟火药。拥有专利、发明三百余项。1895 年立下遗嘱，将自己遗产中的大部分作基金，以其利息设"诺贝尔奖金"，每年奖给在物理学、化学、生理学、医学、文学、和平等方面有突出成就者。

获得第一届诺贝尔医学奖者，是德国细菌学家贝林（E. A. Behring，1854—1917）。1878 年，他于二十四岁时毕业于柏林威廉皇家学院医学专业，随即担任军队医疗工作，后又进修药理学。三十五岁时，进入柏林大学卫生研究所，担任该所所长、细菌学家科赫的助手。1890 年，科赫传染病研究所成立后，他仍任科赫的助手，受科赫之嘱咐，研究探索抗御白喉的特效药。

贝林在这项研究过程中，把所培养具有致病力的白喉菌注射于小白鼠体内，使它们发生白喉，然后给这些罹患白喉的小白鼠注射碘剂，结果大部分小白鼠被碘剂毒死，一部分死于白喉，只有很少数逃过了这两道关口而生存下来。后来，他又给幸存的白鼠注射新鲜而有致病力的白喉菌，它们照常饮食跑动，没有白喉症状。几天后再给这些小白鼠注射加倍量的白喉菌液，它们仍未出现患病症状，这使贝林十分惊奇。他想，这些小白鼠体内必定是产生了某种能抵抗白喉病的物质。于是，他特从这些小白鼠身上抽出一些血液，将其血清混和于新鲜而有致病力的白喉菌液里，然后注射到未患过白喉的小白鼠身上。同时，他把未混入免疫血清的同等剂量的白喉菌液，注射于另外未患过白喉的小白鼠作对照。结果，后者感染白喉死亡，前者安然无恙。从而证实白喉病痊愈后，其血清中的确存在着抗御白喉的物质。

因小白鼠太小，能产生的免疫血清也很少，因此，贝林选用羊来生产白喉免疫血清，经动物实验，证明具有医治白喉的功效。1891年12月24日，贝林第一次将研究成果应用于临床治疗，一例白喉病危儿童经注射羊的白喉免疫血清获救，这使人类征服白喉跨出了重要的一步。

1895年，贝林到马尔堡建立了白喉抗毒素研究所。由于医疗上对白喉抗毒素需要量很大，他继续改进后，采用牛来生产白喉免疫血清，最后又改用马免疫血清。

贝林创制的白喉抗毒素问世以后，人类终于获得了抗御白喉的有力武器。因此，1901年颁发首届诺贝尔医学奖时，贝林获此殊荣，可谓实至名归。

（原载2001年1月30日北美《世界日报》，标题为《贝林战胜白喉获首届诺贝尔医学奖》。2001年6月改为现标题，收入《医药文化随笔》，上海古籍出版社2001年出版。）

北里柴三郎——破伤风抗毒素的发明者

北里柴三郎（1852—1931）是近代著名细菌学家，日本熊本县人。他于1871年入熊本县医学所念书，后转到东京大学医科学习；1882年在该校毕业后任职于内务省卫生局。1885年被选派赴德国留学，进入柏林大学卫生研究所，在细菌学家科赫的指导下从事微生物学研究。

在此之前，德国医生尼科莱尔（A. Nicolaier）于1884年首先发现了破伤风杆菌。后来，尼氏与哥廷根大学教授弗鲁格（C. Flugge）一起试图培养破伤风杆菌，但一直未能获得该菌的纯培养。于是，他们认为破伤风杆菌是不能够得到纯培养的，只能和其他细菌共生培养。北里柴三郎读到这个报告后，反复思考为什么破伤风杆菌不能得到纯培养？后来科赫了解到他的心思，热情地鼓励他把尼科莱尔和弗鲁格的研究再重复试验一下，看看究竟原因何在。

北里柴三郎将破伤风患者的脓液加以培养。在试验过程中，他发现生长于培养基浅层的细菌是混杂的细菌，而生长于比较深层的则是另一种杆菌。此时在他的脑海中立即闪过这样一个想法：大概破伤风杆菌"厌氧气"。于是他设法将浅层的杂菌消灭，然后在无氧的条件下继续培养深层的细菌，结果培养基浅层没有其他杂菌生长，而在深层则仍有菌落繁殖。他将这种细菌染色后置于显微镜下观察，显示出它所特有的鼓棰状。随后，他又将这种细菌接种于动物，结果被试验的动物往往产生与破伤风相同的症状，从而证明这种培养所得的鼓棰状细菌就是破伤风杆菌。1889年北里报道了这项研究成果，他的导师科赫对他备加赞扬，并鼓励他继续探索治疗破伤风的方法。

1890年北里作了进一步研究。他先将培养所得的破伤风杆菌过滤除菌，然后将这种过滤后的无菌液注射于动物，结果也出现了与破伤风同样的症状。他认为这是由于该菌所产生的毒素所致。由此他联想到某些药物如可卡因、吗啡等，如经过多次的应用后，便产生一定的耐受性。于是他先给小白鼠注射致死量以下的破伤风毒素，经过相当次数注射后，再给注射致死量或更大的剂量时，小白鼠却并没有发生破伤风的症状，证明小白鼠的确对破伤风产生了抵抗力。但是，这种具有抵抗作用的物质究竟存在于什么地方呢？他起初并不能十分肯定，推想是存在于小白鼠的血清中。他与德国细菌学家贝林共同进行关于血清免疫作用的研究，通过多次动物实验，终于证实了破伤风免疫血清的确具有抵抗破伤风的作用。1890年，他们共同研制出了破伤风抗毒素。同年12月4日，他们在《德国医学周刊》上发表了关于破伤风免疫性的报告。从此，破伤风也就获得了一种前所未有的特效药。

北里柴三郎被派赴德国留学，本定期为三年，后特准增加两年，由于他在破伤风抗毒素研究中成绩优越，至1890年期满后又再延长一年，以协助科赫进行治疗结核病的研究。1892年当北里离德返国之时，德国政府特赠以教授称号，这是日本学者在德国受此称号的第一人。

北里柴三郎回日后，在东京设立了"北里研究所"，以后改为公立的传染病研究所，继续从事微生物学的研究工作，培养年轻的研究人员。1894 年香港鼠疫严重流行，北里前往香港调查，他从鼠疫患者的淋巴腺组织内发现鼠疫杆菌。同年，原籍瑞士的法国细菌学家耶尔森（A. E. J. Yersin，1863—1943）也在香港发现了此菌。

北里柴三郎在从事科学研究时，具有顽强的毅力。他初到德国留学时，曾遭到一些人的歧视，但他并不因此气馁，而是专心致力于研究工作，并且抱着不获成功绝不罢休的态度。正因为这样，他在微生物学上作出了重大的贡献。

实验医学奠基者伯尔纳

西医学发展到十九世纪时，实验医学呈现空前进展，多方面获得许多重要成果，其中，法国生理学家克劳德·伯尔纳（Claud Bernard）是作出卓越贡献者之一。

1813 年，克劳德·伯尔纳出生在法国里昂的一个乡镇，父亲是葡萄酒酿造工人。伯尔纳在中学读书期间就爱好文学戏剧，并且盼望以后能成为作家。1830 年他十七岁，到里昂市一所文科性质的学院学习，但因家庭经济不宽裕，学习一年就辍学。十八岁起到里昂一间药房做药剂师的学徒，业余时间他专心写作剧本，经过三年努力，完成了一部五幕悲剧剧本，并把所写剧本送请巴黎一位有名的文学教授兼评论家审阅。该评论家看过伯尔纳的剧本后，虽给予好评，但还是极力建议伯尔纳学习药学或医学，使自己以后有更可靠的职业。后来，伯尔纳入读于巴黎的一所医校，学习五年后毕业，再经过考试，成为巴黎一家医院的实习医生。

一年多后，二十八岁的伯尔纳获得机会被引见于著名的生理学家马根迪（F. Magendie，1783—1855）。当时，马根迪担任法兰西学院教授兼主任医师，是一位高度重视实验医学并取得若干重要成果者，其中如：证实脊髓神经的前根和后根不同功能，前根主管运动，后根主管感觉（1822 年）；用动物实验研究，证明小脑维持动物机体活动平衡的功能（1825 年）；发表《神经系统的机能与疾病》（1839 年）等。伯尔纳跟从马根迪学习，对掌握生理学实验技术有很大帮助，增加了很多生理学知识。1841 年，伯尔纳担任马根迪的助手，1847 年成为副教授，在 1855 年马根迪病逝后，伯尔纳继承了老师的教授等职位，主持法兰西学院的生理学教学与研究工作。1864 年他被选为英国皇家学会会员，1869 年被选为法国科学院院士。

伯尔纳采用兔子、狗、青蛙等动物，进行生理学和医学实验研究，历时三十余年，取得了多项成果，主要有：

阐明胰腺分泌的胰液中含有不同的消化酶，它们在肠道里，能分别将食物中的淀粉、蛋白质、脂肪分解为各种细微分子而被吸收；证实肝脏能把经过分解、吸收的碳水化合物和蛋白质转化为肝糖原，然后根据动物机体之需要，把所产生的葡萄糖经动脉管道，输送到各器官和各部位；

通过刺伤动物第四脑室底部实验，发现动物会发生暂时性糖尿症，进而证明体内血糖的产生和转化是受中枢神经控制，并指出正常人的血中葡萄糖水平不是完全一致，一时性的高血糖，不一定就是糖尿病；

研究血管舒张、收缩机制，发现小动脉管壁也有肌纤维；刺激交感神经会引起腹腔内脏的末梢血管及皮肤末梢血管收缩；发现机体皮肤血管在气温高的环境中舒张，在气温低的环境中收缩；

阐明动物吸入一氧化碳引发的中毒，是由于血液中的氧被一氧化碳结合占有，导致动物机体缺氧；证实箭毒对动物机体造成的中毒，主要是对肌肉的麻痹毒害；此外，还论述了鸦片、士的宁等的毒性作用；

提出动物机体内环境相对稳定的理论，是伯尔纳的又一重要贡献，他认为这是动物机体自由独立生活的必要条件。所谓内环境，是指体内化学成分、酸碱度、含氧量、渗透压、温度等，在一定范围内维持相对稳定，处于动态平衡之中。为了维持机体内环境相对稳定，需不断补充被消耗的营养物质，并把新陈代谢的废物排出体外，这就需要不断合适地进食、饮水、呼吸和排泄。

伯尔纳用法文写作的著述众多，主要有《胃液及其在营养上的作用》《胰液对脂肪的消化功能》《糖原合成的发现》《穿刺延髓造成的人工糖尿病》《（血管）舒张神经与收缩神经的支配及调节机制》《交感神经对血管运动的关系》《肝脏造糖》《实验医学研究导论》，等等。伯尔纳的诸多著作，对科学界的实验研究有很多启迪作用，并对后世影响深远。法国著名的化学家、微生物学奠基者巴斯德，对伯尔纳的《实验医学研究导论》高度评价，认为书中论述的科学工作的方法论对科学实验研究与其过程分析，具有重要指导意义。

伯尔纳在法兰西学院担任生理学研究室负责人及生理学教授，一直到 1868 年退休。之后，他仍进行一些实验研究及写作。1878 年，他病逝于巴黎，法国为他举行了国葬，他是法国科学家之中享有此殊荣的第一人。后来，科学界中有人尊称他为"实验医学之父"；1940 年，法国还特地设计发行了伯尔纳纪念邮票。凡此种种事例，充分表明伯尔纳在世界医学史上所享有的声誉。

（原载《上海中医药杂志》2008 年第 10 期）

美尼尔和美尼尔综合征

美尼尔综合征或美尼尔病，是法文"Syndrome de Meniere"或"Maladie de Meniere"的翻译。

公元 1861 年，法国医学家美尼尔最先明确报导了此种由于内耳膜半规管积液所引起的眩晕综合征，但是，他的论证在颇长时日里，遭到医学界（主要是法国医学界）许多人士的猛烈反对。经过支持者与反对者数十年论争之后，美尼尔综合征才获公认而冠以这位医学家的名字。二十世纪八十年代末，有中国学者认为，汉文"梅尼埃"三个字更接近 Ménière 的法文读音，所以，后者逐渐取代了前者之名称。不过，前者迄今仍被不少人采用，且为更多人所耳熟。

1799 年，美尼尔生于法国西部城市昂热，十七岁进入昂热大学医学院预科学习，二十一岁进巴黎著名的 Hôtel Dieu 医院当实习医生，二十九岁获医学博士学位，之后陆续向法国产科名医迪布西斯（Dubsis）、内科名医肖梅尔（Chomel）、外科急诊专家迪皮特朗（Dupuytren）进修有关专科。1834 年，三十五岁的美尼尔开始在巴黎大学医学院担任卫生学及产科学教职。1835 年，法国南部奥德省和上加龙省部分地区暴发霍乱，法国政府派美尼尔到疫区担任防疫委员会主任，他卓有成效地领导了防治工作，不久便把疫区的霍乱扑灭，因此荣获法国政府授予"骑士勋章"。

1838 年，法国聋哑研究所所长伊塔（J. M. G. Itard，1774—1838）病逝，美尼尔受命继任该所所长，从此，他转为专注于耳聋和耳病的研究与防治。他特别提醒人们不可近亲结婚，否则将可能导致其后代发生耳聋的后患。

美尼尔担任法国聋哑研究所所长后，详细阅读德国耳科权威克拉默（W. Kramer，1801—1875）的专著《关于耳病的认识和治疗》，他把该德文专著译成法文，以《关于耳病的论著》书名，于 1848 年在巴黎出版，书中附入了美尼尔诊治的内耳性眩晕综合征女患者病案：一位年轻姑娘乘马车旅行，数小时后，在途中突发眩晕，听力急剧下降，她到达巴黎后，急赴美尼尔任职的聋哑研究所就诊，美尼尔虽为她诊治，但到第五天患者死亡。美尼尔给她做病理解剖，在其内耳膜半规管内发现有红色黏性液体。其大脑、小脑、脊髓均正常。

之后，美尼尔陆续诊治了类似内耳性眩晕患者，他总结此类十一例患者四个基本特点：1. 完全正常的听觉器官，有可能突发功能紊乱；2. 内耳功能紊乱所引起的症状，有眩晕、摇摆感、旋转感、步态不稳、头痛、恶心、呕吐、听力下降等，它们往往被误认为小脑疾病；3. 上述症状，有的发作一次后能自行消失，不再复发，有的反复发作，听力下降逐渐加重，乃至听力完全丧失；4. 发生上述症状，其病变在内耳膜半规管内。

1861 年 1 月 8 日，美尼尔在巴黎每周举行一次的"医学会议"上，宣读了《一种特殊内耳病变所致的严重耳聋》。论文宣读完毕，当即受到大部分与会者否定，他们认为他所报导的病例都是脑充血或脑卒中所引起。

在一周后的巴黎"医学会议"上，一位名医专门宣读了脑充血、脑卒中所引起的眩晕、头痛、恶心、呕吐、癫痫、听力下降等症状，并且把一周前美尼尔报导的病例也归类为脑充血所引起。

但是，美尼尔坚持认为自己诊治的病例是内耳疾病所致，并连续撰写四篇论文在《巴黎医学学报》上发表。然而，反对者仍继续抨击和否定美尼尔的论点。医学史上，有的新发现、新发明在一开始不被人们所认可，种牛痘预防天花就是突出的例子之一。1796 年，詹纳证实接种牛痘能预防天花，就遭到不少人反对和嘲笑，有人捏造说"种了牛痘的人，头上会长出牛角来，声音会变得如同牛叫"，等等。

美尼尔本来可以用此后自己所诊治的更多的内耳性眩晕症病例来论证自己的观点，但可惜他在 1862 年 2 月 7 日因肺炎病逝，以至于在其后的数十年里，美尼尔的观点未能更好地产生广泛影响。直至 1903 年，其子耳科学家埃米尔·美尼尔（Emile Meniere），以大量有说服力的临床实据，撰文证明父亲关于内耳性眩晕综合征的论证，并建议用美尼尔的名字命名父亲在 1861 年最先明确报导的内耳性眩晕症，从此，"美尼尔综合征"的专称，才逐渐被公认和采用。

帕金森病古已有之
——中国古代文献所见

帕金森氏病（又称帕金森病、帕金森氏症、帕金森症），如今是人们常能听到或者时有所见的病症，有的人或许本人、或许有亲友是此种病症的患者。英国医师詹姆斯·帕金森（James Parkinson）首先对该种病症进行系统归纳，以"震颤麻痹"（Shaking Palsy）为病名，于公元 1817 年予以报导。1877 年，法国神经病学家让·马丁·夏尔科（Jean-Martin Charcot）用法文将此病症命名为 Maladie de Parkinson（帕金森氏病），后来，此病症的英文名称"Parkinson's disease"为西医学所通用。

帕金森（1755—1824）诞生于英国伦敦近郊，其父为外科医师兼药剂师，帕金森读完中学后，从十六岁起在父亲的诊所做学徒。二十岁时，进伦敦医院附设医学院学习了半年。1784 年，帕金森二十九岁获得外科医师资格。翌年，被伦敦医学会接受为会员。他从三十岁起的一段时间里，陆续聆听英国解剖生理学家、实验外科先驱约翰·亨特（John Hunter，1728—1793）一系列医学讲座，他边听边用早先掌握的英文速记法，记录了亨特讲授的主要内容。帕金森的这些速记，后来经他的次子、外科医生约翰·帕金森（John W. K. Parkinson，1785—1838）转译为正式英文，整理编成《亨特的经验谈》（Hunterian Reminiscences）一书，于1833 年出版。

帕金森的报导《简论震颤麻痹》（*An Essecy on Skaking Palsy*），是对六例五十岁以上患者症状的概括，有四方面基本特征。一是患者在静止时，身体某些部位不自主节律性震颤，最先往往发生在手指，一秒钟颤抖约四至五次，他称之为"搓丸子"（pill-rolling）状；二是肌肉张力增高，逐渐演变为肌肉僵直乃至萎缩，发生在面部则呈现表情凝滞木然，眨眼次数明显减少，整个面容宛似面具，后来学者称之为"帕金森面具"（Parkinson's mask）或"帕金森面容"（Parkinson's face）；三是走路时脚迈不大，只能步子小而快地拖步，同时头摇晃并向前倾，呈现"慌张步态"（festinating gait）；躯体肌肉僵直，难以坐下和起身，躺平后难以翻转身体；四是身体平衡失调，体位不稳定，常易跌倒。其他症状还有：手指不能握物，不能扣住与解开纽扣、写字与系鞋带困难；面部与口腔肌肉张力增高，影响张口与闭口，致使口水常流出口外；咀嚼肌受影响，妨碍咀嚼食物；肠道肌受影响，妨碍肠道蠕动，导致消化不良及便秘，等等。

帕金森症，实际上不是始见于帕金森生活的那个年代，而是古已有之。帕金森本人也说过，古希腊、古罗马及其他一些国家的早先医学文献，已有若干记述，但他认为过于零散且混乱。

早于帕金森报导的人体颤抖和摇晃症状的记载，在中国现存古代文献中，还能找到若干颇为生动的史料。两千年前，第一部中医学重要典籍《黄帝内经》，其中，《素问·五常证大论》已写有"其病摇动""掉震鼓栗（慄）"的记载。所谓"掉"，包括"摆动"和"颤动"的含义；"掉震"是抖动、震颤之意。至于"其病摇动"症状已很明确，毋庸多说。对于身患"颤动"之实例，金代张从正在所撰《儒门事亲》中，简载了新寨地方一位五十九岁、手足颤掉的马姓患者之病史："新寨马叟，年五十九，……病大发则手足颤掉，不能持物，食则令人代哺……抖擞之状，如线引傀儡。"其所载，对患者抖动的手，十分形象地比喻为类似表演木偶戏者，提摆抖动吊于木偶身上的细线之动作。

元末明初，楼英撰著《医学纲目》列出"颤振"专题，写到："颤，摇也；振，动也……头招而摇，手足颤掉也。"其后，徐凤撰《针灸大全》载："两手颤掉，不能握物""两足颤掉，不能移步。"明代孙一奎所撰《赤水玄珠》特别提到，患颤动症者，青年少见而以老人为多。书中写到："颤，摇也；振，动也；筋脉约束不住而莫能任持……此病壮年鲜有，中年以后乃有之，老年尤多。"

还值得一提的是，宋代非医学文献也简要记载了完全符合后世西医学所述帕金森病的实例。据《宣和遗事》记载："正隆五年，命契丹、海滨、延禧，并天水赵某等皆往骑马，令习击鞠。时帝手足颤掉，不能击鞠，令左右督责习之。"引文中的"宣和"，是宋徽宗年号，相当于公元1119年至1125年。"正隆"是金朝海陵王完颜亮"废帝"的年号，相当于公元1156年至1161年，正隆五年，为公元1160年。完颜亮三十八岁时患手足颤掉症（颤掉指抖动，也即后世西医学帕金森氏症），不能骑马，也不能用手持棒击鞠（中国古代一种球）。以上所引中国古代文献一部分论述颤振、颤掉等史料，与帕金森氏病相对照，基本吻合。这充分证明：帕金森氏症的确是古已有之。

郁金香和詹姆斯·帕金森

从 1981 年以来，郁金香陆续与詹姆斯·帕金森医师、帕金森病、帕金森病患者，以及和帕金森病有关的各种事物产生了密切之关联。

郁金香之所以和詹姆斯·帕金森以及上述诸多事物有关联，是渊源于帕金森病患者韦尔德（J. W. S. van der Wereld）培育新品种郁金香之特殊经历。

韦尔德是荷兰一位园艺师，1980 年，他栽培的郁金香全部枯萎，他虽然深为惆怅，但毅然决心要培育新品种郁金香。他不畏惧自身遭受的帕金森病困扰，而是持之以恒地艰苦劳作，经过一段时间精心培育，终于在 1981 年实现了愿望，培育出新品种郁金香的花朵，比以往栽种的郁金香花更加绚丽，每片花瓣为白色边缘包围着整片红色，十分美观。为表达对最先报道颤抖病症的詹姆斯·帕金森医师的崇敬和纪念，韦尔德特将它冠名为"詹姆斯·帕金森郁金香"。

郁金香花，在荷兰素有"国花"之尊，韦尔德培育出的新颖美丽的郁金香，很快受到众多人士赞赏。它在 1981 年中就获得两项嘉奖：一是荷兰"皇家球茎植物培育者协会"的"花园实验奖"；二是英国伦敦"皇家园艺协会"的"优异奖"。

由于韦尔德把郁金香与帕金森医师相联系，其后因之发展产生了诸多富有意义的事物，特别多姿多彩的是，联合国和许多国家各种类型的帕金森病组织，用郁金香来设计各具特色的图案，作为代表该组织的专用标志等。

1957年建立的联合国"帕金森病基金会"（Parkinson's Disease Foundation），在1981年最先用黄颜色彩绘的三片郁金香花瓣式样设计了代表该基金会的专用标帜，表示乐观和希望。

又如，1992年成立的"欧洲帕金森病协会"（European Parkinson's Disease Association），于1997年4月11日"世界帕金森病日"在卢森堡举行的第九届"世界帕金森病日"大会上，提出了该协会设计的红色基底、白色镶边的三片象征郁金香花瓣的图案，建议作为"世界帕金森病"专门标志，结果获得联合国世界卫生组织赞同支持，也得到许多国家有关机构及众多团体的赞成。

特别需提及的是，代表帕金森病的通用标帜，设计更具匠心：郁金香花是用红颜色绘成的四片花瓣，花瓣周围用白色镶边，花朵下方连接象征性的绿色花梗，其左右各画一片绿色叶子，分别代表帕金森病的首字母"P"和"D"。此标帜式样独特，含义明确。

此外，用郁金香式样设计的图案，还被广泛用于有关帕金森病的各种会议、慈善捐款、奖品、邮票、纪念品、衣服生活用品等诸多方面。

如今，郁金香不仅代表帕金森病及其患者，同时还象征呼吁全社会对帕金森病及其患者多方关注和支持。并且，它还被赋予热情鼓励帕金森病患者乐观、积极面对疾病的意涵。

阿尔茨海默和"阿尔茨海默病"

阿尔茨海默是德国精神神经病学家 Alois Alzheimer（1864—1915）的汉文音译名，阿尔茨海默病的原文全称为 Alzheimer-Krankheit，是一种脑功能渐进性衰退的失智症。此种疾病的症状与脑部病理变化，是阿尔茨海默氏最先较深入地观察和论述。1906 年 11 月 26 日，在德国慕尼黑举行的"德国精神病学会"年会中，阿尔茨海默报告了他对一例五十一岁脑功能渐进性衰退女患者，进行了长达四年九个月观察、诊治、随访以及研究的结果。1910 年，德国精神病学家克雷皮林（Emil Kraepelin，1856—1926），在其编撰第八版精神病学教科书之中，把阿尔茨海默氏报道的上述病症冠以阿尔茨海默氏的名字。

阿尔茨海默出生于德国马克特布赖特（Markt-Breit）的律师之家，读完小学、中学后，于 1883 年十九岁时考入柏林皇家腓特烈 - 威廉（Royal Friedrich-Wilhelms）大学医科学习，1887 年转学到维尔茨堡大学继续读完医学专业，毕业后自设诊所行医。五个月之后，在维尔茨堡师从解剖学家冯·克利克（Von Kölliker）研究解剖学（着重神经系统解剖）。经过一段时间后，他在法兰克福、海德堡、慕尼黑、柏林等地的医院，分别担任精神病科医师、主任、教授等职。由于体质因素和工作繁重，他五十岁前罹患病症，逐渐导致肾功能衰竭，五十一岁病逝。

阿尔茨海默生平事迹主要是医学上之业绩和贡献，但在他的生活经历中有颇值得提及的两件轶事：一是他大学读书时，有次与人击剑，左脸部被刺伤，伤口愈合后，留下一条瘢痕，所以他的个人肖像，多是拍摄右侧脸；二是他曾诊治过一位很富有的钻石商，后来，该钻石商病逝，不久，阿尔茨海默同钻石商遗孀结婚，因家庭经济很富裕，所以阿尔茨海默在慕尼黑医院担任医职时，主动不领取薪俸。

阿尔茨海默首先详细报道的五十一岁脑功能渐进性衰退的失智症女病例，是他在法兰克福医院担任精神病科医职时收入医院诊治的。1901 年 11 月 25 日，患者奥古斯特入院时，其家人陈述：患者五年来，发生渐进性的记忆力和理解力减退、说话不顺畅乃至错乱、幻听、失去辨别事物与方向的能力、书写自己的名字也会错误、性格偏执、日常生活中拒绝家人的帮助等。阿尔茨海默对患者进行医学检查，确认其上述症状均很明显。经过反复对症治疗，其症状未能改善却继续加重，直至 1906 年 4 月 8 日病逝。后来，阿尔茨海默对患者脑组织进行病理检查，发现广泛性萎缩，脑重量减少。病理切片显微镜检视，主要显示大脑皮质和皮质下灰质呈现神经细胞广泛脱失，胶质细胞增生，神经原纤维缠结，以及嗜银染色的斑块等。

阿尔茨海默首次报道的脑功能渐进性衰退症，至 2006 年正好一百周年。一个世纪以来，随着老年人口所占比重增大，上述疾病发病率也相应升高，因而各国有关方面对该病的研究与防治也逐渐予以较多关注。

阿尔茨海默病多发生于六十五岁以上人群，故广泛称为老年性痴呆症或老年性失智症。若该病患者年龄低于六十五岁或更年轻者，称为早发性痴呆、早发性失智症。近年来，社会上与学术界有人士认为，以"痴呆"称呼患者，客观上似有鄙视之嫌，对患者或其亲人、朋友，可能会产生感触杂陈心情，故主张把"痴呆症"改称为"失智症"。

在阿尔茨海默病和其他已知病因的各种失智症之中①，阿尔茨海默病占的比例最高，据近年报道大致为 50%—65%。虽然，学术界、医学界对阿尔茨海默失智症的原因尚未完全探明，但对它的症状与征兆，已总结出若干基本点，其前驱症状与后发症状包括：记忆力减退或异常；说话不能正常表达；理解力和判断力下降；不能操作原先熟悉的工作；物品放置错乱；失去时间、空间概念；不能思考复杂事务；性格明显变异；情绪、行为改变；幻觉与妄想；生活和对外界淡漠无兴趣，等等。

阿尔茨海默失智症的诱因，学术界比较明确的有：教育程度低，脑神经细胞未能长期获得复杂思维的良性刺激；牙周病炎症可能损害脑部；长期失眠；缺乏体力活动等。有人认为老年人长时间独自看电视，日子久了也可能成为失智症的诱因。

老年失智症迄今尚无特效药可治，因此，对患者身体各方面亟须给予积极支持疗法和细心、耐心护理，改善其日常生活状况，以增强其身体的代偿能力，尽可能延缓其症状恶化。

正因老年失智症还没有特效疗法，采取预防措施就显得更加

---

① 失智症已知病因包括：帕金森氏病、脑中风、脑外伤后遗症、脑炎与脑膜炎后引发、各种物质中毒、内分泌与新陈代谢障碍、中枢神经肿瘤、长期营养不良与贫血、未能治愈的重度忧郁症等。

重要。人生的每个时期都应注意控制体重，防止体内有害胆固醇增高，不吸烟、少喝酒，进入中老年时期，要保持常走路、多动脑，不宜长时间看电视，保持精神愉悦、生活有序，积极防治和避免可能引发失智症的诱因与不利因素。

如今，世界老年人口越来越多，老年失智症患者也越来越多。这不仅是某个患者的家庭问题，也是整个社会的问题，实应引起世人普遍重视。

卡雷尔创新血管缝合术

血管缝合术的发明和完善，对于血管创伤出血、血管狭窄、血管瘤、血栓等的治疗，以及断肢再植、器官移植等，都有着极为重要的价值，发明卓有成效的血管缝合术者，是法国医学家亚历克西·卡雷尔（Alexis Carrel），1912 年，他因此项重要成就和对器官移植所进行的研究，获得诺贝尔医学奖的殊荣。

1873 年，卡雷尔诞生于法国里昂普通商人之家，四岁时父病逝，当时家里的经济虽未陷入困境，但母亲仍继续从事本来的刺绣工作，以所获收益补贴家庭生活。卡雷尔因而在家乡读完小学与中学，继之考入里昂大学，先后学习理科和医科。

1894 年 6 月间，一个大型的艺术、科学和工业博览会在里昂举办，法国总统萨迪·卡诺（Sadi Carnot）作为首要贵宾，由巴黎前往里昂。6 月 24 日，他在乘马车前往博览会场的途中，猛然被意大利一歹徒用利刃刺进其下腹部，导致大出血，卡诺当即被送到医院抢救，医师诊断为腹腔大静脉被刺断，但当时医学上对人体血液学和输血的知识都还很少，也未掌握完善有效的血管缝合技术，参加抢救的医师、麻醉师及护士们都束手无策，卡诺终因大量失血死去！这件事给当时还是医学生的卡雷尔以极大的震惊和触动，促使他萌发了必须努力探索卓有成效的"血管缝合术"之决心。

1896 年，卡雷尔医科毕业，之后进入里昂医院担任外科医师，并在里昂大学医学院讲授解剖学和实验外科手术，在此期间，他对探索完善的"血管缝合术"一直念念不忘。他首先向从事刺绣工作多年的母亲咨询缝缀的基本要点和方法。母亲一方面把自己的有关知识和经验传授给他，同时要他向当地有名的女刺绣师玛丽·安妮·勒鲁迪埃（Mari Anne Leroidier）请教。因此，卡雷尔多次到勒鲁迪埃处观察、求教，在她指导下，卡雷尔用细针练习缝缀实际操作，经过一段时间后，掌握了熟练的缝缀技巧。

卡雷尔自 1896 年从事医疗和教学工作以来，同时进行血管缝合及器官移植的研究和动物实验。他在 1900 年获里昂大学医学博士学位后，上述工作与研究并未终止。他了解到，自英国医师兰伯（Lambert）1762 年介绍早期的人体"血管缝合术"以来，若干国家一些学者为病人施行的"血管缝合术"，往往出现这样或那样的缺陷，诸如：血管衔接处不平整、渗漏血液或狭窄；血管内产生血块、堵塞；血管感染发炎等。为尽可能避免上述缺陷，卡雷尔研制更精细的缝针，用消毒细丝线取代羊肠线作缝线，更关键的是改进了缝合血管的方法和具体操作。

他发明了"血管三点固定缝合法"——需缝合连接的两段血管，其接口的血管内膜与内膜、肌层与肌层准确对合后，在血管对接口圆径取等边三角形的三个顶角处，先缝缀固定，然后均匀、平整地缝缀其余接口。此外，缝线所打外科结之张力的松紧应需适当，等等，总之，使吻合口的血管平滑通畅、不渗漏、不堵塞，经动物实验，证明的确能取得更良好的效果。

从 1896 年至 1904 年，卡雷尔根据自己对缝合血管创新技术和器官移植的探索、研究及实验，用法文撰写发表有关论文二十四篇，但并未引起法国医学界很大重视。1904 年底，他到美国芝加哥大学赫尔实验室，和美国生理学家查理·克劳德（Charies Claude，1880—1963）合作，研究血管缝合技术与器官移植。1906 年，卡雷尔被推荐到纽约"洛克菲勒研究所医学部"，从事血管缝合术和器官移植以及抗感染的研究。1908 年，他给一只狗移植肾脏后，它存活了一年五个月。接受肾脏移植的狗未能长时间存活，这主要是当时医学上尚未认识到的机体对异体组织产生了"排斥"作用，但就血管缝合这项手术而言，是完全成功有效的。

随着时间的推移，卡雷尔对血管缝合术的创新发明，以及对器官移植研究的应用成果，逐渐被医学界越来越多人士采用，效果良好。因此，卡雷尔于 1912 年获得诺贝尔医学奖。

卡雷尔的医学著作，主要有法文撰写出版的《器官培养》《血管缝合和器官移植》等。他作为专家先后到西班牙、俄罗斯、瑞典、荷兰、比利时、德国、意大利、希腊等国访问，传授技术与经验。他在美国期间入了美国籍，但他曾多次返回法国（休假、应邀帮助会诊医疗、参加学术活动或社会活动等）。

1914 年，第一次世界大战爆发时，卡雷尔正在法国休假，他毅然投入到法国军队的救护医疗工作，许多受伤者的伤口因感染发炎化脓，有的继而发生败血症。当时青霉素等抗生素都还未发明，他邀请英国生物化学家亨利·戴金（Henry Dakin，1880—1952）共同研究实验，发明以 0.5% 次氯酸钠和 4% 硼酸调制成的"卡雷尔—戴金溶液"（Carrel-Dakin Solution），外用于伤口清洗消毒，大大降低了伤口发炎化脓和败血症的发病率。对此，法国政府特颁予"荣誉勋章"。

第一次世界大战结束后，卡雷尔回到纽约洛克菲勒研究所继续医学研究工作。1939 年他回到法国期间，第二次世界大战爆发，他在法国继续参加医疗工作和一些社会活动，1944 年 11 月 5 日因心力衰竭病逝于巴黎。

1973 年，瑞典邮政局从历届诺贝尔奖得主中，选出一部分获奖者发行了一组纪念邮票，卡雷尔就在其中，这充分表明他在医学上所作出卓越贡献的深远意义和莫大价值。

（原载 2012 年 4 月 6—8 日北美《世界日报》）

早期人体肾移植史话

人体某个重要器官受损伤或罹患疾病，导致其功能减退乃至丧失，严重危害其健康与生命时，移植一个健全合适的器官代替，藉以补偿其相应功能，使之得以继续健康地运作，延年益寿，这是世界医学发展史上一座重要里程碑！

为使器官移植取得良好的效果，须具备多方面必要的条件，其中，妥善有效的血管缝合术，是重要条件之一。二十世纪第一个十年里，法国医学家亚力克西·卡雷尔对人体血管缝合术的创新发明，及其在动物肾移植方面的实验研究成果，为人类肾移植术的成功应用和发展，创造了极为重要的条件。

从 1911 年至 1953 年的四十多年里，不同国家的不少医学家及学者，先后对人体施行了异体肾移植手术。但这期间，因医学界尚不完全知晓如何解决人体对所移植的异体组织的"排异作用"，以至于接受肾移植者均未能获得长时间存活的效果。

文献上记载早期施行的人体肾移植者，较常提到的，是乌克兰外科医生沃罗诺伊（Y. Y. Voronoy）。1933 年他施行了一例肾移植术，但未见详细记载，记述比较具体的是，他在 1936 年四十岁时，为另一例肾功能衰竭者施行肾移植术。据说一个三十三岁男子，服氯化汞自杀未遂，导致急性肾衰竭，被送到医院急救，患者经局部麻醉后，沃罗诺伊把从一个死于外伤的遗体上取出的肾，移植到急性肾衰竭者右大腿的内侧，将其大腿上的动、静脉血管，分别和移植肾的动、静脉连接吻合，移植肾的外面用患者自身的皮片覆盖、缝合，输尿管则造口于大腿皮肤上，但是无尿液排出，患者存活了两天死亡。

1953 年以前，接受肾移植的患者，存活时间较长的，是一位名叫露丝·图克尔（Ruth Tucker）的女士，她接受肾移植之后，存活了近五年。

露丝·图克尔出生于家族性多囊肾家庭，因此她也患多囊肾，到四十四岁时，一侧肾功能完全丧失，另一侧肾功能只有 10%。她住入芝加哥"小玛丽医院"之后，医院、医生和她及家人商定，试用肾移植的治疗办法。等了五个星期，才获得一个死于肝硬化女病人的肾，这个供移植的肾虽不很理想，但有一点可取之处：供肾者的血型为 O 型，接受肾移植者为 B 型，两者血型能相配。

为露丝·图克尔施行肾移植手术的主刀，是已有三十年外科经验的理查德·劳勒（Richard Lawler，1896—1982），虽然这是他首次为人体施行肾移植术，但在此前数年里，他多次用狗进行肾移植实验，掌握了娴熟的技巧和成功经验，其中有一只肾移植的狗，存活了一年多时间。

1950 年 6 月 17 日，理查德·劳勒在两位助手协助下，为露丝·图克尔摘除一侧丧失功能的肾之后，把捐献者的一只肾植入，结果血流畅通，之后有尿液生成排泄。患者经调养一个月出院，身体健康状况良好，体重增加了五磅，能操持普通家务，存活了将近后五年病逝，死因不是肾脏的问题，而是肺炎并发的冠状动脉梗塞。因此，当时芝加哥报纸、西医界和后来不少西医文献，都称赞理查德·劳勒是第一位对人体施行肾移植术获得良效的医学家。美中不足的是，他对人体接受移植异体组织的"排斥作用"，仍未提出开拓性的解决办法。

其后，对人体施行肾移植术获得显著效果，使接受肾移植者存活年限显著延长，以及研究解决人体对移植异体组织的"排斥作用"迈出重要一步的开拓者，是美国外科医师约瑟夫·穆雷（Joseph Murray）。

1919年，穆雷生于波士顿西南三十英里的小城米福德，父为律师和地方法院的法官，母为教师。穆雷在中学读书期间，因受家庭医生影响，萌发了日后习医的意愿，并且对自然科学产生浓厚兴趣。1936年他十七岁高中毕业后，考入当地圣十字学院学习，二十岁毕业获文学士学位，继而考入哈佛大学医学院习医。1944年二十五岁毕业后，进波士顿一家医院担任外科医生，但不久即转往宾夕法尼亚美国军医院任外科医生。当时，正处于第二次世界大战期间，这家美军医院接受治疗的患者，大多是从前方战场送回的伤病官兵，不少是骨折或烧伤者。

对于烧伤者的治疗，植皮是重要措施之一，而用于植皮的皮片，多是志愿捐献者的皮肤。由于人体对异体组织的"排斥作用"，植皮后往往不能取得治疗效果。穆雷面对此种困境，常和同事们探讨，特别是向资深的整形外科主任詹姆斯·布朗（James Brown，1899—1971）请教。布朗告之，说自己十多年前发现孪生兄弟姐妹间相互采用皮片植皮，效果极佳，曾在1937年作了报道。但是，对于大量需要植皮治疗的烧伤者，根本不可能找到为数众多的同卵孪生兄弟姐妹提供皮片。不过，布朗的这个经验给穆雷留下了极深的印象。

1945 年，第二次世界大战结束，1947 年穆雷由军医院退役后，回到波士顿，他在彼得布莱汉医院担任外科医师期间，二十三岁的理查德·赫利克，因慢性肾炎导致肾功能衰退入住该院求治。对此患者最理想治疗措施是肾移植，穆雷想起布朗主任在孪生兄弟姐妹之间相互植皮的宝贵经验。

恰巧，患者有一个孪生弟弟罗纳德·赫利克从美军退伍。医院征得这两位孪生兄弟的同意之后，1954 年 12 月 23 日，时年三十五岁的穆雷，在两位外科助手协助下，从患者的孪生弟弟身上取出一只捐献的肾，移植到患者体内，手术成功地进行了五个半小时。次晨，穆雷和参加肾移植手术者查病房时，患者理查德对穆雷等人说感到饥饿，这使穆雷等感到接受肾移植者情况良好。这一对孪生弟兄的伤口愈合并经疗养一些时日之后，都过着健康的生活。虽然在八年之后，接受肾移植的哥哥病逝，献出一只肾的弟弟在三十六年之后病逝，但是他俩的死因都不是肾脏的问题，而是心脏病。

穆雷对人体肾移植术的成功施行固然感到很欣慰和鼓舞，但是，他在《自传》里回顾：1954 年，自己和参加人体肾移植术的同仁，当时都没有想要创造惊人的历史，他们所想的只是竭尽全力地救治病人。

穆雷卓有成效地施行第一例同卵孪生弟兄间的肾移植术之后，一方面给医学界以极大振奋和启迪，有力推动了对人体施行肝脏、胰脏、心脏等器官的移植；同时，也使医学界和生物学界较确切地认识到，人体对不同卵的异体器官移植会产生"排斥"

现象，进而导致"器官移植免疫学"概念之产生。其后，更促使学者们满怀信心和积极性，投入到探讨解决人体对异体组织"排斥作用"的研究，并且逐步取得了可喜的进展。

1954年之后，穆雷和助手们陆续为十八对孪生兄弟姐妹成功施行了肾移植术。而在1962年，他首次利用取之于尸体的肾进行移植，并且改用硫唑嘌呤作为人体对移植异体组织"排斥作用"的抑制剂，使接受肾移植者的存活时间明显延长。据报道，自1955年之后的数十年间，全球医学界对肾移植术陆续改进、提高和推广，从而挽救或延长了众多患者的生命。

正因穆雷对人体肾移植的杰出成就，并且由此推动医学界开展人体其他器官移植，以及他对研究减少人体对移植异体组织的"排斥作用"所作出的贡献，1990年，他和骨髓移植的先驱、美国医学家多纳尔·托马斯（E. Donnall Thomas），共同获得诺贝尔生理学、医学奖。截至2012年9月，笔者撰写此文时，穆雷虽已九十三高龄，仍居住于美国麻萨诸塞州的卫斯理市安度晚年。

（原载2012年12月31日、2013年1月1日、2日、3日、4日北美《世界日报》。）

纪念伦琴发现"X射线"一百周年

现代医学，用"X射线"对人体进行体格检查和疾病诊断，以及对某些疾病治疗的，俗称"X光"。它是一种极为重要的器械和措施，发现"X射线"者是德国物理学家伦琴（W. C. Röntgen，1845—1923）。1995年是他发现"X射线"一百周年。

1845年，伦琴诞生于德国伦内普（Lennep），当他三岁时，他父母把家搬到荷兰的乌德勒支，因此他在该地的小学、中学就读，并在当地大学学习过一年。二十一岁以后，他到瑞士苏黎世工艺学校学习，1869年在该校获哲学博士学位及机械工程学毕业证书。其后，曾在德国几个地方的专科学校与大学担任副教授、教授。1885年任德国维尔茨堡物理研究所教授与所长。X射线就是后来他在该处发现的。

1895年11月8日夜间，伦琴在一间供实验的暗室内，用嵌有两个金属电极的放电管进行阴极射线试验，其间，他偶然发现，在放电管附近桌上的一块涂有铂氰化钡结晶的纸板上有荧光出现。之后，他用黑纸遮住放电管，纸板上仍有荧光。于是他又把一些不透明的物体如衣服、厚书本等置于上述放电管附近，结果这些不透明的物体仍能在荧光屏上显示。后来，他用自己的手掌进行试验，荧光屏上同样能显示手掌与其中骨骼的轮廓。

对于上述现象，伦琴认为是放电管内高压电流通过时产生了一种肉眼看不见的新射线，它能穿透普通光线所不能穿透的纸板，并且在荧光屏上产生荧光。当时，伦琴还不清楚这种新射线的性质，所以他采用代数学中代表未知数的"X"来命名，称它为"X射线"。

1895 年 12 月 28 日，伦琴以德文写的《关于一种新射线的技术》初步报告被维尔茨堡物理、医学协会所接受。1896 年 1 月 23 日，《我偶然发现放射线穿透黑纸》的报告，正式宣布了他的重要发现，同时还展示了他用 X 射线所摄的一张手的照片。但是，在起初一段时间内，人们对伦琴的这项发现持怀疑的态度。后来，"X 射线"以它在许多方面显示出的实用价值，逐渐地消除了人们的怀疑。

在医学上，最先对 X 射线予以应用的是外科，尤其是枪伤外科对人体受伤骨折和遗留枪弹片进行诊断时，用 X 射线确诊具有极大的优越性。由于 X 射线对外科学的显著贡献，后来它逐渐地被应用到胸、肺、呼吸道、心脏、血管、脑、脊椎、胃肠道以及泌尿系统等许多器官和部位的检查和诊断。而且，它还被作为某些疾患的一种治疗措施。

1900 年，伦琴应聘担任慕尼黑大学物理学主任教授。1901 年，他荣获了第一届诺贝尔物理学奖。他所发现的"X 射线"，人们称之为"伦琴射线"。1920 年，伦琴因年迈退休，1923 年病逝。

伦琴对 X 射线的伟大发现，促进了物理学、冶金学、医学等方面的发展。"放射学"这门新学科的产生，正是放射线在许多方面得到广泛应用的结果。伦琴对科技、医学以及对危险品之检查等诸多方面的贡献，诚然是难以估量的。

1995 年是伦琴发现"X 射线"一百周年，谨以此短文，藉表纪念。

（1995 年 11 月 8 日写于上海中医药大学医史博物馆）

福斯曼和心脏导管术

现代医学对于心脏疾患的诊断和外科治疗，对于心血管系统的生理学研究都已有很大的进展。而心脏导管术的发明与应用，则在其中起了相当大的推动作用。

心脏导管术是德国医生福斯曼（W. Forssmann）勇敢地在1929年最先在自己身上实验成功的，2019年正好是九十周年。

福斯曼（1904—1979）生于柏林，父亲是律师。1914年第一次世界大战爆发不久，他父亲被鼓动为了普鲁士的利益而到前线参战阵亡，所以，福斯曼十岁以后是由母亲抚养并送到学校，福斯曼当医生的叔叔也对他有所帮助和影响。

1922年，福斯曼中学毕业后，进入柏林一所大学医学院习医，1928年毕业。进德国埃伯斯瓦尔德医院担任外科助理医师期间，他设想，在紧急的手术情况下，如何能把救急的药物迅速而有效地送到右心房内，以进行抢救？他反对将药物直接注射于心脏内的办法，因为他认为这种做法有引起形成血栓进而导致冠状动脉栓塞的危险。

在福斯曼产生上述设想之前，德国医生柏莱克罗德（F. Bleich-roeder）曾于1905年用导管成功地插入狗的静脉和动脉内。1912年，他曾报告将导管插入人体下腔静脉，取出了一些肝静脉血液进行新陈代谢的研究。另外，翁格（E. Unger）则报告曾将导管插入病人的臂静脉，一直到达腋部静脉。但他们并没有将导管插到心脏内。

1929 年，福斯曼设想利用长度 65 厘米的橡皮导管，通过插入臂部静脉管道推进到心脏内。他经过动物实验后，在人的尸体上进行试验，使他十分惊奇的是导管竟能相当容易地从右臂静脉推进到右心房内。随后，他决定在自己身上进行这种实验。他请同事为他进行操作，先在将要插入导管的臂部肘窝静脉处的外部皮肤施行局部麻醉，然后切开该处肘前静脉，将导管插入，但是，当他的同事把导管推进入静脉内 35 厘米后，他的同事胆怯起来，不敢把导管再继续推进，结果这次实验半途而废。

一周后，福斯曼再次进行实验。他在麻醉左肘窝局部后切开了肘前静脉，通过静脉的切口，自己把导管插入静脉内，并且沿着静脉管向前推进。然后，他将自己的手置于 X 射线荧光屏下观察，最后巧妙地将导管插入到了右心房。在整个实验过程中，他没有感到痛苦，只有一些温暖的感觉，就如同注射过钙剂后的感觉一样。

之后，福斯曼写了《右心导管检查术》论文，报告了他的心脏导管术及其在诊断治疗上的作用，但当时并没有很多人给予重视。几年后，美国学者柯南德（A. F. Cournand）和理查德（D. W. Richards）对福斯曼的心脏导管术很感兴趣，他们改进并应用这种技术进行血流动力学及循环呼吸生理学的研究，获得不少成就。

二十世纪五十年代以来，心脏导管术在临床上逐渐得到推广，它对诊断心血管畸形及病变，帮助测定心内和血管各部分的压力及血液含氧量，对进行直接心血管造影术以及研究心、肝、肾的代谢功能，均有很大的价值；对心脏外科的开展也作出了相当大的贡献。

福斯曼以他的勇敢和毅力发明了心脏导管术，柯南德和理查德改进了心脏导管术，他们三人于 1956 年共同获得了诺贝尔医学奖。

（2019 年 11 月 20 日重新写于洛杉矶）

百日咳史话

　　人类疾病史上，"百日咳"是自古已有的传染病，但是，"百日咳"之病名，非中医学所固有，也非译自西医学。中国医学界确定并正式采用"百日咳"之病名，迄今还不到一百年。

　　百日咳"痉咳期"之典型症状为：阵发性剧烈咳嗽之后，出现数次深长的吸气，由于气管、支气管因发炎引起充血和水肿，又因剧咳而引起痉挛，致使管腔与气门变狭，吸气时当气流通过狭窄的呼吸道，会发出类似鸡鸣或鹭鸶样的吼声，因此，古代中医称之为"鸡咳""鹭鸶咳"。清代吴瑭《温病条辨》记述："凡小儿连咳数十声，不能回转，半日方回，如鸡鸣声。"明代虞抟《医学正传》描述此病症状为："连咳不已，谓之顿呛。顿呛者，一气连呛二三十声，少则十数声，呛则头倾胸曲，甚则手足拘挛，痰从口出，涕泣相连。"清代赵学敏《本草纲目拾遗》除了记述"顿呛"时的主要症状"从小腹下逆上而咳，连嗽数十声，少住又作，甚或咳发必呕，牵掣两胁，涕泪皆出"，还说它有"连月不愈"的病程特点。

　　此种疾病的西医名称，一为"pertussis"，意思是激烈的咳嗽；另一为"whooping cough"，意思是发出"荷荷声音"的咳嗽，上述两者均无"百日"的意思。至于汉文"百日咳"病名，是在十九世纪四十年代以后的一百多年里，先后来华的十数位外国西医师、中国数十位西医师以及若干位中医师和学者，对包括百日咳在内的西医学汉文名词，历经多次共同反复推敲、商讨之后所确定。"百日咳"是基于该种剧烈阵发性痉咳病程缠绵长达两三个月的泛称，并非截然为"百日"。

易感染百日咳者，多为五岁以内之儿童，也有其他年龄患者，在以往尚无预防百日咳疫苗时，其发病率和死亡率甚高，致死原因主要为窒息和并发肺炎、脑病变等。为捕捉百日咳元凶，不少科学家与学者进行了长期追寻，直至 1906 年，比利时两位细菌学家博尔代（J. Bordet，1870—1961）和让古（O. Gengou，1875—1957），首次捕获到百日咳致病菌。他们采集百日咳患者的咳嗽飞沫和喉部分泌物，培养于含有新鲜血液的固体培养基平碟，分离出纯菌种，将其染色后，用显微镜观察，发现为许多短棒状细菌。另一方面，他们将此种细菌注射到小豚鼠腹腔内，会使豚鼠死亡，表明该菌的毒性。后来此种病菌被称为 Border-Gengou 氏细菌，或径称为博尔代氏杆菌属。对百日咳杆菌的实验研究发现，由于它需要在含有新鲜血液成的培养基中才能生长，故微生物学称它为"百日咳嗜血杆菌"。

对百日咳的治疗，中医和西医分别选用相应的治法与药物，虽然能获得不同程度的疗效，但因该病的传染性强烈，因此，防止其传播就显得尤为重要。

博尔代和让古在发现百日咳杆菌后，即着手对百日咳预防疫苗的研制，其他不少学者也进行了研制预防此病疫苗的工作，可是都未能制造出效果好而毒性低的预防疫苗。

1932 年起，美国女细菌学家肯德里克（P. Kendrick，1890

—1980）和另一位女细菌学家依尔丁宁（G. Eldening, 1900 —1988），用了六年时间研制百日咳预防疫苗，至1938年制造出效果好而毒性低的百日咳预防疫苗，从而使接种该疫苗的地区，控制百日咳流行的局面大为改观。后来，经过若干国家、地区学者们对百日咳疫苗的继续研究，其效能进一步提高，并且把它和白喉类毒素以及破伤风类毒素适当地混合，制成了能同时预防上述三种疾病的"三联疫苗"。此种疫苗在世界上推广应用后，对预防上述三种疾病发挥了很好效果，发病率和死亡率都大为降低。

（原载《上海中医药杂志》2008年第2期）

多马克和磺胺药

一百余年前，微生物学家为了使各种传染病的病原体原形毕露，陆续发明了一些细菌染色法，有些学者在侦察传染病菌的过程中，观察到某些染料具有杀菌作用。但后又发现，不少染料在试管内虽有杀菌作用，却对人体有毒性而不能用于治疗。

1932 年，德国化学家合成了一种红色染料——百浪多息（Prontosil），因其中含有消毒作用的成分，所以偶尔也被用于治疗丹毒等疾患。但由于它在试管内无明显的杀菌作用，所以迟迟未被医学界重视。

同年，德国生物化学家多马克（G. Domagk，1895—1964）在试验偶氮染料时，发现"百浪多息"对于感染了溶血性链球菌的小白鼠，具有很高的疗效，后他又用兔和狗实验，均获成功。在此期间，多氏之小女儿不慎将手刺破引起感染，继而发生了败血症，虽经名医多方医治，病况依然危笃。多马克在别无它法可施之下，采用"百浪多息"治疗，结果女儿得救了。

1935 年初，多马克发表用"百浪多息"治疗感染的论文，轰动了整个医学界，于是研究这种染料的人越来越多。结果，研究者终于发现，"百浪多息"的抗感染作用，是由于它在体内分解为氨苯磺胺（简称磺胺）的缘故。他们将磺胺进行动物实验，发现它对链球菌的作用与"百浪多息"相同，于是，抗菌消炎尖兵"磺胺"的名字便在医学界广泛传播，并且学者们继此之后，还陆续研制出多种磺胺类药物，从而扭转了使医学界甚感棘手的流行性脑膜炎、肺炎、败血症等的疗效。因此，多马克于1939年获得诺贝尔医学奖。

今年是1985年，磺胺药问世整整五十年了，先后曾有数百种磺胺类药物诞生，已形成庞大的"磺胺家族"。但是，随着医学的发展，磺胺类药物不断被更新和淘汰，有的因某些副作用，或因细菌产生耐药性而退出医疗战线。然而有些磺胺类药物迄今仍不失为抗菌消炎的有效武器，如磺胺甲噁唑，又名新诺明（SMZ），抗菌作用较强，适于治尿路感染，但易出现血尿副作用。又如磺胺脒（SG）是肠道抗菌药，适于治痢疾、肠炎，预防手术后肠道感染，等等。相信今后定将会有新的、更理想的磺胺类药物研制诞生。

（原载1985年6月16日《福建卫生报》）

南丁格尔和近代西医护理学

在近代和现代国际医学护理界，弗洛伦斯·南丁格尔（Florence Nightingale）是一个具有重要历史和现实意义的人名，"南丁格尔纪念委员会""南丁格尔国际基金会""南丁格尔奖"等，都冠有弗洛伦斯·南丁格尔的姓名。而"国际护士节"选在每年5月12日，则是因为这一天是南丁格尔诞生纪念日。

南丁格尔何以受到人们的高度尊敬和隆重纪念？这是因为：她怀着对伤病者深切的同情心与爱心，自愿放弃十分优越的生活，毕生从事脏累的医疗护理专业；卓有成效地致力于改革与创新医疗护理工作；倡议并推动改善医院环境和医疗设置；建立符合伤病者要求的合适之护理制度；开展培养合格护理人员的教育……她在诸多方面作出了杰出贡献，是近代、现代医学护理学的重要奠基者。

弗洛伦斯·南丁格尔出身于英国优裕的基督教家庭。她的父母受过良好的教育，喜爱旅游，1818年结婚后不久便旅居意大利，1819年在那不勒斯生下了大女儿，他俩以此地希腊名称给大女儿取名"Parthenop"。1820年5月12日在佛罗伦萨生下第二个女儿，因此也以城市之名作为二女儿名字，但后来，人们往往径称她为南丁格尔。

1821年，弗洛伦斯·南丁格尔和姐姐被父母带回英国居住，继而进校就读。父母因家境富有及工作性质，交往者多为上层人士，因此南丁格尔从小就受到良好抚养与严格教育，后来毕业于剑桥大学。她除母语英语外，还通晓意大利语、德语、法语、希腊语、拉丁文，在音乐、文学、历史、哲学、绘画、写作等多方面均有一定造诣。又因父亲专长数学并担任统计师，所以南丁格尔还获得了数学与统计学方面较丰富的知识。

虽然南丁格尔的父母常常带着两个女儿参与上层人士的社交活动，但南丁格尔并不向往上层社会的优越生活。1842 年，英国发生大饥荒，南丁格尔目睹许多贫困者的凄苦生活，对之深为同情，数次征求父母的同意，从自己家中取出一部分食品、衣物等救济贫民。

南丁格尔的父母有一位好友是医生，这位医生常到病家出诊，有时带南丁格尔同往，渐渐地南丁格尔了解并积累了若干疾病的医学知识，学到了一些相关的诊疗护理技术。在她二十四五岁时，祖母和保姆相继罹患重病，南丁格尔参与细心护理，在此期间，她更增强了将来从事医疗护理工作的决心。但因在相当长的时期里，大部分护理工作者并未受过专业教育，护理工作在社会上被视为低下卑微。当南丁格尔的父母知悉二女儿将以护理为业的想法时，非常恼怒，认为她受过高等教育，已经掌握多方面优秀学识和专长，却竟然要去做被人们所鄙视的护理工作，不仅女儿本人被很多人瞧不起，而且全家人都没有面子，所以严予训斥，极力反对。因此，南丁格尔在一段时间里很困扰，但她还是坚持，最后实现了自己的意愿。

为了尔后做好医疗护理工作，南丁格尔努力自学医疗护理知识，并且到一些医疗机构学习、请教。德国城市凯塞韦尔特医院的护理学校是 1836 年创设的世界上第一所正规护理学校，她得知那里开设医学、药学、护理学、医院实习、家庭访视等课程后，便于 1850 年、1851 年两度到该校短期进修并接受培训。

1853 年，南丁格尔又到巴黎的慈善机构等单位参观考察医疗护理工作，回到伦敦后，应一家只收治"淑女"患病者的医院之请，担任无薪酬的护理督导。在那里，她大力改善该院环境、病房、设施等，改革不合理规章制度，使之转变成为收治各方面、各阶层患者的公众医院，她也因之在社会上获得崇高的声誉。

1853 年夏秋，俄国和奥斯曼交战。1854 年 3 月底，法国、英国向俄国宣战而扩大为克里米亚战争，战况剧烈，各方军士伤亡惨重。英国《泰晤士报》名记者到战场采访后，报道了前线英军战伤者与患病者的悲惨处境及混乱状况：医疗护理人员大为不足，药品、绷带、敷料、夹板、病床严重匮乏，医疗环境与饮食恶劣，伤病者悲观、暴躁、谩骂、混乱，死亡枕藉。该篇报道引起英国社会巨大震惊！英国军事作战部长致函南丁格尔，希望组织护理工作者到战争前线，帮助护理救治伤病者。

此前，南丁格尔本来已有到战争前线救护伤病者的想法，并且已多方进行募捐，筹集到数额不小的捐款。当她收到军事作战部要求信之后，邀集到三十八位女护理工作志愿者，组成战地救护队，购买了一部分药品和医疗用具，于 1854 年 11 月初，率领救护队奔赴靠近土耳其战场的英军医院。在世界历史上，女护理工作者到战场护理伤病者，这是破天荒的第一次，对于她们此项创举，社会各界本应予以支持和赞扬，可是英国社会上，不少人对她们冷嘲热讽，甚至断定她们根本无所作为。而战地的军医们，对南丁格尔救护队则歧视、讥讽、诋毁、刁难，使南丁格尔一行人难以开展救护工作。

后来，由于大量伤病者不断被运送到军队临时医院，军医们根本救治不了那样众多的伤病者，不得不求助南丁格尔一行人。南丁格尔目睹战地军医院的恶劣状况，用募集到的捐款继续购买必需的药品、器具、病床、衣物等，修建改善伤病者膳食的新厨房，改造病房设施，使之有良好的空气流通和光线等。南丁格尔不仅指导护理工作，还参与具体救护，而且每夜手持小灯到每间病房看望每个伤病者，如发现新状况，即时进行救治。经过南丁格尔半年多的辛勤工作，伤病者的死亡率显著降低（据载从以往 42.7% 下降为 2.2%），大量伤病者不仅获得救治，还革除了不良的生活习性。他们都以深为感激的心情昵称南丁格尔为"提灯女郎"。社会上和军医们对南丁格尔一行的态度，也从以前的不信任、不尊重转变为信服和感激；对其他护理人员及其工作的观感，也有了一定程度改善。

1856 年 2 月，克里米亚战争以俄国失败而告结束，英军分批回国，南丁格尔则是等待全部伤病者被运返英国后才回国。英国政府和社会各界，为庆贺英军战功和南丁格尔组织、领导战地救护队的杰出贡献，准备在伦敦举行盛大的庆功仪式。南丁格尔得知此消息后，为了不张扬自己，在举行仪式之前，用母亲的姓史密斯作自己的化名，悄悄地离开伦敦，回到父母的住地——苏格兰南部恩布利的家中。

英国各界为克里米亚战争胜利的庆功仪式举行之后，南丁格尔回到伦敦，她运用所掌握的数学和统计学知识，对英国医疗制度、英军医务人员配备、医疗设施及药品器具的储备等，进行分析、统计，说明由于上述诸方面存在的某些不合理、不完善，使许多本来可以救治的英军的伤病者丧失了生命。她把分析与统计结果写成正式报告送交英国有关部门，力陈改革和完善医疗制度的必要性。由于南丁格尔在统计学上的学识与才能，1858 年英国皇家统计学会吸收她为会员，她是该学会的第一位女会员。

南丁格尔因深感合格的医疗护理专业人员奇缺，决定进行护理专业人才的教育培训。她从各界嘉奖与捐款中取出四万五千英镑，于 1860 年 7 月创办了英国第一所正规的护士学校，校址选择在伦敦圣托马斯医院，陆续培养出许多优秀的护理人才，其中不少毕业生后来成为伦敦圣玛丽医院、爱丁堡皇家医院等著名医院护理部主管。该校现名为"弗洛伦斯·南丁格尔护士、助产士学校"（Florence Nightingale School of Nursing and Midwifery），属伦敦国王学院的一部分。

南丁格尔的业绩与声誉对社会产生了重要而深远的影响，1863年，瑞士银行家亨利·杜南（J. Henry Dunant，1828—1910），在日内瓦首先倡议并建立了"国际救护伤兵委员会"。他明确说道：该会之创立，主要是受到南丁格尔的崇高精神与善举的感动和启迪之结果，其最初宗旨主要是给战争中受伤者提供救护和人道援助。1880 年，该会改名为"国际红十字委员会"。

英国为纪念克里米亚战争胜利，1867 年在伦敦滑铁卢广场建造了一座纪念碑，并树立了若干人士的铜像，南丁格尔右手举灯的全身铜像赫然矗立其中。

1907 年，英皇爱德华七世（1841—1910）颁予南丁格尔一枚勋章，妇女受此殊荣者，她是历史上的第一位。

南丁格尔受到的嘉奖和荣誉，其他还有 1883 年获英国皇家红十字会奖、伦敦市荣誉奖、美国护士会荣誉会员等。

在受到诸多荣誉之后，南丁格尔尽力避免张扬自己，她唯恐在死后受到特殊褒奖，所以生前提出要求：不要为她举行国葬、不要举行隆重追悼会、从简办后事、墓碑只要简单刻写姓名与生卒年份。

南丁格尔的著述颇多，其中和医院及护理密切关联者有《医院管理纪要》（*Notes on Hospital Administration*，1857）、《医院纪要》（*Notes on Hospital*，1859）、《护理纪要》（*Notes on Nursing*，1860）等。前两部书论述医院管理、医院环境、医院建筑设施（包括供水和排水系统）等。后一部书论述对病房要求空气流通、光线充足、温度合适、保持安静，并提供患者合适饮食，帮助患者安定情绪，以及要求护理工作人员必须细心耐心，等等。

南丁格尔在克里米亚战争前线，领导并亲身参加对伤病者的救护，一年又三个月的日子里，夜以继日、全力以赴，由于疲劳过度，导致发生"慢性疲劳综合征"（Chronic Fatigue Syndrome）。她还遭到其他疾病侵袭，其中罹患被称为"克里米亚热"的不规则低热，虽经治疗，但未彻底痊愈，以致后来身体欠佳。为了护理事业，她终生未婚，晚年回到恩布利父母故居养老，仍继续关心医院之建设和护理事业，虽常因病卧床，她以自己丰富的医学卫生知识带病工作。1910 年 8 月 13 日之夜，她在睡眠中溘然逝世，享寿九十高龄。

南丁格尔逝世后，她在英国和世界上受到广泛的纪念，她的诞生日、名字、生活和工作过的地点等，都被选用于举办多种活动。1912 年，"国际护士会"（International Council of Nurse）在德国科隆举行每两年一次的大会，出席会议者一致赞同：组织成立"南丁格尔纪念委员会"；将每年5月12日（南丁格尔诞生纪念日）定为"（世界）医院日"。1974年起，将每年5月12日改为"国际护士日"，至今仍一直延续。

1912年，国际红十字会在美国华盛顿举行第九届大会，通过决议：每隔两年颁发"南丁格尔奖章""南丁格尔奖状"，表彰在救护伤病者、残疾人及战争受害者的行动中作出突出成绩的护士和志愿护理工作者（评选五十名以内），这是护理工作在世界上的最高荣誉。

为了对南丁格尔的永久纪念，有些国家的有些地方，专门辟设了有关南丁格尔的博物馆或纪念馆，例如：伦敦圣托玛斯医院内的南丁格尔护士学校所设博物馆；南丁格尔在姐姐家居住过的房间；南丁格尔在意大利佛罗伦萨住过之处，等等。克里米亚战争期间，南丁格尔在土耳其救治过无数伤病者，因此，在土耳其首都伊斯坦布尔，有的医院冠有南丁格尔之名，藉以表达对她的敬意和纪念。还有一件很有意义而颇为有趣者，加拿大设有"南丁格尔基金"，其提供经费的研究课题中，将"慢性疲劳综合征"列入研究的主要内容之一，据说这是因为南丁格尔曾患此病。

公元2010年，是南丁格尔逝世一百周年（也是她诞生一百九十周年），联合国决定将2010年定为"国际护士年"。这既是又一次着重强调了护士工作的重要性，以及社会上对护理工作者的应有之尊重；同时，也再一次表明南丁格尔的崇高精神及其杰出业绩的影响之深远。

（原载《医药文化随笔》"新增订版"，上海古籍出版社2010年出版。）

护创胶布的发明

保护人体局部小伤口的护创胶布，其最初雏形问世，至今已九十五年了，最先发明者是美国强生医疗用品公司的棉花采购员厄尔·迪克森（Earle Dickson, 1892—1961），而他发明的起因，则和他的妻子操作家务有关联。

厄尔·迪克森结婚后，年轻的妻子约瑟芬·迪克森对家务完全是生手，在切菜或烹煮食物过程中，手指和手部三番五次被割破或烫伤。若当时丈夫在家，即能立刻为她包扎。但若丈夫不在家，那么她自己对伤处的包扎就显得困难。对此，厄尔·迪克森一直思索创造一种便于妻子自行使用的护创绷带。他设想，若把纱布垫与可固定的带胶绷带结合在一起，使用时将会简便得多。

他经过多次试验与改进，终于在 1920 年春创造了一种胶布中心部位粘附细纱布垫、两旁胶布至中心纱布垫部位覆盖可剥离纱布的胶布，使用时，只需把覆盖的纱布掀去，将中心部位纱布垫对准涂有药物的伤口处，两旁的胶布可粘附于伤口旁，确实简单方便。

随后，厄尔·迪克森向本公司报告了这项发明，该公司在试制的基础上即进行大量生产。此种护创新产品，起初并没有专门名称，1920 年冬，该公司的工厂主管坎农（Cannon）建议取名为 BAND-AID，其中"band"是指绷带，"aid"是帮助急救之意。

之后，厄尔·迪克森因发明护创胶布而被提升为该公司的工厂副主管。后来，许多国家的厂商陆续仿制BAND-AID，并且被全世界家庭广泛使用，而BAND-AID则成为护创胶布的同义词。

（原载《医药文化随笔》，古籍出版社2001年版，2015年10月略作补充。）

最早发现的维生素及其定名

"维生素"（旧译维他命）是维护机体生命和正常功能所必需的有机物质。在人类的各种疾病之中，人体因缺乏某些维生素所引起的病症，早在不知多少年以前就出现了，不过，古代文献里已有一些笼统的零星记载。比如，唐代医学家孙思邈撰著《千金翼方》指出，人们若长时期进食损耗米糠的精白米，将会引起脚气病，主要症状有两脚胫酸麻疼痛、脚软无力、脚胫肿胀等，主张进食粱、粟、粳米或谷皮煮汤防治。虽然上述办法能取得一定疗效，但当时并不清楚它们之间的科学道理。

人类最早发现的维生素是维生素 B_1，荷兰医学家艾克曼（C. Eijkman，1858—1930）是发现此种维生素的重要前驱者。公元 1883 年，他毕业于阿姆斯特丹大学医学院之后，作为军医被派往当时荷兰属地东印度群岛的爪哇岛（印度尼西亚人口最集中的地区），他抵达后不久，观察到驻扎于该地区的荷兰军人受到当地流行的脚气病神经炎困扰，这促使他探索防治办法。彼时，恰巧多种致病细菌先后被学者们发现，所以艾克曼和同事都认为脚气病也是病菌引起。为了充实细菌学知识，艾克曼于 1885 年到德国跟随细菌学家科赫（R. Koch）学习了一年。1886 年 10 月，他再度到爪哇岛，企望从脚气病患者身上找出致病的细菌，结果一无所获。而在此期间，他发现一群供实验用的鸡，也患有和人类相似的脚气病症状。为探明其原委，他把这群鸡移往别处饲养，同时更换饲养人员。经过一段时日之后，这些鸡原先患有的脚气病症状逐渐消失了。于是，他进一步追索，得悉以前的饲养人员给鸡喂食的饲料，主要是利用驻军食剩的精白米饭，而更换后的饲养人员则是以糙米给鸡喂食。他推想，经过加工的精白米，很可能失去了某种物质而导致鸡群发生脚气病，于是他和一位同事进行多次试验后，初步探明从米糠中提取到的小于蛋白质分子的一种物质，能预防和治疗脚气病。1898 年，他发表了论著。艾克曼的此项发现[1]，成为尔后其他学者进一步确证、研制维生素 B_1 的基础[2]。

　　1912 至 1913 年，原籍波兰的英国化学家方克（C. Funk，1884—1967），研究、分析从米糠中提取到的防治脚气病之结晶物质，证明是胺类化合物。基于对该化合物是维护生命的必需物质之认识，他将它命名为"Vitamine"，此名称是取自拉丁文的"vita"（生命），同时取德文的"amine"（胺），两个字连结在一起，含意是维护生命的胺类物质。但是，后来又有其他数种维

---

[1] 1929 年诺贝尔生理学或医学奖授予荷兰艾克曼（C. Eijkman）和英国霍普金斯（F. C. Hopkins, 1861—1947），主要依据：前者在 1898 年前对维生素 B_1 之发现所起的先驱作用；后者则实验证明正常膳食中不可缺少的生命必需物质——即后来被称为维生素物质的重要性。

[2] 1934 年美国科学家威廉斯（R. R. Williams）从米糠中提取到足以治疗脚气病的有效成分，并确定其化学结构式，也即是维生素 B 的化学结构式，因其中含有硫原子，所以它又被称为"硫胺"或"硫胺素"（thiamine）。

生素陆续被学者们发现与合成，而实验证明，并不是所有的维生素都是胺类化合物。因此，"Vitamine"的最后一个字母"e"被删去，结果成为"Vitamin"，一直沿用至今。

（原载《医药文化随笔》"增订版"，上海古籍出版社 2006 年出版。）

霍普金斯和维生素的早期发现

  维生素是维护机体生命和正常功能所必需的有机物质，英国生物化学家霍普金斯（F. G. Hopkins，1861—1947）是发现维生素的重要先驱者之一。

  霍普金斯出生于英国南部萨塞克斯地方，年幼时父病逝，由母亲抚育并由叔叔培养读完中学。十七岁起受一位法医雇用，边学习边工作，担任了十年化学分析的技术工作。1888年，霍普金斯二十七岁时，考入1721年创办于伦敦的盖伊医院综合性教学医院习医，1894年毕业后，在盖伊医院（Guy's Hospital）担任生理学和毒理学教学工作近十年。

  1898年，霍普金斯在参加英国生理学会一次学术会议期间，有幸受到出席该次学术会议的英国生理学权威迈克尔·福斯特（Michael Fostor，1836—1907）的赏识，邀他到剑桥大学生理学实验室工作，对某些物质进行生理学与化学研究。

  1902年，霍普金斯被迈克尔·福斯特聘任为讲师，他在剑桥大学工作期间，对人类膳食的营养作用进行了深入研究，他以适量的碳水化合物、蛋白质、脂肪和矿物质调配的膳食，喂养小白鼠一段时间，观察到实验动物不能正常生长，但是在上述膳食中加牛奶，再给实验动物喂食，它们却能良好地生长。霍普金斯根据实验结果，深信加入膳食中的牛奶一定含有促使动物和人类生长的某些不能缺少的物质，他把不能缺少的某些物质称为"食物附加因子"（accessory food factor），这些"食物附加因子"，即是后来的维生素。而牛奶的成分，后来经过学者们的研究分析，除了含有蛋白质、脂肪、碳水化合物、多种矿物质等之外，还含有维生素 A、B_1、B_2、B_6、B_{12}、C、D、E 等重要物质。

1912 年，霍普金斯对上述研究经过与结果进行总结后，撰成论文《正常膳食中附加因子的重要性之饲养实验》（*Feeding Experiments Illustrating the Importance of Accessory Factors on Normal Dietaries*），刊登于英国《生理学杂志》，该论文后来成为早期研究膳食营养学的经典文献，而他所总结的有关膳食营养作用的使用方法与经验，成为尔后人类营养学实验之范例。

1914 年，霍普金斯被剑桥大学聘为生物化学主任，不久成为该校第一位生物化学教授。后来，该校建立了生物化学系，在他领导下，该学系成为享誉世界的生物化学中心之一。

1918 年，霍普金斯获英国皇家学会"皇家奖章"。1925 年受封爵位。1926 年，获英国皇家学会为表彰在生理学或生物学作出贡献的"科普利奖章"（Copley Medal）。1929 年，他因实验证明"食物附加因子"（即后来命名的"Vitamine"）是正常膳食中不可缺少的生命必需物质，成为两位获得该年度诺贝尔医学奖获奖者之一。另一位获奖者，是提出维生素概念并发现维生素 B_1 的荷兰医学家艾克曼。

霍普金斯在生物化学方面曾作出多项成就，1901 年他与科尔（S. W. Cole）分离提纯了色氨酸，之后证明它是机体必需氨基酸之一。1907 年，他与弗莱彻（W. M. Fletcher，1873—1933）准确测定出肌肉收缩前后的乳酸含量之改变。1930 至 1935 年，他被选为英国皇家学会主席，在 1933 年，他还被选为"英国科学促进会"（British Association for the Advancement of Science）的主席。

维生素C史话

现代科学研究得知，维生素 C 是维护人的生命与健康的要素之一，具有多方面生理功能，主要有抗氧化作用、维护血管弹性、合成胶原蛋白、激发造血功能、促进铁蛋白结合、修复损伤组织、中和毒素、减少黑色素形成、提高免疫力、抗组织胺作用、阻止致癌物质亚硝酸胺生成，等等。

人体所需维生素 C 不能由自身合成，必须从含有维生素 C 的饮食物之中取得。天然的维生素 C，主要存在于包括新鲜蔬菜、瓜果在内的各种植物之中。人体若缺乏维生素 C，将引发多种危害，坏血病即是严重后果，其症状依各人的年龄、体质、缺乏维生素 C 程度以及病程等不尽一致，通常情况为：早期乏力疲倦、食欲减退、精神不振、烦躁不安等；继之牙龈出血、牙肉溃烂、牙齿松脱、皮肤与肌肉出血、角化性毛囊丘疹、视力下降、贫血、伤口难愈合、骨质疏松、骨骼萎缩易折、呼吸困难、免疫力减弱等，最后导致内脏器官功能衰竭而死亡。

人类的坏血病，在很古老的时代就出现了。但是直至十七世纪，人们逐渐认识到长期远航的航海者常成批发生坏血病，并找出了其病因及有效防治办法。人类在发明机动船之前相当长的年代里，海船航行的动力主要靠风帆，船上的海员长年累月在海洋上缓慢航行，长时期吃不到新鲜蔬菜、水果，坏血病发病率与死亡率很高，欧美国家的历史文献，对此不乏记载。较常提到的早期事例如：公元 1497 年 7 月 9 日至 1498 年 5 月 30 日，葡萄牙航海家达·伽马（约 1469—1524）奉葡萄牙国王之命，率领一百六十名海员远航，他们绕过非洲西南端好望角前往印度，先后有一百人患坏血病死去，当时茫然不知是因为长期缺少新鲜蔬菜食物与水果所引起。

又如，1534 至 1536 年间，法国航海家卡蒂尔（J. Cartier，1491—1557），率领一百零三名海员在大西洋向西远航，到达北美洲转入圣劳伦斯河之际，正值严冬，天寒地冻，海员们已颇长时日缺乏新鲜蔬菜与水果，结果有一百人患了牙龈出血、皮肤瘀血等症状的坏血病，其中二十四人病死。后来幸而从当地原住民印第安人那里学到了治疗方法——饮服新鲜松树针叶浸泡的水，结果使其余患者获愈，但当时他们不知其所以然。

在探索防治坏血病的过程中，苏格兰医生林德（J. Lind，1716—1794）是早期取得重要进展的一位。他毕业于英国爱丁堡大学医科，1741 年进哈斯勒海军医院担任医师，在诊疗病人中，患坏血病的海员占很高比例，他决心找出有效的防治办法。他参考前人有关记述后，把坏血病患者分为若干小组，给各组患者配以不同的某种食物——定量柠檬汁、橙汁、苹果汁、洋葱或其他蔬菜，每天如此。一至三周后，吃柠檬、橙汁组患者的坏血病症状好转状况明显为优。1754 年，他撰文指出，食用新鲜柠檬汁、橙汁、苹果汁、洋葱与蔬菜，能防治坏血病，前两者效果尤佳。

1768 年，英国海军军官、探险家库克（J. Cook，1728—1779）率领一百一十八名船员进行环球航行，为防治坏血病，他们吸取林德介绍的经验，启航之前，他们在船中储备了蔬菜和大量酸橙等水果，并且在途中经过的地方尽可能不断补充。他们在历时三年的远航中，由于经常食用蔬菜、酸橙等，没有发生坏血病，仅一人死于其他疾病。可是，此种防治坏血病获得验证的有效办法，却未引起英国海军部门的官员和人们重视。直至1795年，英国和法国发生战争，才促使英国海军领导意识到，若海军官兵患坏血病，将会大大削弱其战斗力，故决定采用林德提出的饮食防治法，每天供应出海的海军人员饮服一定量的酸橙汁，结果，英国海军官兵中没有人发生坏血病。由于英国海军人员每天食用一定量的酸橙汁，后来一段时期里，人们趣称英国海军人员为"酸橙人"（lime juicers）。

之后，不少国家的学者，对防治坏血病的物质进行了独立或者合作探索研究。1920年，英国生物化学家德鲁蒙德（J. C. Drumond，1891—1952）认为，既然抗坏血病的物质对人的健康和生命具有重要作用，那就应该有一个专用名称。基于此前1913年，原籍波兰的英国化学家方克已经把从米糠中提取到的防治脚气病的结晶命名为"Vitamane"，并在后来改称为维生素B，因此德鲁蒙德建议把抗坏血病物质称为维生素C。可是，当时科学界尚未分析出抗坏血病物质的具体成分。

1928年，匈牙利生物化学家森特·哲尔吉（Szent Gyiörgy，1893—1986），分别从牛的肾上腺组织、柠檬汁、甘蓝菜之中，分离出一种结晶物，他称之为己糖醛酸，他用豚鼠做试验，于1932年证实该结晶物具有抗坏血病作用，因此称其为抗坏血酸（ascorbic acid）。同一年，美国匹兹堡大学的金氏（C. C. King，1896—1988）和沃氏（W. A. Waugh）报道，他们从浓缩柠檬汁中分离出一种结晶物，用豚鼠实验确有抗坏血病功效。1933

年，原籍波兰的瑞士化学家雷希斯坦因（T. Reichstein，1897—1996）等人，用葡萄糖作原料，首先人工合成维生素 C，这也是各种维生素之中第一种采用人工合成者。

回顾人类对维生素 C 的发现与发明，主要是缘于探索古代欧洲国家远航海员常患之坏血病的病因与防治。很值得提及的是，中国古代的航海事业曾在颇长时期里居于世界前列，有过无数次不同规模与航期的航海历程，尤其是明代航海家郑和（1371—1435）率领庞大的船队，七次下"西洋"，其船舶之多、人员之众、航程之远、航期之长，都是世界航海史上空前的。可是，在有关中国古代航海及郑和远洋航行的文献里，却未见载众多海员罹患类似坏血病的资料。

以古代中国和欧洲航海疾病史相对比，当然不等于说中国古人已认知维生素，而是说中国人民的日常食物和饮食习惯有很大助益。中国人民历来有以大豆与豆制品（豆芽、豆腐、豆干、豆腐乳等）做菜的方式；有以萝卜、黄瓜、豇豆、刀豆、白菜等做成泡菜供长期食用的办法；有各种瓜果蜜饯、山楂片、豆沙糕、红枣粥、绿豆汤、酸梅汤等甜点；还有饮茶（尤其绿茶）习惯；凡此种种，给人体提供了包括维生素 C 在内的多种营养成分。中国古代航海人员由于采用中国传统的食物和饮食习惯，以及在海船上栽种蔬菜供食用等情况，使他们虽长时期航海，但基本上不致缺乏维生素 C，所以很少发生坏血病。这也是孙中山先生多次提到的"中国人之饮食习尚暗合于科学卫生"论点的一项有力佐证。

（原载《医药文化随笔》"新增订版"，上海古籍出版社 2010 年出版。）

维生素K的发现和命名

如今，虽然有不少人知道维生素 K 对出血时使血液凝结止血有重要作用，但是上述两者之关系，最初并不是研究者所预想探索的，而是在研究其他课题时的偶然发现，其发现者是丹麦生物化学家亨利克·达姆（Henrik Dam，1895—1976）。

亨利克·达姆生于丹麦首都哥本哈根，父亲为药剂师，母亲为教师。可能是受父亲所从事专业的影响，亨利克·达姆青年时期，进入哥本哈根一家化工研究所学习化学专业，1920 年毕业后，被一所农业兽医学校聘为化学教师。之后，被哥本哈根大学聘为生理实验室生物化学教师。后来，被哥本哈根大学聘为生理实验室生物化学讲师。

1925 年，三十岁的亨利克·达姆到奥地利学习微量化学等，回到哥本哈根后，1928 年被哥本哈根大学生物化学研究所聘任为助理教授。1929 年、1934 年，他先后被该研究所聘任为副教授、教授。

从 1929 年起，亨利克·达姆的研究课题之一有关胆固醇的代谢。当时学术界不少人认为哺乳动物的体内能合成胆固醇，但推想鸟类和鸡缺乏此种功能。亨利克·达姆为验证此种推想，在同事协助下，把胆固醇含量很少，但富含维生素 A、D 的饲料，喂养刚孵出的雏鸡。第一周内没有发生什么症状，第二三周时，雏鸡的皮下、肌肉和器官发生出血症状，并且这些雏鸡发生出血后，其凝血时间明显慢于正常数值。之后，他给这些有出血症状的雏鸡，喂食加进了胆固醇、脂肪和维生素 C 的饲料，但是，这些雏鸡的出血症状并无改善。对此，他认为试验雏鸡所发生的出血症状，不是因缺乏胆固醇引起，而是饲料中缺少尚不知晓的某些物质。

亨利克·达姆为找出与凝血有密切关系的物质，在给试验的小鸡喂食不同食物搭配的饲料，发现绿叶植物和猪肝、蛋黄能防治小鸡的出血症状。继而，他和其他一些学者从苜蓿中提取到黄色结晶，从猪肝、蛋黄中提取到黄色油状物，两者都是脂溶性的。对这两种提取物，亨利克·达姆用德文称之为"（对出血）有凝结作用的维生素"（Koagulations Vitamin），他所拟定的此名称，在他发表于德文版《生物化学杂志》1935 年 6 月号的论文中，首先公之于世。

后来，学术界广泛通用的名称"维生素 K"中的"K"字，就是"Koagulation"（凝结）的开头一个字母。而从苜蓿等绿叶植物中提取到的防治出血的结晶，称为维生素 K_1；从动物肝脏、蛋黄中提取到的防治出血的油状物质，称为维生素 K_2。上述两者都是天然生成物。

亨利克·达姆发现维生素 K 的论文发表后，引起很多国家学者们的兴趣，他们对此项新发现分别作进一步研究，其中重要者：美国化学家赫尔曼·阿尔奎斯特（Herman Almquist，1903—?）等人，在 1938 年发现动物和人体肠道细菌（例如大肠杆菌）能在肠道内能合成维生素 K_2；1939 年，美国生物化学家爱德华·多伊西（Edward Doisy，1893—1986）报道分离出维生素 K_1 和 K_2，研究获知它们的化学分子结构和特性，并指出两者细微区别；1939 年底，美国化学家路易斯·费塞尔（Louis Fieser，1899—1977）报导，他在妻子（生物化学家）和同事们协同下，首先人工合成维生素 K_3，继之，他们以及其他学者陆续合成维生素 K_4、K_7 等，这些人工合成的维生素 K 都是水溶性，可以口服和注射。

1943 年，亨利克·达姆和爱德华·多伊西因对维生素 K 的发现和研究成果，共同荣获当年颁发的诺贝尔生理学、医学奖。

此外，学者们研究维生素 K 的其他成果，还需要提及者有：维生素 K_1 和人工合成的维生素 K，都必须经胆汁的化学作用，在肝脏内转化为具有生物活性的维生素 K_2，才能产生效能。其主要有三方面效能：一是参与形成凝血酶原，在出血时促使之凝结止血；二是调节骨骼中的磷酸钙合成，增加骨质密度，降低骨折发生；三是减少钙质沉积于动脉壁，延缓心血管硬化。

人们日常生活中，经常进食绿叶菜蔬，而肠道内细菌能合成维生素 K_2。肝功能正常，胆汁生成和运行也正常的人体，通常并不缺乏维生素 K，不需额外补充维生素 K。

2015 年恰逢维生素 K 发现与命名八十周年，谨以此短文，藉表纪念。

（写于 2015 年 9 月 20 日，原载于《傅维康医学史生涯记略》，上海文化出版社 2018 年出版。）

硒元素的发现和命名
——纪念硒被发现两百周年

  微量元素的硒，在现代的化工、冶金、电子、农业、医学等诸多方面，都有着极为重要作用。它是瑞典化学家雅各布·贝采利乌斯（Jacob Berzelius）于公元 1817 年所发现的，到 2017 年正好是两百周年。

  贝采利乌斯（1779—1848）出身于有良好教育修养家庭，因而，他从小学到大学，都受到了良好的培养与教育。他大学毕业后，从事化学研究工作。1803 年，二十四岁的贝采利乌斯发现了稀土元素之一的铈，化学符号 Ce，1808 年他二十九岁时，被瑞典皇家学院遴选为研究员。

  1817 年，贝采利乌斯在用黄铁矿炼制硫酸的铅室底部，观察到一种红色沉积物，他嗅到它燃烧时所产生的难闻臭气。很像碲（化学符号 Te）的化合物燃烧时所产生的难闻臭气。他以为该种红色沉积物也是碲的一种化合物，但他进一步研究分析，该沉积物内并没有碲的成分，而是一种近似碲元素的新元素。由于碲的化学名称 "tellurium" 中的 "tellur"，含义为地球，是衍生于古罗马神话 "地球女神" 的词汇，所以他对所发现的这种新元素的命名，以古希腊神话 "月亮女神" 的 "Selene" 作字头，称为 "Selenium"，化学符号为 Se，音译成新造的汉字 "硒"。

  硒元素被发现后，在颇长一段时期里，基本上是应用于化工、冶金、电器方面的研究和用品的生产。差不多到二十世纪初，才被学术界一些人士零星试用于医学，主要试用于癌症治疗。文献上较多提到的是美国沃克（C. H. Walker）和克莱茵（F. Klein）两位博士，他俩在1915年8月《美国医学》期刊上，发表了《硒的医疗价值：特别是对癌症》一文。他俩将硒剂用老鼠试验后，把亚硒化钠用于治疗人体皮下肿瘤，口服剂量每天1毫克，据说能使肿瘤"缩小"（服药多少天不详）。该文还谈到，硒剂对人体深部肿瘤没有治疗效果。学者们对硒在医疗上的作用继续进行着探索。

1957年5月，德国生物化学家施瓦茨（K. Schwarz）在福尔茨（Calvin M. Foltz）博士协同下，对动物进行防治营养不良导致肝坏死的研究。他俩给动物喂食含硒饲料后，最先证明硒对肝脏的明显保护作用。他俩具有重要启发意义的实验结果，有力地推动了许多国家学者们对硒进行更广泛、更深入的研究。

自1957年以来，迄今已六十年，国际上与许多国家的学术机构、团体以及学者们，撰著、发表有关硒对人体保健医疗作用的论著与报导，数量之多，论述之广，实难尽知其详！然而，结论十分明确肯定：硒是维护人体健康与生命所必需的极为重要的微量元素。

硒对人体的保健功效涉及多方面，根据文献记载归纳，有：增强人体抗氧化作用，延缓细胞、组织与器官老化；提高人体免疫力；减少罹患癌肿，抑制癌细胞增生；降低因服用抗癌药物或放射治疗所产生的毒副作用；改善人体对数种维生素（A、C、E、K）的吸收和利用；调节蛋白质合成功能；保护心脑血管、肝脏、胰脏、肾脏与男性生殖功能；保护眼睛细胞膜，延缓水晶体与视网膜老化，有助维护视力；负电荷非金属离子的硒，在人体肠道内与正电荷的有害金属离子（铅、汞、镉等）结合而将其排出体外，减少某些金属对人体危害，等等。

硒固然对人体保健有诸多功效，但它在人体内的含量须合适，过多或缺乏都对人体很有害！据报导，中国成年人每天大致需 50 至 250 微克，人们在日常生活中，保持合理的各种食物搭配，即能自然获得此含量。研究者获知，各种食物的硒含量多少不一，糙米、大麦、大蒜、胡萝卜、芦笋、鱼、虾、鸡鸭蛋、动物肝脏与肉类、许多蔬菜、水果都含硒，而富含维生素（A、C、E）的蔬菜或水果，能促进人体对硒的吸收。所以，日常生活中保持合理均衡的食物品种与合适的进食量，是补充人体所需硒和各种营养素的最好办法。

（2017 年 6 月 9 日写于洛杉矶。2017 年 6 月 15 日投稿《健康报》，2017 年 7 月 7 日《健康报》以标题《一个防癌元素的 200 年"身世"》刊登。）

"荷尔蒙"的最早发现和命名

现今医学上，中文"激素"，其最初的中文名称为"荷尔蒙"，是根据英文"hormone"的音译。荷尔蒙是人和动物各种内分泌组织所分泌的各具特性的物质，它们经血液运送到身体各部分，产生相应的特殊作用。

荷尔蒙起初是如何发现的？它是如何被命名的？对此，英国生理学家斯塔林（E. H. Starlin）起了重要作用。

斯塔林（1866—1927）十六岁于英国皇家学会附属中学毕业之后，考入英国著名的盖伊医院习医。该院历史悠久，创办于公元1721年，起初只接受门诊和住院病人治疗，后来兼有培养医生和护士的职能。斯塔林在该院学习八年，1890年毕业获博士学位。之后，受聘于伦敦乔德雷尔实验室担任实验工作和讲座教职。

斯塔林毕生从事实验研究（主要是生理学），其研究项目涉及消化、循环、神经、排泄等多方面，重要实验之一是1902年，他和当时担任生理学副教授的贝利斯（W. M. Bayliss, 1860—1924）对狗的肠道实验。他们对狗的小肠壁予以机械刺激，发生的反应为：刺激点的上方肠管收缩，刺激点的下方肠管舒张，他俩称之为"肠肌反射"（myenteric reflex），并且证明此种反射受肠壁内的神经支配。

斯塔林和贝利斯在这一年进行动物实验的另一重要发现是：

将稀盐酸灌入狗的小肠内刺激肠黏膜后，肠壁所产生的化学物质进入到血液中，被运送到胰脏，促使胰腺分泌胰液。对于能促使胰腺分泌的该种化学物质，他俩称之为"促胰液素"（secretin）。他们把支配小肠的神经阻断后，再把稀盐酸灌入狗的小肠内，肠壁因受到稀盐酸的刺激，仍能产生促使胰腺分泌的物质，表明此种化学物质之重要性。必需提及的是，早在1855年，法国生理学家克劳德·伯尔纳（Claude Bernard）通过动物实验，阐明胰腺分泌的胰液中含有不同的消化酶，它们在肠道内，能分别将食物中的淀粉、蛋白质、脂肪分解为各种细微分子而被吸收。当时，伯尔纳把小肠内所分泌具有消化作用的物质称为"小肠分泌物"（internal secretion）。

1905年，斯塔林将自己和贝利斯对狗小肠实验所发现能促使胰腺分泌的物质的报告送交英国皇家学会，英国皇家学会会员、生物化学家、食品科学家威廉·哈迪（William Bate Hardy，1864—1934）看过斯塔林的报告后，建议斯塔林和贝利斯把发现的促胰液素命名为"hormone"，他建议的此名称，衍生于希腊文"hormao"，含义为"唤起兴奋"，也就是说，荷尔蒙具有振奋机体生理的作用。

由于"荷尔蒙"具有激发机体的生理功能，后来改称为"激素"。人和动物的大多数激素，是内分泌腺器官直接分泌到血液中而对身体产生特殊效用的物质，所以又称为"内分泌"，但通常多称为"激素"。

神经生理学家查尔斯·贝尔

在人体生理学中，对神经系统的解剖及其生理的研究与认识，是极为重要的一个方面，十九世纪英国外科医师、神经生理学家查尔斯·贝尔（Charles Bell，1774—1842），因在上述研究中的重要贡献，曾被尊为"近代神经生理学先驱"。

查尔斯·贝尔出生于英国爱丁堡，五岁时，做牧师的父亲去世，幸有母亲无微不至的呵护抚养，并供他进小学、中学读书。在中学就学的课余时间，母亲送他到担任外科医师的大儿子约翰·贝尔行医处见习医学，并且还送他向一位绘图师学习绘图。上述学习，对查尔斯·贝尔后来进一步学习、研究与工作均有很大帮助。

1789年，查尔斯·贝尔考入爱丁堡大学医科学习，1798年毕业，获医师资格。1799年，他进入爱丁堡皇家外科医学院从事外科工作。1812年，他被伦敦著名的米德尔塞克斯医院聘任为外科主管医师。1815年6月，英国、普鲁士等国联军与拿破仑一世（1769—1821）军队激战于比利时南部滑铁卢，查尔斯·贝尔和另几位外科医师到比利时首都布鲁塞尔为受伤官兵施行急救手术。八天后，返回米德尔塞克斯医院继续原先之工作，一直到1836年，他回家乡担任爱丁堡大学外科教授，至1842年病逝。

查尔斯·贝尔从事外科临床医疗及外科教学生涯中，曾长期进行神经系统的解剖与生理学的研究，他明确指出脊髓前根是运动神经纤维，脊髓后根是感觉神经纤维。他还发现上述两种不同功能的神经纤维混合在一根神经上，只是在接连脊髓时，两种神经纤维才分离开。他在 1811 年出版的《脑解剖新论》中，对此作了论述，但是他这本书只印了一百本，所以很多学者对上述发现和论点并不知晓。在查尔斯·贝尔的《脑解剖新论》出版十一年之后，1822 年法国生理学家弗朗索瓦·马让迪（Fransois Magendie，1783—1855），在巴黎科学院宣读关于脊髓前根主管运动、脊髓后根主管感觉的论证，反而被更多学者所知。因此，后来的学者们把这两位生理学家关于脊髓前根与脊髓后根的功能之论述，合称为"贝尔氏—马让迪氏定律"。

根据解剖学知识，人体有十二对脑神经。查尔斯·贝尔对其中第五对"三叉神经"研究认为，三叉神经同时具有运动和感觉两种功能。他对第七对"面神经"的研究认为，它受到不明原因影响而导致功能障碍，会引起面神经麻痹（也称面神经瘫痪）。他描述其主要症状为突然发病，受损患病一侧的面部下垂，形成健康一侧面部向上歪斜，病侧的口角向下倾斜，以致口腔内液体从病侧口流出，嘴不能闭拢鼓嘴，也不能吹气；此外，一部分味觉也受到影响。病侧的上、下眼睑不能完全闭合，致使病侧眼泪滞留于眼眶内或往外溢出；若用力紧闭病侧眼睑，仍然不能完全闭合，却出现病侧眼球转向外上方。查尔斯·贝尔描述的此种症状，被称为"贝尔氏现象"。而他对面神经麻痹较全面的描述，被称为"贝尔氏麻痹症"。汉文译名还有"贝尔氏面瘫"。

查尔斯的著作，除了前面提及者，尚有《解剖示意图》《脑神经解剖系列图解》等，查尔斯·贝尔在青年时期学习了绘图，书中很多插图是他自己描绘的。1793 年，他大哥约翰·贝尔出版了《人体解剖学》，书中有一部分解剖插图也是查尔斯·贝尔帮助描绘的。

法国外交官成为针灸家

中国独特的针灸疗法，在流传国外的历史过程中，早期传播到法国时，曾有过一段起伏和有趣的经过。

十七、十八世纪时，在中国的一些法籍传教士和医生，零星地把中国针灸疗法介绍到法国。文献上较常记载的是，1810年法国医生柏辽兹（L. V. G. Berlioz）在巴黎常用针刺术治疗神经系统疾患，但当时未引起人们的注意。到了十九世纪二十年代，针灸疗法在法国却风行一时，曾被广泛地用于治疗许多疾病。但因采用针灸术者没有掌握正确技术及对症下针，结果出现不少偏差，以致不多久针灸疗法在法国又趋于冷落。

二十世纪三十年代时，苏利埃·莫朗（G. Soulie de Morant）把正宗的针灸学知识和技术带回法国，使针灸疗法再度盛行。

苏利埃·莫朗于1901年起担任法国驻北京公使馆官员，通晓中文。他在北京期间，有次当地霍乱流行，疫情相当严重，苏利埃·莫朗目睹西医治疗此病的效果差，有些中医采用针灸治疗，疗效甚好，这使他既惊奇又佩服。于是他向中医师请教，并阅读了一些中医书籍，又拜师中医学会了搭脉和针灸术操作。

1929年，苏利埃·莫朗回到法国工作，有一次他在老友费雷罗勒（P. Ferreyrolls）医生家中聚餐时，费氏突然接到病家电话，要求他立刻去为一位哮喘发作的患者急诊。苏利埃要求一起去看看这位患者。他们到达病人家中时，患者正喘息不已，苏氏见费氏露出"很感棘手"的神情，于是提议用针刺术治疗。在征得费氏和病家同意后，苏氏取出随身所带针具，在患者一些相关的穴位施行针刺术。少顷，患者的哮喘即告平息。费氏目睹此种不需要用药而喘止的神速功效，不禁啧啧称奇，赞赏不已，并且责怪他为何不早些把这惊人的医术向人们广为宣扬推介。

在朋友们多方敦促下，苏氏同意每周安排固定时间到医院为一些病人施行针灸治疗，结果疗效颇好，大受欢迎。他到医院诊病的时间，由起初每周一次，后来增加为两次、三次。由于患者日多，他干脆辞去了外交部的工作而以针灸为业。为了将中国针灸学知识与技术更好地介绍到法国，苏利埃·莫朗用法文写作专著《中国的针刺术》（*L'Acupuncture Chinoise*），于 1932 年在巴黎出版。他的另一本书名为《正宗的中国针刺术》（*Precis de la Acupuncture Chinoise*），又于 1934 年出版问世。这期间，陆续有不少人跟他学习针灸术。由于苏利埃·莫朗的法文针灸学著述之传播和他的认真教学指导，中国针灸疗法才在法国大为推广。

阿司匹林和"石膏阿司匹林汤"

在近、现代西药治疗史上，以新替旧相当频繁，很多品种的西药，临床应用未经多少年，便被其他新药取代。然而，阿司匹林却是经历了一百年岁月的"经久不衰"者。迄今，它不仅依然具有退热、止痛的效用，而且对防治其他某些病症又立了新功。

阿司匹林的天然原质"水杨酸"（Salicylic Acid）成分，存在于柳树皮之中，相传两千多年前，古希腊无论在民间，还是名医希波克拉底都已知道可用柳树皮和叶的液汁止痛与退热。十九世纪时，欧洲化学家从柳树中提取到"水杨酸"；十九世纪九十年代，德国拜耳化学制药公司二十九岁研究员费利克斯·霍夫曼（Felix Hoffmann，1869—1946）为缓解父亲风湿性关节痛，在探索研制疗效明显的止痛药过程中，于1897年8月10日用化学方法合成了"乙酰水杨酸"（Acetylsalicylic Acid）。1899年，拜耳化学制药公司生产出品了水溶性白色阿司匹林药粉，德国化学家德雷泽（H. Dreser）将其命名为"Aspirin"，该药名是从三个名词中分别取出字母共同组成，即："a"取之于乙酰（acetyl）；"spir"取之于绣线菊属植物（Spirea）；"in"通常作为化学制品或药品的字尾。拜耳化学制药公司于1899年3月6日正式把阿司匹林商品药名公之于世。次年，该公司又制成阿司匹林药片。

阿司匹林上市后，由于价廉、服用方便，治疗头痛、牙痛、关节痛以及感冒、退热的即时效果明显而副作用少，迅即被许多国家医学界采用。在其上市后的头二三十年中，有的医生以为阿司匹林疗效广泛，以致把它当作治疗胸膜炎、扁桃腺炎、淋病、痛风等的药品，甚至俨然成为有些人家中的"应急药"。

阿司匹林传入中国后，同样也受到医学界和人们的欢迎。特别值得提及的是，近代主张医学"中西汇通"的重要代表人物之一名中医张锡纯（1860—1933），对阿司匹林大为赞赏，称誉"其性最善发汗、散风、除热及风热着于关节作疼痛"，并且认为"石膏之性，又最宜与西药阿司匹林并用。盖石膏清热之力最大，而发表之力稍轻。阿司匹林……最善达表，使内郁之热由表散发，与石膏相助为理，实有相得益彰之妙也"。因此，他首创了医学史上最早的中西药合称的处方"石膏阿司匹林汤"，并将它载入其所著《医学衷中参西录》内。张氏创用的"石膏阿司匹林汤"主要用于治疗感冒所致高热或兼有周身疼痛之患者。其用法并非把两药合煎，而是先用蔗糖水饮服适当剂量阿司匹林，俟周身出汗之时，再服单独煎煮的适当剂量石膏汤，使两药发挥协同作用。由于此药方鲜为人知，加上其他一些原因，故未引起中国医界对其进行探讨仿效。然而，张氏从提高治病疗效考虑，主张恰当地选择中、西药物相辅相成的思路，具有先行和启迪的积极意义，洵为难能可贵。

阿司匹林在临床医疗中应用了七十年后，由于它所具有的防止血管内血栓形成之功效被发现，因而倍受世界上医学界的青睐。1971年，英国药学家约翰·万恩（John R. Vane）在研究前列腺素过程中，获知并证实阿司匹林能拮抗机体内血栓素 A2 的释放，从而抑制血小板凝集，对防止血管栓塞有明显功效。1982 年，他与另两位瑞典学者伯格斯特隆（S. K. Bergstrom）、塞缪尔松（B. J. Samuelsson），由于研究前列腺素所取得的成就，共同荣获该年度诺贝尔生理学与医学奖。

近年来，阿司匹林除了被人们广泛用于预防心脏、脑血管的血栓与手术后的血栓形成之外，还有人认为它对防止某些癌症可能也有裨益。但是需要指出的是，阿司匹林并非是完美无缺的药物，诸如它对胃肠道溃疡及某些出血性疾患，可能会有加剧出血的副作用；患病毒性疾病的儿童，若用阿司匹林退热，有可能发生呕吐、昏睡、烦躁不安、甚至死亡的毒性副作用。此外，对阿司匹林过敏者及孕妇也禁忌服用此药。因此，对阿司匹林的应用必须恰当，扬长避短，以取得良好的效果。

（原载 1999 年 4 月 30 日北美《世界日报》，标题为《中西合药——石膏阿司匹林汤》。2001 年本文改为现标题，收入《医药文化随笔》，上海古籍出版社 2001 年出版。）

传染病隔离史话

就世界疾病史而言，传染病是对人类危害时间很长的疾病。两千年前，中医学典籍《黄帝内经》已明确指出："五疫之至，皆相染易，无问大小，病状相似。"所谓"五疫"，是泛指多种传染病。"染易"，指"传染"。古人为避免传染病对人们造成"皆相染易"的危害，逐渐认识到，"隔离"传染病患者是重要措施之一。《汉书·平帝纪》载："元始二年……郡国大旱、蝗，诏：……民疾疫者，舍空邸第，为置医药。"汉代平帝元始二年相当于公元 2 年，表明在距今两千年前的汉代，已出现性质类似的临时传染病院，堪称为隔离病房先河。

在古代，若某地发生传染病流行，当地居民往往避居到其他未发生瘟疫之地。十四世纪时，意大利有些地方爆发了被称为"黑死病"的严重鼠疫，当地居民纷纷乘船逃往别处，结果把鼠疫也传播到另一地区。威尼斯和热那亚两海港城市为阻止疫区传染病侵入蔓延，于公元 1374 年禁止鼠疫流行地区的船只进入。1377 年，拉古萨政府命令，凡是从鼠疫地区来的人，都必须隔离三十天。1383 年法国马赛规定，来自鼠疫地区者均须隔离四十天。法文"四十"为"quarantaine"，后来，此字引申为"检疫"和"隔离"的意思。而由此词汇衍生的意大利文"quarantina"、英文"quarantine"，也均兼有四十、检疫和隔离的数种涵义。

　　十九世纪五十年代以前，各国对于外来船只进港之前的检疫观察期长短不一，有规定为四十天者，而有的规定不到四十天或长达两个多月。1851年，在巴黎举行了世界公共卫生史上第一次"国际卫生会议"，法、意、英、俄等十二个国家的代表参加，商议预防鼠疫、霍乱、黄热病从外地传入所应采取之措施。后来，陆续在巴黎（1859）、伊斯坦布尔（1866）、维也纳（1874）、华盛顿（1881）、罗马（1885）等城市举行过多次国际卫生会议，与会国家逐渐增多。但是，那时因大部分致病细菌尚未被人类发现，所以对于隔离检疫也就谈不上怎样细致和准确，效果也不很确定。

　　中国在清初开始对天花采取了某些隔离、检疫措施。据载，位居皇帝的顺治也不能幸免染上天花，为使日后继承皇位者避免罹患天花，皇家与清廷慎重考虑，差遣保姆携年幼的康熙避居于紫禁城外无天花患者之地。此外，清廷为控制天花传播，特设置"查痘京章"官职，专门管理检查天花患者及其迁移隔离事宜。对此，清代俞正燮《癸巳存稿》记载说："国初有查痘京章，理旗人痘疹及内城人民痘疹迁移之政令。"

　　清初之海港检疫，《癸巳存稿》亦载及："……西洋地气寒，其出洋贸易回国者，官阅其人有痘（天花）发，则俟其平复而后使之入。"另据谢清高《海录》云："凡有海舶回国及各国船到本国，必先遣人查看有无出痘疮（天花）者，若有则不许入口，须待痘疮平愈，方得进港内。"

　　十九世纪中期，病原菌陆续被发现后，医学消毒法逐步创立与发展，因而海港检疫法也得以改进，效果有所提高。1926年，

"国际卫生会议"又在巴黎举行，中国亦派代表参加，会中议订了"国际卫生公约"，并把天花和斑疹伤寒增列为海港检疫的传染病。后来，又陆续将雅司病、麻风、炭疽病、流行性脑炎、鹦鹉热、传染性肝炎等以及动植物的传染病和害虫列入检疫范围之中。从 2002 年年底以来，严重急性呼吸道症候群（Severe Acute Respiratory Syndrome，简称 SARS）在有些国家和地区发生，对于此种新出现之传染病，许多国家和地区纷纷采取相应的隔离检疫及防治措施，其科学性与严格程度，远非昔日可比。

（原载 2003 年 5 月 28 日北美《世界日报》）

洗手史话

人们在日常生活和工作、劳动中，使用手的频率之高毋庸多言，因而，手被弄脏、污染的情况屡屡发生，故洗手早已成为人们日常卫生习惯之一。中国古代文献里，有的还专门述及此事。两千年前，《礼记·内则》之中，有四处写到："鸡初鸣，咸盥漱。"所谓"盥"，即是洗手。东汉哲学家王充《论衡·讥日》说："盥，去手垢。"此外，汉文"澡"字也可佐证中国古人对洗手颇为重视，东汉文字学家许慎《说文解字》记述："盥，澡手也。"上述引文中的"澡"字，最初为洗手之意，后来其含义扩展为泛指洗涤。

中国古人在生活实践中逐渐认识到，洗手不宜反复用一盆水，贵族、尊贵者洗手尤其如此。《礼记·内则》写到的"请沃盥"，清代文字训诂学家段玉裁《说文解字注》解释说："沃者，自上浇之；盥者，手受之而下流于盘。"即是说，贵人洗手，是由别人用器皿盛净水，在贵人手之上方往下浇洗，另用一空盘，在其手之下方接受洗手后的脏水。根据中国古代有关文物以及学者考证，西周中期起，已出现了主要是用于贵人浇洗双手的瓢状青铜盛水器——匜（yí），现今在《辞海》"匜"字的条目里，既有文字说明，还有其示意图。

中国古人洗手，除了为清洁，还有一层用意是表示敬重。《成具光明定意经》所载："读是经时，先施清净水，盥手漱口，常令清净"，即此用意。《资政通鉴·唐宣宗大中十一年》所载"得太臣章疏，必焚香盥手而读之"，同样是此意。

为易于洗去面部与手上等处污垢，中国古人逐渐发现并利用一些有助清除污垢之物。南朝·宋·刘义庆《世说新语·纰漏》载："婢（女）擎金澡盘盛水，琉璃碗盛澡豆。"宋代彭乘《墨客挥犀》卷十则载述："（王荆公）面黧黑，门人忧之，以问医人，曰：'此汗垢，非疾也。'进澡豆令公洗面。"所谓澡豆，是将猪胰磨成糊状，调入豆粉与香料制成，用于洗沐去除污垢。此外，中国古人还利用植物皂荚之荚果及肥珠子去污，宋代庄绰《鸡肋编》记载："浙中少皂荚，澡面浣衣，皆用肥珠子。"

洗手在医学上的重要作用，已是不争之事实。

公元 1846 年，时年二十八岁的塞梅尔魏斯医科毕业后，进入奥地利维也纳第一产科医院担任医师，不久，他观察到该院产妇死亡率很高，其中绝大多数是死于产褥热。为找出原因与降低产妇死亡率，他到维也纳第二产科医院调查，发觉该院产妇死亡率明显低于第一产科医院。经进一步考察，发现第一产科医院的实习医学生，往往在做过病理解剖后没有认真洗净双手，就为孕妇施行阴道检查和接生，结果导致产妇发生高热甚至死亡；而第二产科医院，由于重视洗手，产妇较少发生产褥热。

1847 年，塞梅尔魏斯的朋友、病理学家柯勒契卡（Kolletschka），在一次作病理解剖时，不慎割破了手指，后来发生高热死去。塞氏观察到，其症状与病情几乎和产褥热完全相同，因此认为产褥热也是一种败血症，他推想这是由于医务人员不洁的手和产科用具，传播了某种传染性物质所造成。从 1847 年起，塞梅尔魏斯在产房订出规定，为孕妇施行阴道检查或接生者，都必须先用漂白粉溶液消毒双手和产科用具。其产房实行此规定后，产妇产褥热的患病率和死亡率均显著下降。

洗手在医学上取得的又一个显著医疗效果，体现于外科手术。1897 年，原籍波兰的德国外科学家米库利奇（Mikulicz Radecki，1850-1905），在主管的一家医院外科订出规定：医务人员施行外科手术前，必须用肥皂与刷子洗刷双手（包括手掌、手背、手指、指缝、指甲沟）持续十五分钟，经自来水冲洗洁净后，双手浸于酒精中五分钟，用消毒巾擦干后，由他人帮助穿消毒手术衣和戴消毒橡皮手套，以避免手术伤口污染发炎。一百余年以来，施行外科手术者的术前洗手，其清洁消毒剂与具体做法虽有些变动，但其基本原则仍然相同。

就众人而言，平时两手因接触各种物品，尤其是在公众碰触把手、扶手、钱币等，难以避免沾染到某些致病菌。因此，每个人都必须经常认真细致地用洗涤剂与净水洗手，这对他本人、家人以及众人预防传染病和寄生虫病，都有很大作用和益处。

2002 年底以来，由于传染性强烈的严重急性呼吸系统症候群在有些国家、地区发生与传播，作为重要的预防措施之一，洗手受到愈来愈多人的空前重视和力行。然而应予强调的是，在控制、消除疫病后，经常认真地洗手，依然是每一个人很必要、很值得一辈子坚持的卫生习惯。

（原载 2003 年 9 月 5 日、6 日北美《世界日报》）

口罩史话

人们在近距离交谈时，一方口鼻溅出的唾沫和呼出的气息，有可能触及对方面部、口鼻，若手中端着饮食物，同样也可能被污染。在口罩尚未问世的古时候，为避开唾沫和口鼻气息飘及食物与他人，办法之一见载于两千年前的《礼记》："……执食饮者，勿气。有问焉，则辟咡而对。"意思是说，为尊长端送饮食者，不可用鼻子去嗅饮食物；尊长问话，不可正面对着尊长回答，而是应把头侧向一边答话，以免口中气味、飞沫冲着尊长。最早的口罩主要是针对上述情况出现的。《马可·波罗游记》谈到：伺候皇帝陛下和为皇帝办理饮食的人，都必须用美丽的面纱或绸巾遮住鼻子和嘴，防止他们呼出的气息和口中唾沫飘及食物。马可·波罗到中国旅游、居住的年代为公元 1275 至 1292 年，表明在距今七百多年前的元代宫廷中，防止侍者唾沫、气息污染皇帝饮食的做法，可谓戴口罩之先声。

医学上正式采用口罩，是在人类认知致病菌之后。公元 1861 年，法国微生物学家巴斯德经科学实验，确证空气中存在使物质腐变的微生物；1897 年德国微生物学家弗鲁格（C. Flügge）实验证明对着手术创口讲话可能引起创口感染发炎。受此启发，原籍波兰的德国外科学家米库利奇（Mikulicz），于同年在其担任外科主任的医院的外科手术室中，率先提出：医务人员施行手术时，必须戴上能遮住口鼻的消毒纱布口罩，他所倡用的口罩被称为"米库利奇氏口罩"。尔后，其他医院施行外科手术的医务人员也仿效戴口罩，正因医学上最先在外科采用口罩，所以西医学史文献中往往称之为"外科口罩"。

米库利奇氏倡用的外科口罩，后来逐渐地被其他临床各科医务人员采用，并且从德国推广到其他国家医学卫生界。久而久之，它又逐渐地被其他各方面人士采用于防寒、防沙、防臭等。

口罩用料很普通，做工很简单，医学文献甚少记述，最早的医用口罩用几层纱布？大小如何？难以详考。从2002年年底以来，传染性强烈的严重急性呼吸系统症候群出现并播散，许多地方各方面人士戴口罩者空前增加，各地因之生产了不少品种口罩，其中有多达十六层纱布者。据报道，人们在使用口罩过程中，陆续察觉到有的口罩存在某些缺点和弊端。对此，有关方面的有关人士在进行调查总结的基础上，研制出更符合各方面实际需求、更加优质的若干标准品种口罩，这无疑是具有现实和长远意义的重要之举。

（原载 2003 年 5 月 28 日《新民晚报》）

咸甜酸辣总先尝——筷子

盛宴便餐皆成双，咸甜酸辣总先尝。
翻拌分夹任指使，效劳生民不嫌忙。

筷子——中国独特的传统食具，历史十分久远，何时创始，已难考定。《史记·十二诸侯年表》载："纣为象箸，而箕子唏！"箸即筷子古名，竹制。上述记载是说，商代贵族箕子（纣王的诸父，指伯父或叔父）看到纣王用象牙筷进餐而慨叹不已，表明商代既已出现了珍贵的象牙筷，那么，普通的竹筷肯定在更早的时期便已经产生了。

筷子还有另一古名，称"梜"。《礼记·曲礼》载："羹之有菜者用梜，其无菜者不用梜"，可见梜也是用以夹菜的筷子，木制。

后来，由于忌讳，"筷"取代了"箸"。据明代陆容《菽园杂记》说："民间俗讳，各处有之，而吴中为甚。如行舟讳住，讳翻。"住，有停止之意。箸音同住，行船中若使用箸进食，则唯恐行船停止不前。而筷音同快，寓快行之意。

古往今来，筷子因材料不同而有多种，诸如普通竹筷、天竺筷、杂木筷、黄杨木筷、红木筷、楠木筷，以及用骨、象牙、铜、铁、铝、银、金等制成者。古代有用犀角做的筷子，十分名贵。现代则有塑料、有机玻璃、密胺等做成的筷子，但用得最多的是竹筷或木筷。

筷子除作为食具外，中国古代曾一度用竹筷供灸治之用，称为"竹筷灸"。方法是点燃竹筷一端，在无火焰时趁热将其靠近人体有关穴位熏灼，以灸治某些病症。

此外，中国以往一些地方的人家结婚，有在新郎、新娘的床上四角放置整扎筷子的民俗，寓意为"快生贵子"。

由于中国人用筷子进食别具风格，初到中国的外国人对此莫不感到新鲜和稀奇，有人还特地写下其所见和感受。十六世纪末，意大利天主教基督会派来中国的传教士利玛窦（1552—1610），在用意大利文所写的《中国札记》内，对筷子有一段颇详的记述："他们（中国人）吃东西不用刀、叉或匙，而是用很光滑的筷子，长约一个半手掌，很容易用它把任何种类的食物放入口内。"中国人宴请客人："开始就餐时，还有一套用筷子的简短仪式，这时所有的人都跟着主人做。每人手上都拿着筷子，稍稍举起又慢慢放下，……接着他们挑选一箸菜，用筷子夹进嘴里。"

中国的筷子在一千多年前就流传到了其他国家。八世纪时，唐代高僧鉴真率弟子到日本传播佛学及中国文化；十五世纪时，明代三保太监郑和七次下西洋；中国的筷子肯定也先后被带到了日本和南洋、印度洋、红海沿岸的亚洲及非洲一些国家与地区。历年来，到一些国家侨居的华侨，他们也把用筷子进食习惯带到侨居国。因此，中国人用筷子的饮食习惯对其他一些国家的人民产生了不同程度的影响。在日本，相当多的人是用筷子进食，并且还把每年8月4日定为"筷子节"，以感谢筷子为人们取得美食。据日本友人吉田庄人先生函告，日语"8月4日"和"筷子"的读音相近，故把8月4日定为筷子节。在韩国，教育部门鉴于近年来相当多的韩国青少年不会用筷子进食的情况，于 1995 年决定在小学一年级开设一门教导使用筷子的新课程，并为此编辑了包含使用筷子的方式与图解的教材。

从更深一层看，使用筷子进食，不单纯是一种生活习惯，它还对人的手和脑具有保健作用。因为，用筷子夹取食物进食，有赖于手指、手掌、手臂许多组肌肉相互密切配合的运动，而这一系列协调的肌肉活动，又必须由大脑、神经系统有序地支配，但它们同时也对大脑相应部位产生良性刺激，因而有益于维护脑细胞功能，对促进"手巧脑灵"有着微妙的作用。

孟尝君的快餐

当今，人们所熟知的快餐，就其基本特点与形式而言，至少在两千年前就在中国出现了。战国时代的孟尝君则是中国古代实行快餐制的一位代表人物。

孟尝君姓田，名文，齐国贵族，因世袭其父田婴的封邑薛（位于今山东滕县南），故称薛公，号孟尝君，他曾被齐湣王委任为相国。据《史记·孟尝君传》载："孟尝君在薛，招致诸侯宾客及亡人有罪者，皆归孟尝君。孟尝君舍业厚遇之。以故倾天下之士，食客数千人，无贵贱一与文等。"从这段记载可以看出，孟尝君接待食客，最初并不因其贵贱而分等，不过，后来则依食客的才能及其为孟尝君所作贡献而分等。

孟尝君门下的食客，终年不断，为供应众多食客的日常饮食，倘若不是采取快餐形式，显然是难以应付的。此点，在其传记中可找到证据。有一次，孟尝君在同诸食客共进晚餐过程中，一位食客被人挡住了灯光，这位食客误以为自己所分得的一份饭菜不如其他食客，强烈地认为受到了不平等待遇，愤然拒食，即欲离席而去。孟尝君见此情景，立刻走到这位食客面前，"自持其饭比之"，证明自己的一份饭菜和这位食客的一份完全相同。这位食客目睹实情后，非常惭愧而"自刭"。这则事例生动地证明，两千多年前孟尝君款待数千食客，确实已实行分食制的快餐了。

（原载 1999 年 9 月 27 日《新民晚报》）

火锅漫话

火锅是中国人的一种传统饪食方式，"围炉聚饮欢呼处，百味消融小釜中"，这是清末进士严辰（1822—1893）《吟火锅》诗句，反映诗人与亲朋欢聚共享火锅美食的愉悦情景。

火锅的起源年代已难查考，但推想，在中国先民懂得利用火并且发明制造陶器后，他们采用陶釜、陶鼎煮熟食物的原始烹饪，便是最早的火锅食法。自从商代人民发明冶金术之后，铜质、铁质等金属鼎器陆续问世，不过，陶质炊具仍长期被中国人采用。2005 年 4 月 20 日，新华社报道：考古者从合肥一处三国时期（220—280）遗址出土文物中，发现了四五个陶质火锅，它们包括供盛放温煮食物的容器、燃烧木炭的灶和烟囱。

用陶鼎烹饪食物，起源虽很古老，但此种方式，在相当长时间里并不称"火锅"，例如汉代的"镬""镬斗"，三国时期的"五熟釜"，唐代的暖锅等，它们也都具有后来所称"火锅"的用途。而"五熟釜"因被分隔成五格，每格里可放入一种或数种食物烹饪，煮熟后取出再调味食用，能品尝到更多种滋味。因此，"五熟釜"不仅是后来"鸳鸯火锅"的先河，并且比后者有更多的用途。

南宋时期，福建泉州人林洪，编撰了一本饮食专书《山家清供》，记述了名目繁多的清雅菜肴，其中有一则涮食兔肉的故事：有次，林洪动身前往武夷山上第"六曲"的"仙裳峰"，准备拜访隐士"止止师"，在上山过程中，"遇雪天，得一兔"，他把这只野兔带到"止止师"住处，打算煮熟后两人共享，可是没有厨师帮助烹调。"止止师"告诉林洪，把清除毛皮和内脏后的兔肉切成薄片，以酒、酱、椒料稍渍；继而在小火炉上煮沸一小锅清水，用筷子夹住一片兔肉在沸水中"摆熟"，即可取出再蘸佐料食之。所谓"摆熟"，即是在沸汤中"涮熟"。林洪亲历此烹饪过程，目睹红色的生兔肉片，在沸汤中反复摆涮，红色逐渐转变成白色，宛似天空中逐渐改变颜色的云霞，因此，他给此种在沸汤中"摆熟"的兔肉片，取了一个"拨霞供"雅号。后来，"拨霞供"成了涮兔肉的专称和美称。

清代期间，有的文献出现了"暖锅""火锅"之名。顾禄的《清嘉录·暖锅》写到："……中央则置以铜锡之锅，杂投食物于中，炉而烹之，谓之暖锅。"徐珂的《清稗类钞》写到："酒家沽饮，案辄有一小釜，沃汤其中，炽火于下，盘置鸡、鱼、羊、豕之肉片，俾客自投入，俟熟而食，故曰'生肉火锅'。"

火锅的食法，虽然历来有很多人热衷，但也有人很不以为然。清代文学家、美食家袁枚（1716—1798）就是一位著名代表人物，他在《随园食单》里，专门写了一节《戒火锅》："冬日宴客，惯用火锅……各菜之味，有一定火候，宜文宜武，宜撤宜添，瞬间难差。今一例以火逼之，其味尚可问哉？近人用烧酒代炭，以为得计，而不知物经多滚，总能变味。"其论述主要针对火锅烹饪食物之火候、滋味，认为殊为不妥。

如今，各地火锅的炊具、食料等，较以往明显增多，出现了名目繁多的火锅菜式，但根据现代科学知识，无论哪种火锅菜式，均须重视卫生，主要包括：荤素食物搭配均衡，新鲜清洁；食物要煮熟，尤其是猪、羊、牛、鸡、鱼等动物类食物；不要吃得太快、太烫，应慢吃细嚼；进食不要太多，应适可而止；佐料不要太浓重；少喝或不喝火锅汤（因可能含大量钠、钾、磷、嘌呤、脂肪、胆固醇、草酸盐等）；用过一餐的火锅汤不要重复用，等等。总之，对于采用火锅方式用餐，要尽可能避免对身体的不利因素，冀能有益于健康。

（原载 2008 年 2 月 15 日《文汇报》）

宋代"百岁羹"

作为中国古代一种菜名的"百岁羹",是把腌菜或酱菜切碎后煮成的菜。"百岁羹"之名,在中国现存古代文献中,最早见载于宋代陶谷《清异录·百岁羹》,书中写到:"俗号齑为百岁羹,言至贫亦可具,虽百岁可长享也。"

可是,清代以来的一些书籍、文献,却往往把《清异录·百岁羹》所载的"齑"[①]字误认为"荠"字,故而把荠菜说成是百岁羹。例如,清代嘉庆年间进士吴其濬(1789—1847),其所撰《植物名实图考》在引述《清异录·百岁羹》时,误将"齑"字当成"荠"字。近年,论述中国饮食之权威著作《中国食经》(1999年),在述及"百岁羹"时写到"用荠菜为原料煮制而成",实际上,此说同样有误。至于其他谈到荠菜的文章,把它误解为陶谷《清异录》的"百岁羹"者时有所见。久之,"百岁羹"的真正原意,几趋式微。

在尚无暖棚栽种蔬菜的年代,生长于大自然环境中的野荠菜不是全年都有,并且,在寒冷地区,根本无荠菜生长,因此也就谈不上"百岁可长享"。而即使有荠菜生长的地方,遇到大雪纷飞之时,荠菜也难供食用,金代李献能所写诗句:"晓雪没寒荠,

---

① 齑:切碎的腌菜或酱菜,也可引申为细碎。

无物充朝饥”，正是此情况的真实反映。

可见，陶谷《清异录·百岁羹》所说的"齑"——切细的腌菜或酱菜，才是人们全年之中都能吃得到的菜，也才是"至贫亦可具，虽百岁可长享也"。

（原载《医药文化随笔》"新增订版"，上海古籍出版社 2010 年出版。）

晚餐古今卫生观

人们日常生活的一日三餐，食物的质、进食量、进食时间，三者恰当与否，对人体的健康和寿命，都有着密切关系。中国人有句简明扼要的谚语：早餐吃好，午餐吃饱，晚餐吃少。言简意赅，寓意实在深刻。

虽然一日三餐都须合乎卫生要求，但为数不少的人对它们却缺乏认识和必要的关注，晚餐更为突出。因此，自古以来，人们对晚餐的论述也更多。

唐代医家孙思邈，在所撰《备急千金要方》里，劝导人们"暮无饱食""夜勿过醉"。宋代医家陈直撰写的《养老奉亲书》之中，对老年人特别强调"暮夜之食，不可令饱"。明代息斋居士的《摄生要语》告诫："一日之忌，暮无饱食。"明代冷谦的《修龄要旨》在"却病八则"里，写有"厚味伤人无所知，能淡甘薄是吾师"之诗句，慨叹人们往往不知晓长期太丰盛饮食对身体的危害。古人限于当时科学水平，对不恰当饮食可能损害健康的认识，还不是很全面和深刻，但已体验到若干弊害。明代敖英《东谷赘言》指出："多食之人有五患：一者大便数，二者小便数，三者饶睡眠，四者身重不堪修业，五者多食不消化。"书中所说的"多食"，当然包括晚餐在内。而"饶睡眠"，此处指老是想睡的意思。

随着科学不断进步，人们了解的饮食卫生知识也越来越丰富。

学者们研究报道，晚餐的质、量、时不恰当，会导致人体多种病患，诸如肥胖、高血压、冠心病、猝死、糖尿病、脂肪肝、胰腺炎、消化不良、胃炎、胃或十二指肠溃疡、肠癌、胆道疾患、泌尿道结石、多梦、记忆力减退，等等。

具体而言，经常晚餐吃得太饱、太丰盛（高蛋白、高脂肪、高热量食物、酒和可乐饮料等），会使血糖、血液中氨基酸与脂肪酸浓度增高，体内胰岛素大量分泌，而人们晚上活动量较少，能量消耗低，多余的热量在胰岛素作用下合成脂肪，进而使人体发胖、产生脂肪肝等。而由于体内胰岛素耗用量大，胰腺因负担加重以致功能衰减，逐渐引发糖尿病。

进食过多肉类（猪、羊、牛等）、海鲜类（蚬、干贝、鱿鱼、龙虾、蟹等），或动物内脏、鱼卵、动物脂肪等，晚上各种食物在肠道内停留时间较长，吸收胆固醇多，其中低密度脂蛋白携带的胆固醇（俗称坏胆固醇）沉积于血管壁，逐渐导致动脉粥样硬化、高血压和冠心病。而血粘度的上升，更助长了发生血管栓塞、中风甚至猝死的机率。

晚餐丰盛又饱食，胃肠道因大量食物积聚而不胜负荷，有可能引起胃炎、胆道疾患、胰腺炎等。其中，滞留在肠道内的蛋白质经厌氧细菌作用，产生胺、酚、氮、甲基吲哚等有害物质，既刺激肠壁、可能逐渐引发癌肿，又会进入血液流到心、肝、肾、脑等器官造成损害。

太迟吃晚餐，胃因空虚而发生饥饿收缩和分泌多量胃酸，可能引起胃炎、胃十二指肠溃疡。食物进入肠道后，食物中的钙一部分被肠壁吸收，多余的钙经尿液排出。若晚餐太迟，食后不久即睡，夜里排尿次数少、间隔长，尿中积留多量钙，可能逐渐引起泌尿系统结石。

晚餐太迟、太饱，食后不久就睡，来不及消化的食物积滞于胃肠内，产生腹胀压迫症状，会不断刺激脑细胞，使睡眠多梦、不安稳，进而引起神经衰弱，思考力、记忆力减退。

晚餐固然不可吃太多，然而，含纤维素的蔬菜、瓜果食物不能缺少，因纤维素能减少人体对胆固醇和三酸甘油酯的吸收，增加胃的饱满感而降低胃口，减少胆汁酸再吸收和胆结石，有助于排便和预防肠癌。

鉴于人们平日晚餐菜肴较多，特别是年节、休假日家宴以及聚会、庆典、款待宾客的宴席往往安排在晚上，不仅菜肴丰盛，且进食时间长、吃进菜肴更多，造成的害处也更大。因此，晚餐更应恰当掌握，食物搭配均衡，分量合适。元代养生家王珪强调小儿"吃七分饱病自少"观点（《泰定养生主论》）。其实，"吃七分饱病自少"，对多数人而言，何尝不然。现代学者研究也认为：在各种营养素均衡情况下，"吃七分饱"是适宜的。

洗胃之古今含义

　　"洗胃"，若从字面上看，含义简单明了。但是，作为医学术语的"洗胃"，主要有两层意思：一是用合适的洗胃剂把滞留在胃内的食物残渣完全吸除，为胃肠道施行手术作前期准备；二是对已食入胃里的毒物或某些有害人体健康与生命的物质，选用合适的洗胃剂，灌入胃里进行中和、冲淡，然后予以催吐或抽吸，使有害物质及时排出体外。

　　洗胃剂的选用，对于前者，一般为清洁微温的开水或生理盐水；后者则依食入胃内的毒物性质而定，通常为1：1000至1：5000高锰酸钾溶液；或2% 碳酸氢钠溶液，也即俗称的"小苏打"水；或为生理盐水；或为蛋清；或为牛奶等。

　　然而，古代汉语也有"洗胃"一词，却另有更为深刻的意涵。其一是指改过自新。《南史·荀伯玉传》："……若（允）许某（我）自新，必吞刀刮肠，饮灰洗胃。"在古代，"灰"通常是指经过焚烧后的草木灰。不同的草和木，焚烧之后的灰烬，其成分含量不完全一致，根据现代科学测试，主要成分为碳酸钾，尚有磷、镁、钙和某些微量元素，呈碱性。古人从生活实践中，认识到草木灰的碱性，具有洗涤污垢作用。明代《本草纲目》记载："冬灰，乃冬月灶中所烧薪柴之灰也，……今人以灰淋汁，取碱浣衣。"浣衣即洗涤衣服。"饮灰洗胃"的字面意思虽是用灰洗涤胃肠，但寓意则是彻底改过自新的决心。

古人所说"洗胃"的另一意涵，是指撰写创作的文思更加精深。《新五代史·王仁裕传》："……其少也，尝梦剖其肠胃，以西江水涤之，顾见江中沙石皆为篆籀之文，由是文思益进。"

可见，古代汉语词汇的含义，不少是随着年代推移而有所演变，"洗胃"即是一例。

中国古人的饮料吸管

　　饮料吸管，现今已是人们所熟知的饮具，然而，采用吸管吸取饮料的办法，并非近代始有。在中国，它少说也有一千两百多年的历史了，只是那时的吸管是天然产物，这从杜甫（712—770）的"黄羊饮不膻，芦酒还多醉"诗句即可证明（见《送从弟亚赴安西判官》）。诗句中的"饮"，是指古代家庭私宴。"芦酒"，就是用芦管吸饮的酒。明代杨慎《艺林伐山》明确写到："芦酒，以芦为筒，吸而饮之。"

　　而在宋代，庄绰《鸡肋编》载："关右塞上有黄羊……又彼中造嗅酒，以荻管吸于瓶中。"据李时珍《本草纲目》记述，"荻"是芦之短小于苇而中空、皮厚、色青苍者。

　　此外，清代钱襄《侍疾要语》介绍将芦管用于某些病人的护理："递汤水或用小匙，或用芦管，须谨持之。"表明古人还将芦管作为药液及其他汤液吸管之用。

状元高官的植物学家吴其濬

荣登状元、历任官职、酷爱考察植物、潜心撰写植物学专书，集此四者于一身，清代吴其濬为历史上所仅见之一人。

吴其濬（1789—1847），字瀹斋、季深，号哲甫、吉兰、雩娄农，河南固始人。出身于清代宦官之家，父与兄先后任职翰林院。由于受到家庭影响，吴其濬自幼年起即攻读诸子百家经史典籍，青年时期考中举人之后，担任过内阁中书等官职。嘉庆二十二年（1817）参加殿试，考中进士一甲一名（状元）。之后，被朝廷授予多种官职，先后担任太子洗马（皇太子出行时之前导）、鸿胪寺卿、通政司副使、翰林院修撰、内阁大学士、兵部右侍郎、江西学政使、湖北按察使、湖广总督、湖南巡抚、云南巡抚、云贵总督、福建巡抚、山西巡抚等，有"宦迹半天下"之称。

除了历任上述诸种官职，吴其濬在嘉庆二十三年（1818）至道光二十年（1840）之间，两度被朝廷召进御书房值勤。清宫之御书房，最初是康熙帝于康熙十六年（1677）命令辟设，因选址于紫禁城内月华门之南，故称为"南书房"。康熙帝诏令设置御书房，初旨是选召翰林到该书房（称为"入值南书房"或"南书房行走"），侍候皇帝读书、练字、作画、探讨文章诗词等，后来扩展内容，被选召"入值南书房"者，特许与皇帝商讨朝廷要事，根据皇帝旨意起草诏令及批谕朝廷政务等。吴其濬两度被选"入值南书房",足证他的学识、才能、涵养等,深得皇帝之赞赏。

吴其濬历任各种官职,长达三十余年,他公务之余对植物学怀有浓厚兴趣。他查阅古代本草书及有关植物学文献后,感到从《神农本草经》以迄《本草纲目》,对各种植物的记述与插图不能令人满意,认为有必要重新编撰植物学专书。为此,他先编辑成《植物名实图考长编》二十二卷,书中收载植物八百三十多种,是从经、史、子、集、方志等,辑录出有关草、木的内容,分编为十一类。在此书基础上,他根据自己历年在各地任职期间,对当地植物所见所闻予以记录,同时参考历代重要的本草书、方书、地方志、史籍、杂著等约两百种文献,选摘有关植物记述,历经七年,于1847年基本编撰成《植物名实图考》三十八卷,收载植物一千七百多种,分为谷、蔬、山草、隰草、石草、水草、蔓草、芳草、毒草、群芳、果、木,共十二类。内容主要为植物名称、产地、形态、生长特点、性味等,并按每种植物绘出了实物图。吴其濬在编撰成《植物名实图考》的当年病逝,道光二十八年(1848)太原知府陆应谷筹资将此书刻印问世。

《植物名实图考》的特点和学术价值,主要有:

一、收载的植物大部分是作者实际考察所获得的认知,其中有的还进行栽种观察,例如"党参"条,书中写到:"余饬人于深山掘得,莳之盆盎,亦易繁衍,细察其状,颇似初生苜蓿,而气味则近黄芪。"1821至1829年间,吴其濬因父母先后病故,他回家乡守丧期间,在房舍周围开辟园圃,也种植某些植物进行观察。

二、吴其濬参考的历代文献，除了一般能查阅到的资料，还因有两段时间被征召"入值南书房"，得以看到社会上罕见的文献资料，从中引用的资料也就更为可贵。

三、书中不少内容是吴其濬在各地任职游历时，向草医、俚医、乡人、农圃、老圃、牧竖（牧民）、舆台（劳力人）等征询而得，有更实际的知识与经验。

四、《植物名实图考》收载植物的数目为一千七百多种，远多于以往任何本草书所载（中药学巨著《本草纲目》，收载的植物近一千三百种）。在《植物名实图考》收载的植物中，有的是首载，有的是对以往本草书的补充或纠正。例如："合掌消，江西山坡有之，独茎脆嫩如景天，叶本方、末尖，有疏纹，面绿，背青白，附茎攒生，四面对抱，有如合掌，故名"；"根有白汁，气臭……消肿、追毒"。又如："拘那花，江西、湖南山岗多有之，花、叶、茎俱同紫薇，唯色淡红，……山中小儿取其花苞食之，味淡微苦，有清香，故名苞饭花。"其作用为"败毒、散瘀"。另如，一枝黄花的效用"洗肿毒"；九头狮子草的"发表"；千斤拔的"补气血"；马甲子根的"治喉痛"；石风丹的"养血、舒肝、益气、滋肾，入筋祛风、入骨除湿"；石吊兰"通肢节、治跌打、酒病"；瓜子金"破血、起伤、通关"；兰香草"肉（食）可治嗽"，等等。马铃薯从国外传入中国后，许多地方积极引种，山西人称它为"山药蛋"，吴其濬最早把"山药蛋"之名载入《植物名实图考》，说它"根实如番薯"，"味似芋而甘，似薯而淡"，能"疗饥救荒"。

五、《植物名实图考》虽以古代文献为基础，但吴其濬并非泥古不化。他对李时珍很崇敬，但不是完全以《本草纲目》所载为准，例如在记述冬葵时纠正说："（冬葵）为百菜之主……志书亦多载之，李时珍谓今人不复食，殊误……以一人所未食而曰今人皆不食，抑何果于自信耶？"又如，述及大青时，吴其濬说："湘人有《三指禅》一书，以淡婆婆根治偏头风有奇效，余询而采之，则大青也，乡音转讹耳。"因此，他强调医者应知药，若医者不知药而处方，"其不偾事者几希！"他还批判有些人鼓吹长服某些药物能成仙的谬论，指出："……神仙传，黑穴公服黄连得仙，此非荒诞欺人语耶？"

六、《植物名实图考》的原植物附图一千七百多幅，比以往任何本草书的植物附图更多、更精确，其中有些是把该植物的根、茎、叶、花整株描绘，更能反映实际。在《植物名实图考》之前，《本草纲目》的植物插图为七百四十多幅，且所绘之图粗糙，与实物有较大差距。《植物名实图考》的内容，虽然也有一些错误，但就当时的历史条件与科学水平而言，是不宜苛求于作者的。该书出版问世后，因在学术上所具有的价值，清代有些人士出版了《植物名实图考》重校本或翻刻本。1933 年上海商务印书馆出版了《植物名实图考》道林纸精装本，并在 1957 年再次出版。《植物名实图考》流传到日本后，1887 年东京奎文堂刊行《重修植物名实图考》，该版本由日本学者伊藤奎介写序予以高度评价推荐。此外，十九世纪下半叶，俄国驻北京公使馆医官、原籍德国的布雷特施奈德（E. V. Bretschneider），用英文写、译了数种有关中国植物学的著作，先后分别在福州、上海、伦敦出版，其中，1870 年在福州出版的《中国药物书籍的研究和价值》（*On the Study and Value of Chinese Botanical Works* ），以及 1882 年、1892 年、1895 年分别出版于伦敦、上海的《中国植物学》（*Botanicon Sinicum*）第Ⅰ至第Ⅲ卷，两部书中都对《植物名实图考》作了介绍和学术评价。迄今，世界上一些国家的图书馆均收藏了此书，可见它在学术上的价值。

（原载 2008 年 10 月 25 日—28 日北美《世界日报》）

李鸿章拍"X光"

公元 1896 年 5 月 26 日，俄国新沙皇尼古拉二世（1894—1917）举行加冕典礼，事前，俄政府要求清王朝派遣高官作为代表出席该典礼。清廷经考虑后，决定委派直隶总督兼北洋大臣李鸿章（1823—1901）为代表，以"钦差头等出使大臣"头衔前往祝贺。德、法、英、美等国政府得悉此讯息，迅即致函清王朝，要求李鸿章在俄进行国事访问完毕之后，接着到他们国家访问。清廷接受了这些国家政府之邀请。

李鸿章一行于 1896 年农历（后同）四月三十日抵俄都圣彼得堡，在俄数城市进行多项活动后，于六月十三日乘火车到达德国柏林。李鸿章在德国访问期间，德政府建议李鸿章到医院拍"X光"检查身体，因为两年前的 1894 年农历二月二十八日，李鸿章在日本马关准备参加中日两国谈判之际，被日本浪人小山丰太郎暗枪击中左颊，虽未致命，但瞬时血流如注，并发生晕厥，弹头遗留在左颊内。因那时候尚未发现"X射线"（俗称"X光"），故未能确定弹头的具体位置。李鸿章经急救后，身体无大碍，且当时已七十三高龄，所以未采用手术取出弹头。因此，当他 1896 年访问德国期间，德政府即极力建议他借助诞生不久的新式诊断仪器"X光"检查身体。他欣然接受建议，经拍"X光"片，发现弹头嵌在左颊骨之中。李鸿章目睹"X光"片所显示的自己颅骨影像与弹头所在，感到十分稀奇，特称此种新检查术为"照骨术"。①

　　"X射线"是德国物理学家伦琴于1895年11月8日发现，次月28日以《关于一种新射线的技术》为题发表论文公之于世。李鸿章在"X光"被发现后仅仅七个月就体验了此种新技术，成为在德国拍"X光"片检查枪伤的第一个中国历史人物。

---

① 引自王自勉:《古稀之年李鸿章环球走一遭》，载北美《世界日报》2000年7月30日。

刷牙并非由李鸿章从外国传入

2007 年 5 月 23 日,《世界日报》"上下古今"版,刊登了陈玉璞先生大作《理发与刷牙的演变》,文中写到:"关于中国人的刷牙,根据历史记载,一直到了清朝末年才有,乃李鸿章由外国传到中国⋯⋯。"

然而,实际情况并非如此,兹仅从现存的宋、元、明一些文献中,即能找到若干刷牙记述。

宋代养生家周守忠纂辑的《养生类纂》记载说:"早起不可用刷牙子,恐根浮兼牙疏易摇,久之患牙痛,盖刷牙子皆是马尾为之,极有所损。"引文中所说的"刷牙子",即是牙刷。

元代郭钰,在《郭恒惠牙刷》诗里,写有"南州牙刷寄来日,去腻涤烦一金直"。"牙刷"一词,两次赫然出现在标题和句子中。

用牙刷洁齿,何时刷牙较合适,古人也有正确的看法。元代饮膳太医官忽思慧,于 1330 年编撰成《饮膳正要》,说:"清旦刷牙,不如夜刷牙,齿疾不生。"

明代医家张景岳在 1624 年撰成的《景岳全书》中,引前人所撰《金丹全书》记述说:"今人漱齿,每以早晨,是倒置也。凡一日饮食之毒,积于齿缝,当于夜晚刷洗,则垢秽尽去,齿自不坏。"

此外,1954 年在赤峰县大营子村,考古人员从一座公元 959年的辽代墓葬中,发现两把骨刷柄,据有关专家考证为牙刷柄这为一千多年前中国人已使用牙刷刷牙，提供了实物佐证。

根据以上所引述之史料，足以证明，中国人发明制造牙刷，并把它用于刷牙洁齿之史实，绝不是"一直到了清朝末年才有"，也绝非"李鸿章由外国传到中国"的。

（原载 2007 年 6 月 9 日北美《世界日报》）

康有为曾倡"安乐死"

若某个人不幸罹患了不治之症，医治无望，日复一日缠绵病床，遭受着极其痛苦的折磨。对于此种情况，颇长时间以来，不断有人提出倡议：在患者及其亲人慎重考虑之后的要求下，经医师和有关方面的认可，宜考虑施行"安乐死"，以解脱患者所承受病痛的煎熬，免除患者家人、挚友的日夜担忧与劳倦，减少因患者不治之症所致各方面的长时间无谓之耗费。

在中国，见诸记载"安乐死"的率先提倡者，是1888年至1898年间向清廷建议变法维新之重要人物康有为（1858—1927）。在反映康有为主要思想和主张的《大同书》里，有《去苦界至极乐》一节，专门对所提"安乐死"作了表述："若其（指病重而承受极度痛苦者）气尽，呻吟太苦，众医脉之，上医脉之，知其无效，则以电气尽之，俾其免临死呻吟之奇苦焉。"从这段记载可知，康有为提倡"安乐死"，有其基本前提：一是患者处于"气尽"的生命终末期；二是病人长时间被疾病剧痛奇苦折磨；三是经过有经验的高明医生和众医会诊医治均未能挽救其生命者。符合上述三种情况的患者，康有为认为适于施行"安乐死"。而他提出"以电气尽之"的"安乐死"措施，则是他接受了西方国家近代知识的结果。

国际社会上，有些人士提出"安乐死"的主张或建议已有不少年头了，但因受到伦理学、法律学、医学团体、宗教团体以及维护生命权组织等不同观点者的反对，至今能够实行者还极少。2000年11月28日，荷兰议会下院通过了一项"安乐死"法案。2001年4月10日，经上院批准，荷兰率先成为世界上第一个将"安乐死"定为合法的国家。从这件事可以预测，随着时间的推移、社会事物的发展以及人们观念的转变，"安乐死"的主张与做法，将会逐渐获得各方面越来越多人的认可。

孙中山论猪血补身益体

在中华民族博大精深之文化宝库中，饮食文化也是丰富多彩的内涵之一，它拥有品类繁多的广泛食料、独特精巧的烹调技艺、菜式纷呈的佳肴美味。孙中山（1866—1925）先生生前在不同场合的谈话与讲演中，在若干著作及文章里，屡次谈论到中华民族的饮食，满怀自豪之情，予以赞誉推崇。

孙中山在《建国方略》里，高度评价"中国烹调之妙，亦足表明文明进化之深也"。并且指出："即如日用寻常之品，如金针、木耳、豆腐、豆芽等品，实素食之良者，而欧美各国并不知其为食品者也。"对于有的国家的某些人鄙视中国人民的饮食所谓"粗野"之说法，孙中山不仅指出他们的无知，而且还以科学知识予以阐明驳斥。

早在 1896 年，孙中山就曾以猪血为例说道："吾往在粤垣，曾见有西人鄙中国人食猪血，以为粗恶野蛮者。而今经医学卫生家所研究而得者，则猪血涵铁质独多，为补身之无上品。凡病后、产后及一切血薄症之人，往时多以化炼之铁剂治之者，今皆用猪血以治之矣。盖猪血所涵之铁，为有机体之铁，较之无机体之炼化铁剂，尤为适宜于人之身体。故猪血之为食品，有病之人食之固可以补身，而无病之人食之亦可以益体。……此不过食品之一耳，其余种种食物，中国自古有之，而西人所未知者不可胜数也。"

现代科学证明，猪血的脂肪和胆固醇含量甚低，却富含血红素铁，比之植物中的铁质和无机铁质，更易于被人体吸收利用。猪血中的氨基酸比例，接近人体中的氨基酸比例，故也易于被人体吸收利用。猪血的血浆蛋白被人体胃肠道消化酶分解后的物质，还能与被食入人体内的粉尘及有害金属微粒结合，变成不易被人体吸收的物质而从肠道排出。因此，猪血有助清除人体某些有毒物质的作用。

虽然，中国古人对于饮食能补益人体的认识，受当时生产力水平的限制，有很多并不知具体的机理，但他们在生活和医疗中所获得的各种食物补益人体的体验，却一代又一代相传积累。随着年代的向前推移，其中许多被后来的科学实验陆续证实，猪血之补益人体，即是有充分证据的可贵实例之一。

鲁迅和医学

很多人知道，鲁迅在成为文学家之前，曾经一度学过医。1902 年，他东渡日本留学，在学了两年日文及普通教育后，就是选择医学这个专科的。

鲁迅在少年时，目睹父亲所受疾病侵袭的痛苦情状，因而对救死扶伤的医学萌发了向往的心情。因此，早在 1899 年，当鲁迅还在南京矿务铁路学堂读书时，就曾经阅读过《全体新论》，那是十九世纪英国人合信（B. Hobson，1816—1873）在陈修堂等人协助下，译成中文介绍西医解剖生理学的一本书。

后来，鲁迅到日本学医，有感于"日本维新是大半发端于西方医学的事实"（《呐喊·自序》），所以，他想以医学来减除病家的病痛；拯救当时苦难深重的中国。他在《呐喊·自序》里写到："我的梦很美满，预备卒业回来，救治像我父亲似的被误的病人的疾苦，战争时候便去当军医，一面又促进了国人对于维新的信仰。"

1904 年 7 月 21 日，鲁迅获得日本仙台医学专门学校的免试入学通知书，他是该校当时唯一的中国留学生。那时候，鲁迅虽身在日本，但一直注视关心着祖国的命运，他为中国不断遭受帝国主义列强的侵略而愤慨，为中国的国势日下而忧虑。

有一次，他从课堂里放映的电影中，看到中国人被帝国主义侵略者凌辱、杀害示众的镜头后，不愿在仙台医校继续学习下去，鲁迅写到："因为从那一回以后，我便觉得医学并非一件紧要事，凡是愚弱的国民，即使体格如何健全，如何苗壮，也只能做毫无意义的示众的材料和看客，……所以我们的第一要著，是在改变他们的精神，而善于改变精神的是，我那时以为当然要推文艺，于是想提倡文艺运动了。"（《呐喊·自序》）因此，从 1906 年起他便中止了学医，而改为专门从事写作，献身于文艺革命运动。

虽然如此，但鲁迅从那以后，一直到逝世前，对于自然科学尤其是医学，仍然怀着浓厚的兴味。即使是在他文学写作极其繁忙、用笔战斗十分紧张的时候，也是如此。1930 年 2 月，日本学者刘米达夫所著《药用植物》在日出版后，鲁迅为了及早向中国学术界介绍日本研究药用植物的情况，没有多久就将该书译成了中文，并且从 1930 年 10 月起，分四次在杭州《自然界》杂志刊出。

1930 年，日本科学家长尾景和到上海访问鲁迅，事后写了《在上海"花园庄"我认识了鲁迅》一文，里面写到："第二天的谈话，是从医学开始的。从维他命、荷尔蒙、达尔文的进化论起，一直说到天文学……"可见，鲁迅对医学科学一直给以相当广泛的关注。

对于中医，鲁迅在早期曾有过相当片面的看法，那是因为他在少年时，父亲连年遭受疾病的侵害，鲁迅有四年多曾常常出入于当铺与药店，为父亲筹钱和延医买药。可是，他父亲的病还是没有医好而与世长辞，这使鲁迅对当时家乡的中医极为反感，而把一些庸医和确能医治病痛的中医相混同。然而，随着时间的推移，他的上述看法逐渐地得到纠正。后来，鲁迅在回忆自己早期对中医那种片面性的看法时说道："其中大半是因为他们耽误了我的父亲的病的缘故罢，但怕也很挟带些切肤之痛的自己的私怨。"（《坟·从胡须说到牙齿》）

鲁迅后来对待祖国医药学的正确态度，从他的实践和他的一些文章以及日记中，可以得到证明。

在日记中，鲁迅多次写到服用中药的经历。1912 年 11 月 10 日，"饮姜汁以治胃痛，竟小愈"。同年 11 月 23 日，"下午腹痛，造姜汁服之"。1916 年 4 月 22 日，"晚因肩痛而饮五加皮酒"。1930 年 8 月 30 日至 9 月 6 日的八天日记里，有四次写到为幼儿海婴往仁济堂买中药。

从鲁迅的日记中还可看出，他很重视祖国的医学古籍并进行了收藏。1914 年 9 月 12 日记录了"买《备急灸方附针灸择日》共二册"。1915 年 2 月 21 日"买景宋《王叔和脉经》一部四本"。同年 2 月 26 日"购到《巢氏诸病源候论》一部十册"；4 月 27 日"买《铜人腧穴针灸图经》一部二本"。1927 年 8 月 2 日"买《六醴斋医书）一部二十二本"。

鲁迅不仅亲往书局购买中医书，而且还自己动手修补中医书籍。1927 年 8 月 12 日的日记写到："下午修补《六醴斋医书》"，8 月 17 日"下午修补《六醴斋医书》讫"。

还应提到的是，鲁迅对国外出版的有关中医的书籍也相当注意。1930 年，他先后买了《汉药写真集成》与《食疗本草之考察》，从中了解日本学者对中医中药的研究情况。

此外，鲁迅对于有关中国医学史与医学辩证法的书籍也进行收购研究。1933 年 4 月 25 日，花了九块银元买了日本出版的《支那中世医学史》一本。同年 11 月 5 日，买了《临床医学辩证法的唯物论》。以上记录，都足以反映出鲁迅对医学的广泛兴趣和重视。

鲁迅通过对祖国医学文献的研究，以及自己接受中医治疗的经历，对中医的科学价值越来越信服。1933 年他在《经验》一文中，谈及《本草纲目》时写到"含有丰富的宝藏""是极可宝贵的"。他正确地论述医药学是人民群众的无数次实践所发现的事实，他在《经验》文里写到："……一切文物，都是历来的无名氏所逐渐造成。建筑、烹饪、渔猎、耕种，无不如此；医药也如此。"他还在《伪自由书·推背图》写到："本草家提起笔来，写到：砒霜，大毒。字不过四个，但他却确切知道了这东西曾经毒死过若干生命了。"

但是不能否认，医学这门科学在其发展的历史过程中，不可避免地夹杂了某些错误的或者唯心的东西，这就需要予以批判对待。鲁迅正是持这种正确态度的。他对医学中迷信天命的内容以及掺杂封建毒素的东西很气愤，并且批判以往一些中医所采用的"割股疗亲"的做法极为荒唐。鲁迅对《本草纲目》的评价虽然很高，但也很中肯地指出该书中确实存在"捕风捉影"的内容。

综上所述，鲁迅和医学关系确实颇深。1981 年是鲁迅诞辰一百周年，谨以此文藉表纪念。

（原载《大众医学》1981 年第 9 期）

秋瑾论护士工作

孙中山先生亲笔题词称赞为"巾帼英雄"的秋瑾，是中国近代史上伟大的女革命家。她生前不仅勇敢顽强地投身到中国民主革命的洪流中，并且以坚韧不拔的毅力为争取妇女的权益而奋斗，还以极大的热情关心着中国的医学护理事业。

1875 年，秋瑾生于浙江绍兴，1904 年到日本留学，在日期间与中国留学生陈撷芬等十人在东京组织成立"共爱会"，其宗旨之一为主张女子从军救护受伤战士。她衷心地期望：中国"女子生机活泼，精神奋飞，……为醒狮之前驱，为文明之先导"（秋瑾为《中国女报》所写发刊词）。因此，她在积极进行民主革命活动之中，根据护士职业多是妇女所从事的这一特点，将日文版《看护学教程》翻译成中文，发表于她创办的《中国女报》上。为了呼吁社会上对护士职业的尊重，唤起民众对护理学的重视，她译出一部分之后，即及时刊登一部分。1906 年底，《中国女报》创刊号问世，她译出的第一部分就在其中刊出。

秋瑾在登载译述的《看护学教程》正文前，首先刊登了自己撰写的《绪言》，对护士工作的性质、意义作了精辟的阐述和评价。她说："看护法者，医学中之一科目，而以为治疗者之辅佐也。"她力陈护士工作在社会学中的重要意义，指出："看护为社会之要素，……健者扶掖病者，病者依赖健者，斯能维持社会之安宁。"

针对社会上存在着歧视护士工作的错误观点，秋瑾在《绪言》中驳斥说："救死扶伤，无分彼此，斯博爱之旨也。惟习俗所锢，往往有视看护为贱业者，此则谬之甚者也。"她进一步写到："（护士）平时则看护亲子兄弟之疾病，以归于安宁；战时则抚慰出征军旅之伤痍，以振其勇气，……虽谓之益国便民之事业，亦非过语，何贱业之有？"

正因护士专业在医疗中和社会上不可或缺，所以做好护士工作十分重要。因此，秋瑾认为从事护士职业者，应该对医学之全部要领有所了解、技术熟练，具有高度的同情心、细心和耐心。她写到："故欲深明（护理）其学，施之实际，而能收良好之效果者，非于医学之全部皆得其要领者不能；且即使学识全备，技艺娴矣，然非慈惠仁爱，周密肃静，善慰患者之痛苦，而守医士之命令，亦不适看护之任。"

也正因护士工作所具有的特点与特殊要求，秋瑾认为"女子之绵密周致"，更适于担任医疗护理工作，所以从事护士职业者，"常以女子为多也"。

秋瑾翻译《看护学教程》的中文稿，曾连续在《中国女报》创刊号和第二期上发表，内容包括"一般看护法"和"各种看护法"。前者有病者的看待、诊察时之心得、病室及卧床、就褥及换褥、病室温度及清气法、病人之饮食等专题。后者有褥疮及睡眠、体温之测定等专题。

深为遗憾的是，《中国女报》因资金困难，仅出版了两期即停刊。更令人震惊痛惜的是，秋瑾于1907年夏壮烈捐躯，致使《看护学教程》未能继续翻译刊完。然而，从已刊登的译文内容看，所论及的护理学问题，已相当丰富了。特别是她在《绪言》里的精辟论述，作为她杰出业绩中的一个方面。给我们留下了珍贵的一页。

（原载《大众医学》1984 年第 2 期）

钟茂芳首创"护士"专称

　　护士，是人们常听到或接触到的医疗护理技术人员，有的人本身就是从事此种专业者，汉文"护士"专称，是护理专家钟茂芳女士于公元 1914 年所首创。

　　钟茂芳，1884 年诞生于当时所称南洋群岛某地的华侨家庭，青年时期进伦敦盖伊医院学习护理专业。盖伊医院是英国一位出版业者托马斯·盖伊（Thomas Guy, 1644—1724）于 1721 年所创办，起初主要为诊治疑难病症而设，后来陆续有其他人士捐款而扩建，逐渐发展为综合性医疗教学医院，其中以牙科和医疗护理学科尤为突出。至 1974 年，该院建成三十四层大楼，是当时世界上建筑高度最高的医院。

　　1909 年，钟茂芳毕业于盖伊医院医疗护理专业，是获得英国正规护理学毕业证书的第一位中国人。同年，钟茂芳回到中国，天津"北洋女医学堂"聘请她担任"看护教习"。任职期间，她把英国医疗护理著作翻译成汉文《牛津看护手册》[原名 Nurse Hand-Book，英国医疗护理专家牛津（Oxford）女士著]，出版后成为当时中国培养训练看护的基本教科书，同时也是指导护理伤病者的实用书。

　　英语"Nurse"一词，原意主要是照料、抚养、看护等，在西医学中主要是指护理工作及其专业工作者。十九世纪起，西医学大量传入中国、日本后，有关人士把"Nurse"翻译为"看护"一词，此译名在日本和中国医学界沿用了很长时间，例如："日本看护协会"、"日本看护科学学会"、《日本救急看护学会杂志》、《日本癌症看护学会杂志》等；1906 年，秋瑾翻译为汉文的日文版《看护学教程》；1909 年 8 月成立的中国第一个医疗护理学会"中国看护组织联合会"等，都是以"看护"指称护理工作及其专业工作者。所以，钟茂芳把《看护手册》翻译为汉文出版，也沿用了"看护"一词。但是，她从自己学习医疗护理学和从事此种专业工作的过程中，深深体会到：护理工作是必须掌握一定的医疗知识和护理技能的专业，用"看护"一词表示太一般了，因此总是思考需要另拟一个合适的新名称。

可能是受某些有"士"字参与组成的词汇——名士、贤士、雅士、进士、博士、硕士、学士、医士等的启发，钟茂芳特向一些学者请教咨询，并且专门查阅《康熙字典》对"士"字的释文后，认为取"护"字与"士"字组成"护士"新名词，比之"看护"，能更好地反映从事这项工作者必须具有护理知识与技术的专业性质，因而更为恰当。

1914 年 6 月 30 日至 7 月 2 日，"中国看护组织联合会"在上海举行第一届全国代表大会，出席者共二十四位，钟茂芳是其中唯一的中国人。钟茂芳趁出席首届看护代表大会的机会，向大会组织者谈到自己拟用"护士"新名词取代"看护"一词的想法，当即获得认可和支持。后来，她在大会发言中正式提出用"护士"新名称取代"看护"一词的建议，并且阐明其理由和依据。结果，参加大会的全体代表无异议地一致赞同。在大会进行中，"中国看护组织联合会"的名称，随即也改名为"中国护士会"（Nurse Association of China）。此届护士代表大会讨论通过了护士会章程与会务计划等，选举了正、副会长与总干事，结果，美国基督教雅礼会在长沙开办的湘雅医院看护学校校长、美国人盖仪贞（Nina D. Gage）被选为会长，钟茂芳被选为副会长。

1915年9月，"中国护士会"在北京举行第二届全国代表大会，与会代表共四十七位，钟茂芳仍然是其中唯一的中国人。此届护士代表大会除了讨论会务、通过计划等事项，对护士会领导成员进行了改选，结果，英国基督教伦敦公会在汉口开办的教会医院护理部主任、英国人贝孟雅（Hope Bell）被选为会长，钟茂芳再度被选为副会长。随后，钟茂芳被"国际护士会"（International Council of Nurses）吸收为会员，并被聘为该会荣誉副会长。"中国护士会"则在1922年被"国际护士会"接受为会员国。

后来，钟茂芳和一位美国人结婚，定居美国，其后有关她的情况不详。但是，她首创的汉文"护士"专称，迄今一直被广泛沿用。

诞生于庐山的"中国看护组织联合会"

　　道光二十二年（1842），清朝政府被迫与英国签订"南京条约"，中国开放广州、厦门、福州、宁波、上海五地为通商口岸之后，英、美等国的基督教、天主教（主要是基督教）会，陆续派遣传教医生和护理人员到中国许多地方开设教会医院。

　　1886年，英、美等国在中国教会医院工作的医生，在上海成立了中国教会医学联合会（The China Medical Missionary Association，简称"中国博医会"或"博医会"）。英、美等国在中国教会医院工作的外籍医疗护理人员受此启发，也希望成立护理人员的组织。对此，美国医疗护理专家Cora E. Simpson女士是一位起了重要推动作用者。1907年，她受美国基督教卫理公会派遣，到中国福州基督教协和医院负责管理和指导护理工作。她到福州后不久，专门取了汉文姓名"信宝珠"。她在福州协和医院工作期间，不仅发现该院护理工作不正规、质量低，还在考察许多地方的医院护理工作时，观察到各医院护理工作紊乱，没有统一的标准，护理质量普遍较低，并且各医院的护理工作人员之间缺乏联络与经验交流，深感为提高中国的医疗护理水平与质量，除了制订必要的质量标准，建立合格的护理教育等之外，组织成立中国护理工作人员的协会至关重要。因为在此之前，英国于1887年成立了世界上第一个医疗护理工作者协会，1891年改名为英国皇家医疗护理者协会；美国于 1896 年成立了美国医疗护理者协会；同一年，国际医疗护理者协会在瑞士日内瓦成立，上述情况促使信宝珠产生成立中国医疗护理工作者协会的强烈意愿。

因此，信宝珠于 1908 年夏致函"博医会"秘书兼《博医会报》编辑 P. B. Cousland，叙述了自己对中国医疗护理工作的观感和设想，并且提出成立中国医疗护理工作者协会的迫切愿望与建议，要求他给予支持和呼吁。P. B. Cousland（1860—1930）是苏格兰人，1882 年毕业于爱丁堡大学医学院，1883 年受英国基督教长老会派遣，到中国潮州基督教医院担任医生，他到中国之后，取了汉文姓名"高似兰"。"博医会"成立后，他被聘请到上海担任该会专职秘书及英语《博医会报》编辑。他收到信宝珠的信之后，迅即复函极表赞同与支持，允诺在每期《博医会报》中提供一至两页版面，作为医疗护理工作者发表意见和要求以及建议的园地。并且，在 1908 年 11 月《博医会报》上，特地刊登了信宝珠的来信和高似兰的回信，结果，获得中国许多地方医院的"看护"热烈响应。

1909 年 8 月间，在中国几个城市基督教教会医院工作的六位外籍医疗护理专家和三位外籍医生：芜湖弋矶山医院的美国人哈特，美国人奥格登，长沙湘雅医院看护学校校长、美国人盖仪贞，汉口基督教仁济医院的英国人贝孟雅，上海基督教仁济医院的英国人克拉克，在上海工作的美国护理专家亨德森，在南京开办基督教医校的英国医生盖纳，在广州开办基督教医校的美国医生富尔顿，以及"博医会"秘书高似兰，上述九人利用在庐山牯岭度假的机会，于 8 月 19 日举行了会议，热烈讨论关于成立中国看护联合会之事宜。结果，一致赞同组织成立"中国中部看护联合会"。8月25日，上述九位人士在牯岭举行第二次会议，经深入商讨，为了使中国各地医院的看护都有加入看护联合会的机会，不宜限定为"中部"，决定把名称改为"中国看护组织联合会"，由于在牯岭参加上述两次会议者是英、美医护人士，而当时在中国教会医院工作的医疗护理人员基本上是外籍，所以，"中国看护组织联合会"是采用英文名称，该联合会之章程也是用英文拟定。此次会议推选哈特为会长、奥格登为副会长、亨德森为书记。至此，"中国看护组织联合会"在庐山正式成立。

1910年8月18日，"中国看护组织联合会"若干会员，利用在牯岭度假的机会，举行"中国看护组织联合会"常务会议，除了讨论有关事项外，还宣读了印度和美国看护会的贺词。亨德森被选为第二任会长。

1911年3月18日，"中国看护组织联合会"的若干会员，仍然利用在牯岭休假的机会，又在牯岭举行了常务会议，共有在中国工作的七位外籍护士参加，盖仪贞被选为第三任会长。在此次会议中，决定把该会章程译成中文，然后兼用中、英文表述。在此次常务会议中，还决定在合适时间举行"中国看护组织联合会"全国会员代表大会。

1914年6月30日至7月2日，"中国看护组织联合会"在上海举行"第一届全国会员代表大会"，参加大会的代表共二十四人，其中只有一位中国人钟茂芳女士，她1909年毕业于伦敦盖伊医院护理专业。她在出席会议的第一天就向会议组织者提出建议，把"看护"一词改为"护士"，她认为此名称能更好地反映从事这项工作者必须具有医疗护理知识与专业技术的性质。会议组织者欣然接受了钟茂芳的建议。因此，随即把此次代表大会改称为"中国护士会第一届全国会员代表大会"。因而在此次大会之后，"护士"专称取代了"看护"的名称。

其后，在"中国护士会"的基础上，此护士学术团体的组织逐渐发展扩大，会员（尤其是中国籍护士）大量增加，名称先后改为"中华护士会""中华护士学会""中国护士学会"。至1964年，改为"中华护理学会"，一直沿用至今。

（2017年8月8日第三稿写于洛杉矶）

中国第一位女西医——金韵梅

中国医学史上，金韵梅（原名金雅妹、曾名金雅梅）是拥有多项第一的著名女西医师：美国纽约医院附设女子医学院第一位中国女留学生；该医学院同一届毕业班第一名；中国第一位女西医师；天津北洋女医院第一任院长；天津北洋女学堂的创办者及第一任校长。

双亲早逝成孤女 义父义母慈养育

清同治三年（1864），金韵梅诞生于浙江宁波，父金宝元是当地基督教长老会牧师。金韵梅未足三岁时，父母因罹患霍乱而相继病逝，幸被父母生前好友、当地美国基督教长老会的牧师、医师的麦嘉缔（D. B. McCartee）夫妇收养为义女，她因此从困苦逆境中迎来美好前途之未来。

1820 年，麦嘉缔诞生于美国费城，父亲是纽约医师。麦嘉缔青年时期进入纽约哥伦比亚学院和宾州大学学医，1840 年毕业获得医学博士学位，随后，在费城从事医疗工作。

1842 年，清朝政府被迫和英国签订《南京条约》后，开放广州、福州、厦门、宁波、上海为通商口岸。翌年，美国基督教长老会准备派遣传教士到中国一些地方建立教会和教堂。麦嘉缔是该教会之教徒，被鼓励到中国宁波行医和传教，当时二十三岁的麦嘉缔爽快地接受了派遣。1843 年 10 月 6 日，他从美国乘船启程，途经香港，停留了一段日子，特向当地中医师学习汉文。1844 年 6 月 21 日，他抵达宁波后继续向当地中国人学习汉文和当地方言，为便于和中国人交往及传教等，他既学会讲汉语，还学会用中文写作，并且，专门取了汉文姓名"麦嘉缔"，字"培瑞"。

为争取人们信基督教，麦嘉缔除了给患病者免费诊疗、对贫困者资助等，1845 年特在宁波创办"崇信义塾"（The Ninbo Boy's Academy），免费接收贫困家庭的男童寄宿就读，并提供膳食。1867 年，该校迁往杭州，改名为"育英义塾"（Hangchow Presbyterian Boy's School），1897 年更名为"育英书院"（Hangchow Presbyterian College），起初设文科，后增设理科，该书院即是 1914 年建立的杭州"之江大学"的前身。

麦嘉缔在宁波等地免费为患病者诊疗、开办教育、帮助贫困者解决困难、传教以及其他社会活动，经过一段时日后，获得广泛崇高声誉。加之他精通英文和中文、日文，美国政府在宁波建立领事馆之初，未任命领事之前，多次向麦嘉缔提出要求，他同意担任美国驻宁波领事馆临时领事，一直到正式领事到职。之后，他应美国政府之请，担任美国驻上海领事馆顾问、口译和馆务助理。

1870 年，清朝廷聘请麦嘉缔前往日本，帮助清朝使节和日本有关方面交涉，促使被日本扣留的十数名中国人获释。之后，清朝廷颁给麦嘉缔金质奖章和奖状。

麦嘉缔三十三岁时才在宁波结婚，妻子是美国基督教长老会派到宁波的第一位女传教士，婚后生育了四个男孩。妻子因为传教任务和抚养儿子、义女，很少陪同丈夫到各地活动，文献中对她的记述极少。

1880 年，麦嘉缔和家人虽然回美居住，但他在 1889 年正式退休之前，因教会及其他事务还多次往返于中国、日本、美国若干地方。

麦嘉缔毕生有大量通信，为介绍中国、日本等亚洲国家与地区的人文、历史、自然、物产等，他撰写了大量论文或文章，刊登于英国剑桥大学出版的季刊《亚洲文会杂志》（*Journal of Royal Asiatic Society*），据说其中有三十三篇是用中文撰写。

麦嘉缔晚年定居美国旧金山，1900 年病逝，享年八十岁。

留学日美勤研读 中国首位女西医

1872 年秋，麦嘉缔应日本东京帝国大学之聘，担任该校法律、博物学教授，当时八岁的金韵梅被携带到东京，寄宿就读于当地小学，毕业后又寄宿就读于当地中学。1877 年，麦嘉缔任教期满回宁波，金韵梅在东京一所中学继续寄宿就读，直至 1881 年夏毕业。由于她的日文、英文和其他功课成绩均佳，所以麦嘉缔把她送到美国留学。

很可能是鉴于金韵梅的父母早年病逝于传染病，以及麦嘉缔是医师，促使金韵梅选择了学习医科。1881 年秋，十七岁的金韵梅考入"纽约医院附设女子医学院"，成为该医学院第一个中国留学生。她经过四年努力攻读，1885 年毕业，成绩为全班第一名。

之后，金韵梅先后在费城、华盛顿、纽约等地的医院担任医职。她精于显微摄影医学检查，曾撰写有关机体组织学显微摄影的论文，发表于《纽约医学杂志》，获得很好评价。

回国行医并任教 业绩良多利众益

1888年，金韵梅受荷兰基督教归正会之聘请委托，回到中国厦门担任该系统的医疗工作，翌年，她传染上疟疾而到日本治疗。之后，在日本神户应基督教卫理公会之聘，担任医疗工作和传教。

1894年，金韵梅三十岁，在日本和一位葡萄牙裔的西班牙籍语言、音乐家结婚，十年后，据说夫妻因性格差异太大而离婚。后来，她俩之独子在第一次世界大战中牺牲。金韵梅三岁失去父母，中年时又遇婚变和丧子，一生中遭到三次很大不幸，但她坚韧不拔、坚强面对。

1905年，金韵梅从日本回国，到成都开设私人诊所行医，"韵梅"之名，可能是在此期间或十余年前在厦门工作时所取。1907年她被聘请到天津，担任"北洋女医院"第一任院长（此前该医院无正式院长）。随后，当时任"北洋军机大臣"的袁世凯拨两万银元给她作经费，因此她创办了附设于医院的"北洋女医学堂"，设置护理和助产两门专科，招收女学生予以授课和培养。金韵梅兼任校长和总教习，聘请毕业于英国护理专科的中国近代第一位护理专家钟茂芳担任看护教习。后来，"北洋女医学堂"的毕业生，多成为天津、北京等城市大医院的看护（即后来改称的"护士"）的领军人物。金韵梅担任"北洋女医院"院长和"北洋女医学堂"

校长，连续八年，认真负责，取得了卓越成绩，至1915年退休。

金韵梅在从事医疗和医学教育过程中，热心参与医学界和社会上的公益及慈善活动。早在1911年，她就和天津西医师孙淦等共同倡议组织成立"天津红十字会"，成为中国最早的红十字会。1929年，西医妇产科女医师、"中国助产教育开拓者"杨崇瑞（1891—1983）主持创办的"北平第一助产学校"建成并招收学生。随后，校长杨崇瑞计划建立实习基地，遇到经费困难，计划几乎告吹，杨崇瑞将此情况告知定居于北平的金韵梅，金毫不犹豫地捐助了三千银元，使该助产学校实习基地得以建成。此外，金韵梅还积极支持北平孤儿院和其他一些地方的扶贫义举等。

1934年2月，金韵梅因病住入北平协和医院治疗，她特别嘱咐把自己在北平的住房和地基（约值一万五千银元），以及现款六千二百元，捐给燕京大学。

1934年3月4日，当时属于"古来稀"的七十岁的金韵梅因肺炎病逝。协和医院妇产科主任马克斯·韦尔（J. P. Maxwill），在金韵梅追悼会上致英文悼辞，赞誉她是："伟大而独特的女性……她是经历了如此之多的痛苦和不幸的女性，孤身一人而又决不因此挫伤锐气或流露出来……为中国的孩子和工人的利益做了很多工作，直到她生命的尽头。"

中国最早的两位西医女博士
——康爱德和石美玉

引　言

十九世纪末至二十世纪二三十年代，康爱德和石美玉，在中国西医界及社会某些范围里，曾经是拥有很高声誉和传奇性的中国女子。

1892年，康爱德和石美玉十九岁时，受到在中国九江传播基督教的美国传教士、养母昊格珠（Gertude Howe）的厚爱，被送到美国留学，1896年她俩同时毕业于美国密歇根大学医学院，双双以优越成绩成为医学博士——不仅是中国最早的两位西医女博士，也是中国各个领域之中最早的女博士。但是，现今知晓她俩的人大概是少之又少了。

公元2016年，是康爱德和石美玉获得医学博士学位一百二十周年，本文对康爱德和石美玉的生平历史及其在开拓中国西医妇产科等方面的业绩，作简要的回顾记述，藉表对中国最早的两位西医女博士的纪念！

险成弃婴的康爱德

1873年12月6日，康爱德出生于江西九江一个普通家庭，她诞生之前，父母连续养育了五个女儿，母亲怀孕她之时，父母都十分冀望生个儿子，结果却是第六个女儿。父母请人给她算命，算命者说这个女婴生辰"八字"都不吉利，若把她留在家里养大，那么这个家庭永远也不会有儿子，所以应把她送给另家做童养媳，或把她溺毙。由于算命者说这个女婴不吉利，所以没有人家敢收留她。康爱德的父母不知该如何办，万分忧虑！他们的困境，亲友和街坊邻居都很同情。

很巧，康爱德家一位近邻，是昊格珠和另一位在九江传播基督教的美国女传教士的汉语教师，这位热心的汉语教师，急切地把邻居生下的第六个女婴的情况与困境告知这两位女传教士，商请她俩能收养此女婴。这两位已取了汉文姓名的传教士经过商量后，同意由昊格珠收养。于是，康家这个才两个多月大的女婴被送到昊格珠之家。昊格珠给女婴取名 Ida Kahn，中文姓名为康爱德，另有一汉文姓名为康成。

昊格珠，美国纽约州人。1872 年夏毕业于密歇根大学，随后加入美国"基督教妇女海外布道会"。同年 10 月，她和另一位美国女传教士侯格女士（Lucy Hoag）被派遣到中国九江传播基督教。

1880 年，昊格珠回美国向所属教会汇报工作和度假，并把当时才七岁的康爱德和另一个七岁的养女石美玉带到美国开阔眼界。在美期间，她把这两位女童送入旧金山一所华侨学校学习了一段时间，该校学生大部分是祖籍广东的华侨子女，她俩既学英文，还学到了一些广东话。不久，昊格珠带她俩返回九江途中，在日本停留了短暂日子，因而她俩对所到之地都留下了一些印象。

1882 年，昊格珠把九岁的康爱德和石美玉送入九江美国基督教会的"儒励女子学堂"（Rulison-Fish Memorial School）读书，从小学到高中，共学习十年，1892 年，十九岁的康爱德和石美玉在该校毕业。不久，她俩被昊格珠带到美国留学。由于昊格珠青年时毕业于美国名牌大学密歇根大学，所以她给康爱德和石美玉报名投考该校医学院，结果均被录取。她俩经过刻苦攻读，1896年夏，两人均以优异成绩毕业，获医学博士学位，成为中国历史上最早的西医女博士。

在出席毕业典礼前，康爱德和石美玉特地穿上从祖国带去的用中国绸缎手工缝制的中式服装，穿中国布鞋。当她俩步入会场时，老师们和同学们以及会场中其他人士，看到她俩的衣着无不表露惊奇目光，不约而同地惊呼！（因为她俩平时所穿衣服、鞋子，基本上类似其他在校女同学）。在毕业典礼上，当她俩走上主席台接受优等成绩毕业证书时，全场响以热烈掌声。后来，医学院院长在祝贺致辞中，特别提到对康爱德和石美玉两位中国毕业生的优越成绩，感到格外高兴和欣慰，证明她俩毫不逊色于美国学生，并说，原籍美国的毕业生，倘若成绩不能达到优等，应感到惭愧……

之后，想必是有报刊对上述毕业典礼的经过，作了颇为详细的报导，使不在现场也没有见到过康爱德的著名学者、中国近代维新派领导人之一的梁启超（1873—1929），获知康爱德和石美玉出席密歇根大学医学院毕业典礼上的盛况，大为振奋和欣喜，特地撰写了《记江西"康女士"》一文，刊登于清光绪二十三年（1897）《时务报》第 21 册中，他所称誉江西"康女士"，就是康爱德博士。梁启超写到:"吾虽未识康女士。度其才力智慧,必无以悬绝于常人。"但是,"女士无他念,惟以中国之积弱引为深耻,自发大心为二万万人请命,思提携而转圜之"。

梁启超从报道中得知康爱德和石美玉出席毕业典礼、接受毕业证书时所穿服装与仪态,感受到两位女博士的气质以及会场气氛,所以继续写到康爱德和石美玉:"昂然翛然,服中国之服"(翛然:大大方方);"翘然异于众"(翘然:突出);"所领执据又为头等"(执据:证书);与会之众人"睹此异禀,皆肃然而起";"观者如堵墙,则皆拍手赞叹!"充分反映了梁启超称羡赞叹之心情。他还把密歇根大学医学院院长在毕业典礼致词的某些段落的中文译意,引入《记江西"康女士"》一文内,说:"无谓支那(中国)人不足言,彼支那人之所能殆非我所能也""若此女士者,与吾美(国)之女士作比例(较),(吾侪)愧无地矣!"由此可见梁启超欣喜心情之深!

康爱德、石美玉在密歇根大学医学院毕业之后,经校方介绍,前往芝加哥著名的卫斯理医院(Wesley Hospital)重点进修外科与妇产科,因此,她俩有缘认识了该院著名外科专家、多年担任重要主管的但福德博士(Dr. I. Danforth,1835—1911),这对她俩尔后在九江建立妇幼医院有着重大作用。

1896年冬,康爱德、石美玉回到九江,起初在儒励女子学堂腾出的两间房间,设立教会临时诊所,为妇产科病人诊疗、为孕妇接生等。后来,由于获得但福德博士的巨额捐款资助,1901年,她俩筹划建成九江"伊丽莎白·斯凯尔顿·但福德纪念医院"(Elizabeth Skelton Danforth Memorial Hospital),简称"但福德医院"，石美玉、康爱德分别担任正、副院长。1950年以后，九江市妇幼保健院就是在此医院基础上发展起来的。

九江但福德医院开诊以后，由于疗效佳，很快就享有盛誉，九江周围地区有不少患者也到该院求诊。后来，应南昌的官员和各界人士的请求，康爱德在养母昊格珠陪同下，于1903年到南昌开设基督教妇幼诊所，1911年，发展建成"南昌妇幼医院"，康爱德担任院长，为南昌地区的妇幼保健医疗作出了重要贡献。

1915年，担任天津北洋女医院首任院长暨北洋女医学堂首任校长的金韵梅（原名金雅妹）辞职，因她是中国女子留学美国习医第一位获得医师资格者，因此，北洋女医院和北洋女医学堂的董事们，都认为上述两医学机构的继任院长和校长，也应具有很高资历，因此数次向康爱德博士发出聘任函请。1916年，康爱德应聘担任天津北洋女医院第二任院长暨北洋女医学堂第二任校长，但只做了三年。1919年，她回到南昌继续担任南昌妇幼医院院长。

康爱德因长期过度劳累，五十多岁时受到疾病侵袭，虽然到医疗条件较好的上海医治，并未取得效果，1930年病逝于上海。

康爱德在世虽仅五十七年，但业绩不少。她生前于1899年，被推选出席伦敦"世界妇女代表大会"，是中国历史上参加该大会的第二位妇女。

康爱德不仅致力于妇幼医疗事业，还研读其他学科。1908年，她利用较长时间休假，到美国伊利诺伊州著名的西北大学攻读文学，修读完所要求的课程，获文学士学位。生活于封建时代清末的妇女，既获得美国名牌大学密歇根大学医学博士，又获得创立于公元 1851 年另一名牌大学西北大学的文学士学位，是十分难能可贵者。

顺利成长的石美玉

1873 年 5 月 1 日，石美玉诞生于信奉基督教的家庭，父亲石宅嵋原籍湖北黄梅县，该县和同在长江中游沿岸的江西九江相距不远。九江是历史名城，至十九世纪七十年代，已远比黄梅开放，文明程度甚高，所以石宅嵋大概在二十岁之前就到九江谋生，并在该地入了美国基督教卫理会，后来成为该教在九江的第一个中国牧师，其妻则在九江美国基督教卫理会开办的女子小学任教。石美玉出生于此种背景的家庭，所以没有受到残忍的缠足之痛苦。在她生活的年代，中国许多地方还盛行在女孩子四五岁时缠足的陋习，没有缠足的女子在社会上被歧视，成年后很难嫁出去。石宅嵋夫妇没有给女儿缠足，虽然受到人们冷言冷语，而且不少亲友也劝石宅嵋夫妇应该给女儿缠足，但并没有改变他俩不给女儿缠足的坚定主意。

石美玉年幼时，除了得到父母养育呵护，还获得养母昊格珠女士的爱护培养，以及良好教育的机会。

1873 年被派遣到中国九江传播基督教的昊格珠，和侯格在九江设立了基督教儒励女子学堂，招收贫困家庭女孩免费就读，但必须不缠足者。之所以定出此规定，其用意之一是减少给幼女缠足的陋习。

昊格珠和石宅嵋夫妇因同在一个教会，彼此相熟，她很喜欢他俩的女儿，在征得同意后，石美玉成为昊格珠的养女，而在1873年，昊格珠在汉语教师的建议和要求下，已收康爱德为养女。1882年，石美玉和康爱德被昊格珠送入儒励女子学堂读书，1892年夏，她俩毕业于该校。之后，昊格珠把石美玉和康爱德送到美国留学，投考昊格珠的母校密歇根大学医学院，两人均被录取。石美玉进校后，为使美国的老师和同学们容易记住石美玉这个姓名，她选了一个和"美玉"谐音相近、并且多数人熟悉的名字"Mary"，姓"石"则采用了英文含义为石头的"Stone"，所以老师和同学都称呼她为玛丽·斯通。1896年夏，石美玉毕业，1896年冬同康爱德回到九江从事妇产科医务。1901年，九江但福德医院创办后，她与康爱德分别担任正、副院长。

1903年，康爱德在养母昊格珠陪伴下，到南昌开设基督教妇幼诊所，1911年，发展建成南昌妇幼医院，康爱德担任院长，石美玉仍担任九江但福德医院院长。

为加强医院护理工作，1905年石美玉主持设立了但福德看护学校，她编译教材，参与讲课和指导操作，培养了优秀的护理人才，后来被尊称为"中国护士之母"的福建人伍哲英（1884—1960），是该校1915年的毕业生。

1918年，石美玉获美国洛克菲勒基金资助，到美国约翰·霍普金斯大学医学院进修一年。1919年，她回到九江，发现其所属教会明显偏离了原先的教旨，她极为反感。她的好友、与她同一教会的美国女传教士胡遵理（Jenne V. Hughes），和她站在同一立场，1920年两人决定一起离开九江到上海。她俩在南市制造局路找到建筑较好却空关的565号房屋，据说该房屋以前是中国驻法国前任领事的住宅，期间，该领事的法籍夫人自杀于该住宅内，之后，人们认为该住宅是"凶宅"，无人愿租用，以致一直空关着。但是，石美玉和胡遵理却无所畏惧地租下了此房屋，并在此创立"伯特利教会"（Bethel Mission）和诊所。1922年，她俩购买制造局639号民房及其周围荒地三十九亩，建成伯特利医院，成为上海市著名的妇产科医院。从1921年至1937年，石美玉和胡遵理，在上海还先后设立了伯特利护士学校、小学、中学、孤儿院等，她们同时也在自己住处收养了儿童。

1937年"八·一三"事变之后，日本侵略军占领了上海虹口、南市等地区，石美玉转移到香港，然后到美国洛杉矶定居。她在赴美之前，把上海伯特利医院的院务交给弟媳妇石成志（原姓梅，名春枝）主持，直至1952年12月，该医院经上海市人民政府接管并改名为"上海市第九人民医院"，石成志被延请继续担任院长，退休后被邀请担任名誉院长。

石美玉为医疗工作、传播基督福音以及关注支持慈善事业，终生未婚，1954年病逝于美国加利福尼亚州帕萨迪纳市。有关她的生平历史、业绩、轶事及逸闻，大多刊载于美国出版的英文书刊中。

（2016年6月撰写于洛杉矶）

中国第一位主持国际医学会议者——伍连德

近代世界医学史上，自从开始举办国际性质的医学卫生会议以来，相当长时期里，世界上拥有人口最多的中国，却无缘派出代表参加会议，更遑论中国代表在国际医学卫生会议中担任主席。直至公元 1911 年 4 月，在沈阳举行的"万国鼠疫研究会议"（International Plague Conference）上，中国代表伍连德博士被推举为主席主持会议，从而大大提高了中国人民的民族自豪感。

伍连德（1879—1960），字星联，出生于当时是英国属地的马来西亚槟榔屿华侨之家，祖籍广东新宁（今台山市）。七岁时在当地收费低的"大英义塾"学习，成绩优秀，十七岁时考取英国皇家奖学金而进入剑桥大学学习。至 1899 年获得文科学士学位。之后，他除了继续学习文科课程，还就读于伦敦圣玛丽医学院，四年学习成绩均优，获得数种奖学金，至 1903 年 8 月，先后被授予文科硕士、外科学士和医学博士学位。为学习和掌握更多知识与技术，他还陆续到英国利物浦热带病研究所、德国哈勒卫生研究所、法国巴斯德研究所深造，专门进修传染病学、热带病学、微生物学和公共卫生学。

伍连德在英、法等国求学七年后，于 1903 年 10 月回到槟榔屿，1905 年初在当地开始行医。1907 年 7 月，他受到推荐应直隶（河北）总督袁世凯之聘，到天津北洋军医处任职，不久，因病回槟椰屿疗养。1908 年 5 月，再次应聘到天津陆军军医学堂担任"会办"（相当于副校长）。

1910 年 10 月间，西伯利亚发生肺鼠疫，不久即蔓延传入中国满洲里，接着又波及哈尔滨和东北其他一些地方，并继续向华北扩展，疫情十分严重。短短几个月里，鼠疫在东北就夺走了六万余人的生命。当时正值清末，国势衰弱不堪。沙俄和日本都以保护本国侨民为藉口，企图独揽中国的防疫领导权，有人甚至声称中国无人能胜任领导防疫工作。当时中国有识之士听到此种侮辱性言论后，深为愤慨，认为受过现代医学教育的中国学者，有能力组织、领导防治东北鼠疫工作。1910 年 12 月初，伍连德因具有多种学历和广博的知识，被清政府任命为东三省防治鼠疫全权总医官。于是，他带领一名学生为助手前往东北开展防治鼠疫的工作。

伍连德到达东北后，不畏惧肺鼠疫的严重传染性，亲自深入疫区第一线进行调查，研究防治对策，开展防治工作。在他的组织领导下，经过群众的努力，疫情逐渐得到控制，在四个月之内终于将这次鼠疫扑灭。

1911 年 4 月，"万国鼠疫研究会议"在奉天（沈阳）举行，参加会议者有中国以及英、美、俄、德、法、奥、意、荷、日本、印度和墨西哥十二个国家的代表。会议中，伍连德被一致推选为会议主席，这也表明他在领导防治鼠疫工作中所取得的重大成绩和崇高威望，当年他才三十二岁。北里柴三郎——1890 年和德国微生物学家贝林共同首创破伤风抗毒素的日本微生物学家，被选为会议副主席。

会议结束后，伍连德特向清政府建议，在北京设立京师防疫事务局，在哈尔滨设东三省防疫事务处，在山海关、营口设检疫事务所，以便持久地开展防疫工作。

不久，东三省防疫事务处设立，伍连德被任命为处长。辛亥革命胜利后，伍连德虽然被聘请兼任总统府侍从医官，但是他仍然很关心东三省的防疫工作，并且向政府建议开设滨江、满洲里、齐齐哈尔、拉哈苏苏（同红）四所医院，以加强东北地区对传染病的防治力量。

1924 年，伍连德到美国霍普金斯大学医学院留学，次年获公共卫生学硕士学位。其间，他还参加在檀香山举行的太平洋食物保全大会。回国后，继续担任东三省总防疫处总办，还兼任营口临时防疫处名誉总办。1926 年，伍连德以他在东北防治鼠疫的成果，获日本东京帝国大学荣誉医学博士学位。其所著《肺鼠疫之论述》也在这一年出版。1927 年，国际联盟卫生组织授予伍连德"防治鼠疫专家"称号，邀请他到一些国家考察，并作为中国的代表出席国际联盟在印度召开的远东热带病学会议，并且被选为会议副主席。

1930 年 5 月，伍连德受卫生部的委派，到上海筹备接管全国海港检疫事务。7 月，中国在上海成立了海港检疫管理处，伍连德被任命为处长。就在这个月里，伍连德代表中国首先在上海从外国人手中收回了海港检疫权。9 月，卫生部委派伍连德兼任上海海港检疫所所长。1937 年日本军国主义发动"卢沟桥事变"。接着，发生"八·一三事变"，日军侵占上海。当年 10 月，伍连德辞职移居香港，不久定居于马来西亚，后来在怡保市开业行医。

伍连德不仅对中国近代防疫事业做了大量工作，贡献卓著。同时，他还很热心于中国的医学教育和医学公益事业。他大力呼吁筹建中国现代医院和西医学校。

1915年至1916年间，他主持筹建了北京中央医院，担任第一任院长。1922年，他受张作霖委托，在奉天（即沈阳）筹建东北医院。1926年，他在哈尔滨创办了哈尔滨医学专门学校，担任首任校长。

伍连德是主张中国人民自主组织成立中华医学会的主要倡议者和筹建者之一。因为在他1908年回国任职前后的颇长时期里，中国的西医学术团体只有一个——由英、美等国基督教、天主教派到中国的外籍医生组织成立的"博医会"，该会于1887年成立于上海，规定在会议中每位发言者都必须用英语发言。伍连德虽参加了"博医会"，但深感中国的西医界亟需创建一个自主的西医学术团体。因此，他于1910年在上海的报纸上刊登启事，把上述愿望与建议公之于众，征求中国西医界人士参与共商促成。

1915年2月5日，伍连德趁出席在上海举行"博医会"年会之际，与颜福庆联名发起，邀请出席"博医会"年会的华人医生会员二十一位（其中有俞凤宾、刁信德、萧智吉、石美玉、康爱德等），聚会于上海一家饭店，共商组建中华医学会事宜。结果一致赞同，并宣告"中华医学会"正式成立。选举颜福庆为会长，伍连德为书记。1915年11月，《中华医学杂志》创刊，伍连德任总编辑。

1916年2月7日，中华医学会第一次会员大会在上海举行，伍连德被选为会长，当他第一次以会长身份在大会致词时，首先即向大会参加者建议：在中华医学会的会议中，每位参加者用中文发言！他的建议当即获得全体参会者热烈响应。1917 年 1 月 24 至 30 日，中华医学会第二次会员大会在广州举行，伍连德连任会长。

1919 年 1 月，伍连德以中华医学会会长身份，代表中国外交部查验上海海关封存的价值达两千四百万银元的鸦片烟土一千两百箱，随即进行监督烧毁。1931 年 2 月，他在《医药评论》杂志上发表《流毒已极之鸦片问题》，历数鸦片对中国人民之严重危害，并陈述禁绝鸦片的步骤和措施。

鉴于民国初年以前中国无详细的人口生命和疾病统计资料，伍连德在 1919 年发表的《论我国人口生死疾病统计急宜调查》一文中，力陈在中国进行人口统计对发展医学、增进人民健康的意义，认为这也是中国医学界的一项重要工作。

伍连德早年在留学德国、法国期间，就对科学技术发展的历史产生了浓厚的兴趣。回国后，他致力研究中国悠久的医学史。他对中外医学发展历史的比较中，感慨良多。他在 1919 年发表的《读日本医学史感言》中写到："诗有之：'他山之石，可以攻玉。'吾读日本医学史，而不禁有感焉。"他说，中国医学起源甚早，并且在一千多年前就陆续流传到日本；而到近代，中国医学的进步反而不及日本，认为这与清末以迄当时的政府未采取有力措施有关。因此他在文章中大声疾呼，若不积极发展中国医学，则"将何以强其种、强其国哉？更何以与东西各国竞雄哉？谁实使之？孰令致之……亦政府督促之未至也。吾因亟书此以警醒我国人，殷望我政府，并警告我同业"。

1927 年，伍连德在为医史学家陈邦贤的《中国医学史》一书所写序言中，谈到学习医学史的意义，认为可以"知医学各科，皆古疏今密，古拙今巧，由简单而日趋于繁赜，实足为促吾国医学之良导线也"。

伍连德看到国外的医学史著述中，有的也涉及中国医学的一些内容。但他认为著作中所谈到的中国医学，"往往多所乖误，而未能得其真相"，因此甚为遗憾。1913 年至 1921 年间，美国医史学家加里森（F. H. Garrison）撰写、出版了初版及两次增订版《医学史导论》（*An Introduction to the History of Medicine*），介绍、论述世界医学史。伍连德阅读该书后，发现谈及中国医学的内容，不足一页，而且论述肤浅，结论有错。他出于对祖国科学发明的荣誉感，特致函加里森质问。加里森复函进行声明，译成中文大意为：中医或有所长，但未见有以西文述之者，我书中半页之资料，犹属外人之作，参考无从，遂难立说，简略而误，非余之咎。

伍连德看过加里森的回信，震动很大，随即将信转给一位研究医学史的好友王吉民医师看，王医师也很有感触，因此商定，为了"矫正外论"，两人合作，用英文撰写介绍、论述中国医学史之专书。他们经过十多年搜集、积累有关文献资料，进行研究与撰写，终于完成《中国医史》（*History of Chinese Medicine*）一书，1932 年在天津出版。

正是因为伍连德对医学史的重视，他在 1933 年中华医学会举办的上海医师研习所讲课的内容中，也是选择医学史，讲授了《医学及公共卫生发达史》。1935 年秋，中华医学会成立医史委员会，由王吉民、伍连德和李涛等几位共同发起和组织。1937 年

4月，王吉民在中华医学会第四届大会期间提出筹建医史博物馆的建议，伍连德完全赞同。其后，中华医学会医史博物馆之创建，伍连德是主要赞助者之一。

伍连德的医学研究与活动，涉及面相当广泛，据不完全统计，他历年用中文或英文发表于报刊上的论文和文章，达一百五十多篇，包括霍乱、鼠疫、其他传染病、海港检疫、公共卫生、个人卫生、营养学、禁烟、医学教育、医学史、医德、医疗机构、医学团体、外科、杂文以及其他方面。1935年，伍连德被国际科学史研究院（International Academy of History of Science，成立于1929年）授予"通讯院士"头衔，是受此殊荣的第一位中国人。

1950年，伍连德七十一岁，他根据自己长时期的日记和回忆，开始并陆续用英文写自传，至1959年，写成《鼠疫斗士——一个中国现代医生的自传》（*Plague Fighter: The Autobiography of a Modern Chinese Physician*），同年在伦敦出版。全书667页，配有多量插照，反映了这位中国近代卓越西医学家的主要生平和业绩。

九十多年前的1924年，梁启超为伍连德题词写到："科学输入垂五十年，国中能以学者资格与世界相见者，伍星联博士一人而已。"以伍连德博士当时已经作出的杰出医学成就，可以毫不夸张地说，确为实至名归。

（原载《医药文化随笔》"新增订版"，上海古籍出版社2010年出版。）

中国第一家医史博物馆创建者——王吉民

二十世纪三十年代以前，世界上建有医学史专业博物馆的国家甚少。1938年，中国"中华医学会"在上海创建的医史博物馆，当时规模虽小，但同时收藏、研究、展出的文物，兼有中医学及西医学早期传入中国之历史内容，其特色堪称为世界首创，创建该博物馆之主要倡议者并具体筹划推行者，是王吉民主任医师。

王吉民（1889—1972），字嘉祥，号芸心，著名医史学家。出生于广东东莞。因父亲任职于香港基督教会，王吉民七岁到香港，先后进入香港圣保罗书院、皇仁书院读书。十六岁考入香港西医大学堂习医，二十一岁毕业后，历任外商轮船公司船医、沪杭甬铁路管理局主任总医师、浙江省邮政管理局局医等职。1937年春，应中华医学会之请，王吉民到上海协助办理中华医学会之会务。他还担任过浙江医师及药剂师公会会长、中华医学会副会长等。

1949年，"国际科学史研究院"授予医史学家王吉民主任医师通讯院士头衔，1966年又授予院士头衔，他是中国科技史界第一位获此殊荣者。

中国第一家医史博物馆的创立，王吉民固然是主要筹划与负责人，但另一位西医伍连德博士，与该馆的创办也有着密切关系。

早在二十世纪二十年代初，伍连德曾与王吉民一起就美国医史学家加里森撰写的《医学史导论》中，谈及中国医学的内容不足一页，且结论有误的状况，颇感震动。世界不了解中国的传统医学，中国非常需要向世界介绍悠久的传统医学。于是伍、王两位从事医学专业的中国知识分子，有了一种急需对中国医学史进行梳理，并将中国历代医学之发明创造与宝贵内容向中外人士广为宣传的历史使命感和责任感。他俩除了各自发表文章论述中国医学历史成就外，还协力合作，经过十年时间，撰写成《中国医史》，于1932年在天津出版。1936年在上海出版增订版，全书906页，并附大量插照。限于作者当时历史条件，该书论述虽有欠妥之处，但总的来说还是有参考价值，迄今在国际医史界仍有一定影响。

王吉民和伍连德在写作医史专著过程中，还特意陆续收集医史文物。至1937年4月，中华医学会在上海举行第四届全国会员代表大会，王吉民负责主持筹备的"医史文献展览会"在大会期间正式展出，展品达一千余件，其中包括中华医学会拨款购得者、私人捐赠以及借展者。伍连德也是主要赞助者之一。展品种类有中国历代制药工具、药瓶、针灸与外科用具、中医古籍、历代中医家传记与画像、医事画等，很获社会各界人士好评。在此次会议中，王吉民作了"吁请筹设医史博物馆"的专题讲演，得到中华医学会许多与会者和一些热心人士的赞同和支持。因此，在此次"医史文献展览会"结束后，其中一部分展品留作尔后创办医史博物馆的陈列品予以保存。

为了尽快促进中国第一家医史博物馆早日诞生，1937年5月，王吉民又在《中华医学杂志》上，发表了《筹设中国医史博物馆刍议》一文，明确提出创办该馆的三个主要目的为：收集历代医史文物，"妥为保存，以免散失"，使"国粹不致外流"；将所收藏之文物，"供学者研究，藉以考察医学之变迁，治疗之演进"；对学生为有效之教授方法，对民众可作宣传医药常识之利器"。但令人愤慨的是，1937 年 7 月 7 日，日本军国主义发动了"卢沟桥事变"，继而上海被日本侵略军所占，当时筹建中华医学会医史博物馆的条件发生了很大困难。然而，在中华医学会的支持下，王吉民经过多方努力筹划，克服困难，在一些热心人士的赞助下，中华医学会医史博物馆终于在 1938 年 7 月诞生，王吉民被推举为馆长。

最初，医史博物馆的陈列室，是利用中华医学会图书馆内的一个小房间，地点在上海池浜路（后更名为慈溪路）。陈列品约四百件，包括中医用具、制药工具、药瓶、名医手笔、中医古籍、医事画等。

医史博物馆创立之初和以后一段时期，适值抗日战争，中华医学会总会由上海迁往重庆，因此，留在上海的医史博物馆由于经费、时局等原因，发展缓慢。抗日战争胜利后，中华医学会总会迁回上海，医史博物馆的业务有所发展，藏品陆续得到增加。1949 年 10 月，中华人民共和国成立后，医史博物馆获得更好的发展。1956 年，中华医学会上海分会会址搬迁到上海北京东路"国华大楼"，医史博物馆的陈列室增辟为五大间，还另设有办公室、医史资料室，文物登记室、文物仓库等。1959 年 1 月，上海市卫生局决定，中华医学会医史博物馆改属上海中医学院，馆址迁至该学院内，王吉民继续担任馆长，直至 1966 年夏。

为了充实医史博物馆的文献、照片等，历年来，王吉民陆续把自己收藏的医史文献资料和文物，赠送给医史博物馆，直到1969年他八十岁高龄时，又把历年收藏于自己家中，便于自己在家里研究参考的中外医学史著述、杂志、期刊等七百余册，全部赠送给上海中医学院医史博物馆。正是王吉民对所创办的中国第一家医史博物馆倾注了毕生心血，捐赠了大量医史文物及文献等，为该馆尔后的发展打下了扎实基础，对中国医学史的研究、教学、弘扬、普及等，产生了良好的社会效益。

（原载《医药文化随笔》"新增订版"，上海古籍出版社2010年出版。2021年略作修改，收入此书。）

古代"座右铭"史话

　　"座右铭"的含义，近代和现代的汉语词典，概括解释为：置于座右用以自警之铭文。虽然，"座右铭"最初主旨是自警、自戒、自勉，但后来逐渐演进为兼有对他人戒谕、规劝、勉励的用意。例如，南朝·梁·慧皎《高僧传·义解一·支遁》所载："僧众百余，常随禀学，时或有惰者，（支）遁乃著座右铭以勖之。""勖"（xù），勉励之意。

　　座右铭的出典，和中国古代一种盛水的"欹器"有关。"欹"（qī），含义为倾斜、歪斜。中国古人设计、制造的"欹器"，很是巧妙：欹器盛水量适中之时，它整体能保持正直不斜的平稳状态；盛水量少，它会倾斜；盛水量满，它即翻覆。据说，春秋时期思想家、政治家、教育家孔子（公元前551—前479年），初次看到"欹器"时，即对它产生了很大兴趣。《荀子·宥坐》记述："孔子观于鲁桓公之庙，有欹器焉。孔子问于守庙者曰：'此为何器？'守庙者曰：'此盖为宥坐之器。'孔子曰：'吾闻宥坐之器者，虚则欹，中则正，满则覆。'"引文中的"宥坐之器"，简称"宥器"，也即"欹器"。对此，唐代杨倞注释说："欹器，倾欹易覆之器。宥与右同，言人君可置于坐右以为戒也。"《淮南子·道应训》则进一步记述，孔夫子到鲁桓公庙，看到"宥卮"（读音 yòuzhī，即"宥坐之器"），饶有兴味，立即关照弟子去取水，当场试验"宥厄"，文中写到："孔子观桓公之庙，有器焉，谓之宥厄。孔子曰：'善哉！予得见此器。'顾曰：'弟子取水。'水至，灌之，其中则正，其盈则覆。孔子造然革容曰：'善哉！持盈者乎？'"东汉高诱注释说："宥，在坐右。中，水半厄也。""厄"，其含义之一为古代盛酒器。看来，欹器的特点，隐含启示人们不可肤浅，也不可因充满而张扬，应该谦虚、谦让。此外，有人认为用欹器盛酒，分量超过适中的限度，酒即翻覆，似有不使人们饮酒过多的用意。

古人用以自我警戒、勉励或者劝谕、告诫他人的铭文，为何置于座位之右边？这是因为古人曾经把右边视为高、上、珍、贵。《管子·七法》记载："故聚天下之精材，论百工之锐器，春秋角试以练，精锐为右。"唐代尹知章注释说："右，上也。"《新唐书·李德裕传》载，"右客"是指尊贵的客人。宋周密《齐东野语》记述，"右席"是指宰相之位。

随着年代推移，置于座右的戒器，由起初的欹器，逐渐演变为将铭文镌刻于碑版上或书写于纸上。中国古人所撰写的座右铭，如今还能看到的最早所述其内容者，较多学者认为是西汉严遵所写，但流传于后世的铭文略有不同，其中之一为："……嗜欲者，溃腹之矛。货利者，丧身之仇。嫉妒者，亡躯之害。谗佞者，刿颈之兵。残酷者，绝世之殃。陷害者，灭嗣之场。淫戏者，殚家之堑。嗜酒者，穷馁之薮。忠孝者，富贵之门。节俭者，不竭之源。吾日三省，传告后嗣，万世勿遗。"严遵，又名严光，字子陵，浙江余姚人。据说，少年时与刘秀同游学，相交甚笃，后来刘秀登位为东汉光武帝，严遵为避免与皇帝之尊的刘秀继续交往，即变更姓名隐居，故其以后之经历不详。

中国古人另一篇较早的座右铭，系东汉书法家崔瑗（字子玉，公元77—142年）所撰，但起初五百年里，它未被很多人所知，直至南朝·梁时（公元502—589年），它被昭明太子萧统（公元501—531年）收录进所编《文选》之后，才被后人重视。据唐代吕延济注释说，崔瑗撰《座右铭》，是起因于"瑗兄（崔）璋为人所杀，瑗遂手刃其仇，亡命，蒙赦而出，作此铭以自戒，尝置座右，故曰'座右铭'也"。其《座右铭》正好是一百个字，全文为："无道人之短，无说己之长。施人慎不念，受施慎勿忘。世誉不足慕，惟仁为纪纲。隐心而后动，谤议庸何伤。无使名过实，守愚圣所臧。在涅贵不缁，暧暧内含光。柔弱生之徒，老氏诫刚强。行行鄙夫志，悠悠故难量。慎言节饮食，知足胜不祥。行之苟有恒，久久自芬芳。"崔瑗的百字《座右铭》，其所论包括对己、待人、对事、处世等人格修养，意涵深刻隽永，文辞晓畅优美，虽历经一千多年，依然呈现光辉，并且仍有现实意义。

崔瑗《座右铭》对后世影响深远，唐代诗家白居易（公元722—846年）读过崔瑗《座右铭》之后，深有感触地撰写了《续座右铭》和"序"："崔子玉《座右铭》，余窃慕之，虽未能尽行，常书屋壁，然其间似有未尽者，因续为座右铭云：勿慕贵与富，勿忧贱与贫。自问道何如，贵贱安足云。闻毁勿戚戚，闻誉勿欣欣。自顾行何如，毁誉安足论。无以意傲物，以远辱于人。无以色求事，以自重其身。游与邪分歧，居与正为邻。于中有取舍，此外无疏亲。修外以及内，静养和与真。养内不遗外，动率义与仁。千里始足下，高山起微尘。吾道亦如此，行之贵日新。不敢规他人，聊自书诸绅。终身且自勖，身殁贻后昆。后昆苟反是，非我之子孙。"白居易《续座右铭》中的"戚戚"指忧愁,"自勖"指自勉,"后昆"指子孙。此外,宋代李至因受到崔瑗《座右铭》之启迪,也写作了《续座右铭》。

中国自古以来,人们所立"座右铭",难以计数。但是,有些实例还是应该提及。三国时代政治家诸葛亮(公元181—234年)《诫子书》座右铭写到:"夫君子之行:静以修身,俭以养德。非淡泊无以明志,非宁静无以致远。夫学,须静也,才,须学也。非学无以广才,非志无以成学。惰慢则不能励精,险躁则不能冶性。年与时驰,意与日去,遂成枯落,多不接世,悲守穷庐,将复何及?"南宋诗人、进士、任"中书舍人"等官职,并极力抵制奸臣秦桧的吕本中(1084—1145年),写有《官箴》座右铭,开头十四个字强调:"当官之法,唯有三事:曰清、曰慎、曰勤。"南宋名将岳飞(1103—1142年)的座右铭是"莫等闲白了少年头,空悲切"。北宋政治家、文学家范仲淹,其"不为良相,愿为良医"的名言,后来成为有些弃政从医者以及医生行医的座右铭。

行医者的服务对象是病人,其医德和医术都密切关系到患者的健康与生命,关系到病人家属的亲情和利益。因此,历代医家、行医者多以力求医德高尚、医术精深作为座右铭,诸如:东汉医学家张仲景要求行医者应留神钻研医药,不可"竞逐荣势、企踵权豪、孜孜汲汲惟名利"。唐代医学家孙思邈强调:"人命至重,有贵千金,一方济之,德逾于此。"习医者须"博极医源,精勤不倦,不得道听途说,而言医道已了"。行医者治病,"必当安神定志,无欲无求……若有疾厄来求救者,不得问其贵贱贫富、长幼妍蚩、怨亲善友、华夷愚智,普同一等,皆如至亲之想"。宋代《小儿卫生总微论方》的"医工论"写到："凡为医之道，必先正己，然后正物……疾小不可言大，事易不可云难，贫富用心皆一，贵贱使药无别。"其后，明、清时期的医家，如：龚信的"明医箴"、龚云林的"医家十要"、李梴的"习医规格"、陈实功的医家"五戒"与"十要"、孙志宏的"业医须知"、潘楫的"医范"、张璐的"医门十戒"，等等，实质上都是习医和行医者的座右铭。

总之，中华民族历史上，各方面人士所撰座右铭，不知凡几；古往今来，人们崇尚的座右铭，不胜枚举。足以令我们中华民族自豪的是，它从一个侧面，鲜明地反映出优秀的中华文化之绚丽光彩和厚实底蕴。

（原载《医药文化随笔》"新增订版"，上海古籍出版社 2010 年出版。）

"分庭抗礼"与"分庭伉礼"

"分庭抗礼"一词，如今的含意是两者或两方势均力敌，互相抗衡。但是，"分庭抗礼"一词出现之前，最初是"分庭伉礼"，含意是两者平等以礼相待，见载于《庄子·渔父》。

《庄子》内的这篇《渔父》，大意为：孔夫子得意门生之一的子路（仲由），有一次看到孔夫子对一位渔翁太过谦卑，很不情愿地对老师孔夫子说："万乘之主，千乘之君，见夫子未尝不分庭伉礼。"其中"乘"字有"驾御""车子""马匹"等含义，还有指四匹马为一乘。"伉"字的含义之一为"相当"，"伉礼"的含义为"平等的礼节"。"分庭伉礼"，是说中国古代，主人与宾客见面时，两者分别站立在主人厅堂前面院子的左右两侧（若房子坐北朝南，主人站立在院子东侧，客人站立在院子西侧）互相行礼，也就是以平等礼节相待。子路对老师孔夫子讲这段话，意思是即使是拥有万乘马车、千乘马车的君主，见到老夫子您，也都是以礼相待，而此渔翁却很不谦卑，竟让老夫子您以很高的礼节相待！

在古代，"伉"与"抗"字通用，不知从何时起，"分庭伉礼"被"分庭抗礼"取代，含意也改变了。

名言"一寸光阴一寸金"的最早见载

"一寸光阴一寸金"是中国古人形容时间十分宝贵的名言。中国古人为什么用"寸"表示时间？这和中国最早计算时间的用具——"晷"（guǐ），有密切关系。

中国古人创制的"晷"，是由圆形的晷盘和晷针组成。晷盘用石块雕凿成，晷盘中央装置一根垂直于晷盘的金属针，晷盘整个圆周刻有相等距离的刻度。太阳光照射到晷针后，晷针的阴影会显示在晷盘圆周的刻度处，随着时间的推移（科学知识阐明，地球围绕太阳而转动），晷针受太阳光照射的阴影，也会在晷盘圆周的刻度表面移动，每移动一寸即表示一寸光阴。

名句"一寸光阴一寸金"，是唐代唐昭宗（李杰）乾宁二年（895），进士第王贞白避居于庐山时所创用。庐山五老峰南麓有白鹿洞，他在《白鹿洞》诗中写到："读书不觉已春深，一寸光阴一寸金；不是道人来引笑，周情孔思正追寻。"后来，有人在"一寸光阴一寸金"后面，巧妙地加了"寸金难买寸光阴"而成为佳对，深刻地自勉和劝谕要珍惜宝贵时光！

"瘦羊博士"的启示

"博士"之称谓，如今经常出现在大学、院校、报刊、书籍以及人们谈话之中。研究各种专业、各种课题的博士，以及获得各种专业博士学位者，已难以胜数！

"瘦羊博士"，若从字面上看，似乎是研究如何畜养"瘦羊"，使之生长成"肥羊"的博士，实际上并非如此。不过，"瘦羊博士"确实与羊的肥瘦有关，而与之相关连的是一位历史人物甄宇。

《后汉书·甄宇传》记载，甄宇为汉代安丘（相当于今山东安丘地区）人，字长文，生卒年不详。甄宇精于研究西汉严彭祖的"严氏《公羊春秋》"，并以之教授学生而颇有名气。

刘秀（公元前6年—公元57年）于公元25年建立东汉王朝，他登基为"光武皇帝"后不久，朝廷授予甄宇为国家最高学府"太学"博士。光武帝刘秀在位期间，为鼓励众博士，诏令每年"腊月"（农历十二月）赏赐每位博士一只活羊。但是，负责分发活羊的学官感到很为难，因为准备赏赐众博士的羊，大小肥瘦不一，分到肥大之羊者，其他人会认为负责分羊的学官偏心；分到瘦小之羊者，难免会有怨言。因此，学官建议把准备分发的活羊全部宰杀，然后称重量平均分发。但是，这遭到一部分博士反对，可能他们是要把活羊带回去继续豢养。继之，有人提出用"抓阄"的办法以决定每只羊的归属。对此，甄宇很不赞成，认为享有荣誉的博士，竟然用"抓阄"分羊，未免让人耻笑，于是自己去牵了一只又小又瘦的羊。众博士看到甄宇谦让的举动后，也就不再为分羊而争论不休了。光武帝刘秀得悉甄宇的事迹后，特称许甄宇为"瘦羊博士"。后来，"瘦羊博士"及其所衍生的"甄宇瘦羊"，成为对名利谦让者高尚品德之赞扬。

"瘦羊博士"，虽是一千九百多年前的故事，但迄今仍具有重要现实意义，而且是一直值得世人学习和发扬的美德！

"纸上谈兵"小议

"纸上谈兵"，是现今人们常常听到或者用到的一句成语，含意指不切合实际的夸夸其谈、不解决具体问题的无用空话。

在古代，"谈"与"谭"相通，所以"纸上谈兵"也称"纸上谭兵"，或简称"纸上兵"，其出典源于战国时期赵国将领赵括在一次战役中大败的故事。

赵括（？—公元前260年）是赵国名臣、名将赵奢的儿子。青少年时期的赵括，热衷于学习父亲的打仗经验和知识。之后，他自认为对打仗很在行，常常和父亲辩论打仗之事，有时候父亲还辩不过他，但父亲对他的谈论并不以为然。西汉历史学家司马迁在《史记·廉颇蔺相如传》记载说："（赵）括自少时学兵法，言兵事，以天下莫能当。尝与其父（赵）奢言兵事，奢不能难，然不谓善。"可是，赵括后来还是当上了赵国将领，大概是他具有一定军事知识，并曾经有过打仗的历练。

赵孝成王六年（公元前260年），秦国派大军进攻赵国长平地区（相当于现今山西省高平西北），统率赵军者本是老练善战名将廉颇，但赵孝成王中了秦国反间计，把赵军统率权改由赵括执掌。赵括对此战役，未根据当时战场环境、敌我双方兵力、武器等诸多方面实际情况全面细致考虑，贸然率军大举出击，结果被秦国名将白起（？—公元前257年）的大军包围，赵括率军突围时，被秦军射毙，赵军四十多万官兵被俘坑死。对此，赵国名臣蔺相如评论说："（赵）括徒能读其父书传，不知合变也。"后世，人们以赵括被秦军大败的历史故事，衍生了"纸上谈兵"之成语。

赵括生活于战国时期，其时文字记载多刻写于竹简或木牍上，并无在纸上书写谈论练兵打仗之事。所以，"纸上谈兵"一词按理说彼时尚未产生，只能是在后来发明了纸以后生成，但具体年代尚难考定。

值得一提的是，明代洪武年间（1368—1398年），翰林学士刘如孙所写《湘南杂咏》中的"朝野犹夸纸上兵"诗句，虽然短短七个字，却提供了颇有意义的两项史料：一是此诗句中的"纸上兵"，可能是"纸上谈兵"一词的先声；二是"纸上兵"并不完全是贬义词，因为诗句明确写到那时候的朝廷和民间仍然夸奖"纸上兵"——"朝廷犹夸纸上兵"。

从实际需要而言，总结作战经验与规律，掌握作战原则与要点，制定战略与战术，将关于战争必须考虑诸多事项书写保存，无疑便于军事人员与其他人士学习、参考及传授。"纸上谈兵"显然很有必要，两千年前的《孙子兵法》，就是历史上最早一部杰出的"纸上谈兵"名著，它不仅对当时一些指挥作战者产生过重要指导作用，而且对后世有着长远影响，两千年来被多次翻刻再版，还被翻译成日、法、英、德、俄等语言出版。该书有些论述，至今依然正确而且重要，兹略举比较简要的一些原文，例如："知彼知己，百战不殆"；"攻其不备，出其不意"；"避实而击虚"；"不知山林、险阻、沮泽之形者，不能行军；不用乡导者，不能得地利"；"善战者致人而不致于人"——也就是说善于指挥作战者，应该善于调动敌人，而不是被敌人调动，等等。

由此可见，"纸上谈兵"不能一概视为空谈，关键是："纸上谈兵"有无正确或基本正确的内容，并且这些内容是否能灵活运用于具体战役。对此，清代思想家、文学家魏源（1794—1857）就曾表示：不要动不动就嘲笑"纸上谈兵"。他在《圣武记》中写到："今日动笑纸上谭兵，不知纸上之功，即有深浅，有一、二分之见，有六、七分之见，有十分之见。"善哉！斯言。

"前茅"溯源

现代，参与学习、考试、训练、竞赛、评比等，成绩或成果优秀者，往往以"名列前茅"称之。然而，"前茅"一词，最初的含义并非如此。

在中国现存古代文献里，"前茅"一词最早见载于《春秋左传》，在"宣公十二年"（公元前597年）一节内写到："军行……前茅虑无，中权，后劲。"上述引文内的三个词汇，都是与行军、作战有关。简言之，"前茅"是指军队的先头部队；"中权"既指制定谋略和发号施令，也指主将；"后劲"是指殿后的精兵。

古代军队的先头部队何以称"前茅"？据认为，是缘于行军于最前列的部队所扛举的标帜，其材料最初可能是就地取材，采用茅草捆扎于竹竿顶端做成。后来，捆扎于竹竿顶端作标帜的材料采用牦牛尾巴的毛，称为"牦旌"。古代，"茅"字与"牦"字相通用，可能与此有关联。但是，清代嘉庆年间进士、训诂学家王引之（1766—1834），对"茅"字和"牦"字的关系，另有一种说法："茅，当读为牦。牦，正字也；茅，借字也。盖牦旌之饰，或以羽，或以牦……其用牦者，则谓之牦旌矣。"（《经义述闻·春秋公羊传》）

不过，"前茅"一词，后来长时期里仍被采用。西魏、北周期间，担任过"骠骑大将军"的文学家庾信（513—581），在所写的一道碑文里，有"前茅"一词，即是指先头部队，其中写到："……六军星陈，万骑雷动，中权始及，前茅已战。"（《周上柱国齐王宪神道碑》）

"前茅"作为先头部队，在多数情况下，固然是最先与敌军作战，尽可能给敌军迎头痛击，但他们还担负着另一项重要任务——侦察、了解敌情，搜索有无埋伏的敌军，并及时用前茅（牦旌）以不同的颜色、不同的方式，上下左右、或速或慢地挥动，向本军指挥将领与后续部队，发出预先密定含意不同的信号，俾能及时采取相应措施，即古人所说的"虑无"。对此，西晋将领、学者杜预（222—284）写到："虑无，如今军行，前有斥候、踏伏，皆持以绛及白为幡，见骑贼举绛幡，见步贼举白幡，备虑有无也。"上述引文中的"绛幡"，是指红赤色旗帜；"白幡"，是指白色旗帜；意思是：作为先头部队的"前茅"，发现敌军是骑兵，就高举红色旗帜向本军指挥将领与后续部队报告；发现敌军是步兵，就高举白色旗帜向本军指挥将领与后续部队报告。唐代历任国子博士等职的经学家孔颖达（574—648）也解释说："前有斥候踏伏者，令人远在军前斥度候望，虑有伏兵，使踏行之。"可见，"斥候"即是伺望侦察；"踏伏"即是搜索敌军伏兵。以上所述均表明：作为先头部队的"前茅"，不仅担负着冲锋陷阵的作战任务，还同时起着侦察敌情的重要作用。

随着年代推移和社会发展，"前茅"一词的含义也发生了变化，逐渐地演变为表示考试和竞赛成绩、或其他方面的成果排列于前面之意。清代文学家蒲松龄（1640—1715）在《聊斋志异·郭生》

里写到："郭生……自以屡拔前茅，心气颇高，以是益疑狐妄。"其中"屡拔前茅"，含义即此，而"名列前茅"一词也因此衍生，迄今已广被采用。

"压岁"析疑

每逢新年届临，各地民间多有某些祈福求吉、避害消灾的风俗，例如新年燃爆竹，最初用意即是为"驱鬼"。南朝梁宗懔《荆楚岁时记》："正月一日，……鸡鸣而起，先于庭前爆竹、燃草，以辟山臊恶鬼。"所载正是同样的意思。

基于上述缘由，中国古人为迎接吉祥新岁，用"岁"字与其他字组成的动词、名词、形容词，也多含美好的寓意。诸如迎岁、贺岁、添岁、增岁、寿岁、嘉岁、丰岁、芳岁、吉岁、佳岁、度岁、馈岁等，广泛运用于各类活动称谓之中，书面的用法变化更多，有些冷僻字还不在上述之列。

在古代，还有所谓"压岁"之说法，宋代及其以后文献中所称的"压岁盘""压岁钱"，细析"压岁"一词，却与上述迎接美好吉祥新岁的寓意殊不相符。众所周知，"压"字主要含义有压迫、压制、压抑、压伏、压住、镇压等意思，古人为抵御和消除不吉利、不美好事件，如灾害、邪恶、惊吓等，往往采用"压灾""压邪""压惊""压恶"等词。据此，对于"压岁"一词，很可能是从"压祟"谐音而来，"祟"的含义为鬼怪祸害，引申为灾害。"压祟"的含义为"迎接新岁""压伏邪祟""趋吉招福"，因此是否可以说，"压岁"者，"压祟"也。

"洗耳"最初非为"恭听"

人们颇为耳熟的成语"洗耳恭听"，现今往往被用于表示恭敬地倾听讲话者的言谈、意见等。然而，古代文献记述的"洗耳"，最初的用意不仅是不恭听，甚至还要"洗去"耳朵里不愿听闻、不屑听到的话语。

中国古人"洗耳"的典故，晋代文学家、医学家皇甫谧（字士安，号玄晏先生，214—282），在《晋书·高士传·许由》中载说：相传四千年前，担任部落联盟领袖的尧，年老时曾一度打算把部落盟主之位禅让给耿直的许由。但许由不愿接受，还避居于箕山麓、颍水滨从事农耕。后来，尧又延请许由担任九州长。许由不愿也不屑听到这类延请的话，特地到颍水滨舀取河水洗涤自己耳朵。正在此时，他的朋友巢父牵了一条小牛犊来到颍水滨让牛饮水，目睹此情，很奇怪地问许由何故用水洗耳？许由把洗耳的缘由告诉了巢父。后来，许由被称为"洗耳翁"。

随着时代推移，"洗耳"从贬义演变为褒义而形成了"洗耳恭听"。古代汉文成语，因年代推移而改变了原来含义的例子远不止一个。

例如，"不求甚解"本意是阅读书籍时，只要求了解领会其主要意义，不把太多精力和时间用在无关紧要的句子上。东晋文学家陶渊明（又名潜，字元亮）在《五柳先生传》里所写的"不慕利，好读书，不求甚解，每有会意，欣然忘食"，正是此意。后来，"不求甚解"的含义被演变为：阅读书籍太马虎粗浅，不认真、不深入地去领会其含意。

又譬如，成语"每下愈况"，其典故最早见载于两千年前《庄子·知北游》："正获之问于监市履狶也，每下愈况。"意思是说，正获向监市（管理市场人员）询问，如何检查狶（猪的另一名称）的肥瘦？市场管理人员回答的意思为：检查猪的脚胫最下部位，就能估量猪的肥瘦状况。这是因为猪的脚胫最下部位难以长肥，若是此部位粗壮，表明这只猪肥壮。后来，其含义被解释为情况越来越差而成为"每况愈下"。

说"千金"

元代，尤其是清代、民国时期以来，在文学作品及人们言谈之中，"千金"一词，常被用于称呼富贵人家的女孩，或泛指女婴、青少年女子等。《红楼梦》第五十七回里，讲到湘云拿着一张"当票"不知是何物。薛姨妈对身旁众人说："怨不得他（她），真真是侯门千金，而且又小，那（哪）里知道这个？"即为实例之一。

其实，"千金"原是指货币数额。秦、汉时代，"金"已作为货币之一。《史记·平淮书》记载："更令民铸钱，一黄金一斤。"裴骃集解引臣瓒曰："秦以一镒为一金，汉以一斤为一金。"《汉书·食货志》载："……故万乘之国必有万金之贾，千乘之国必有千金之贾者，利有所并也。"唐代训诂家颜师古注云："言黄金以斤为名，钱则以铢为重也。"可见，《汉书·食货志》所说的"千金"是指一千斤黄金，即一千万制钱，此数值之高昂至为显见。古代以"千金"形容巨额货币或富有资财的事例，不胜枚举。例如，《史记·项羽本纪》述及，汉高祖刘邦曾以"千金、邑万户"悬赏砍下西楚霸王项羽之头颅者；《史记·吕不韦列传》写到："吕不韦者，阳翟大贾人也。往来贩贱卖贵，家累千金。"而《孙子·用问》则载："孙子曰：凡兴师十万，出征千里，百姓之费，公家之奉，日费千金……"

"千金"作为货币和形容价值高昂，中国古代还流传过"千金市骨"的故事，所谓"市骨"，是购买骨头的意思。据《战国策·燕策（一）》记载，战国时代燕昭王为报齐国之仇，向属臣郭隗征询良策：如何招揽天下文武能人强将？郭隗对燕昭王首先讲述了"千金市骨"故事。古代一位君王以千金征购千里马，历三年未获，之后，一近侍向君王自荐请命去征购千里马。三个月后，近侍花了五百金购得已死的"千里马"之骨回报君王。君王听闻后，怒斥近侍花五百金购死马骨之荒唐。近侍回禀说：君王能以五百金买回死马之骨，天下之人会确信君王真心诚意征购千里马，君王定将必有收获。未及一年，果然先后有三人各带了一匹千里马向君王求售。郭隗讲完这则故事后建议说，倘若燕昭王对我这个普通才干的郭隗能予以优厚待遇，那么天下的能人强将必将投奔燕昭王。燕昭王接受此建议，特为郭隗筑宫并敬之为师。此事在燕国境内外传开后，魏国名将乐羊的后代乐毅及其他有才干者都相继前来投效燕昭王了。

由于"千金"价值高，所以后来被引申到人的生命之宝贵以及某些事物的难得，前者如唐代医学家孙思邈所说"人命至重，有贵千金"的名言，正因为他高度重视人们的生命，所以他撰著的两部医著均冠以"千金"二字——《备急千金要方》《千金翼方》，其后，人们将两书简称为《千金方》或更略为"千金"[1]。而历代中药方剂名称中，有些也冠以"千金"二字，如千金保童丸、千金托里散、千金消癖丸、千金五味子汤等，上述医书与方剂，当然并非只是男儿或女子所专用。

---

[1] 有人认为《千金方》和"千金"仅指《备急千金要方》。

至于用"千金"引申于形容高贵、难得的人和事物，例子更为繁多，诸如千金一刻（时间宝贵）、千金一诺（郑重的允诺）、千金一笑（很难得的一笑）、千金一掷（花钱豪奢）、千金一瓠（物虽贱却很有用处）、千金马（稀珍的骏马）、千金价（价值极高）、千金寿（耗资巨大的寿庆）、千金意（珍贵的情意）、千金裘（稀珍的皮衣）、千金躯（宝贵的身体）、千金之家（富贵人家）、一字值千金以及千金难买老来瘦，等等。

古代名片趣闻

如今，人们在初次见面或者进行联系、交往时，常有相互递送名片的作法，而中国是最早有此习俗者，其历史至少可追溯到两千年前。

不过，彼时名片还不称"名片"，而是有其他多种名称。宋代孔平仲《孔氏谈苑·名刺门状》记载："古者未有纸，削竹以书姓名，故谓之刺；后以纸书，故谓之名纸。"清代赵翼《陔余丛考·名帖》引刘冯《事始》所载：古者削木以书姓名，故谓之刺。

可见，"名刺"和"刺"都是指中国古代的名片。此外，"刺纸""名帖""名柬"，则是写在纸上的名片称谓。古代的名刺不仅仅书写姓名于其上，有的还写出其官职爵位及原籍、居处，汉代刘熙《释名·释书契》记述："……爵里刺，书其官爵及郡县乡里也。"

古人在求见某人之前，先呈送名片，称"刺谒"，《南史·刘绘传》记载"刺谒"一词。有位求见"南康相"刘绘的赖姓人士，送呈刘绘的刺谒上，写有居住在"秽里"：按"秽"，含义之一为"肮脏"。刘绘接见赖姓求见者时，风趣地问：你有何肮脏而住在"秽里"？（《南史·刘绘传》："刘绘……出为南康相，郡人有姓赖，所居名'秽里'，刺谒绘，绘戏嘲曰：'君有何秽，而居秽里？'"）

古人在使用名片时，常有"名纸堆积"的情况，并且衍生出"名纸毛生"一词。这是由于有人对投递名片求见者，先要就其财富、权势以及求见之目的等，进行了解，然后决定何时接见或不予接见，因而被求见者之处积压了大量名片。清代和邦额《夜谈随录·某太守》写到："干谒者，恒旬月不得一见，名纸堆积。"所谓"干谒者"，即是求见者。

正因有的人为求见某人，却久久无法把名片递送到被求见者手上而积压在一处，以致名片反复受摩擦起毛，日久其字迹也模糊不清。有的人为期望能顺利把名片及时送到被求见者手中，有时甚至向被求见者之下属或有关人士赠以金钱或礼品，冀望通关转递名片。

但是，倘若钱少礼轻或其他原因，其名片仍被阻挡，唐代刘鲁风对此写有生动词句："无钱乞与韩和客，名纸毛生不肯通。"（《江西投谒所知为典客所阻因赋》）

名片既然作为人们交往、求见之媒介，有的人为炫耀自己财富、权势、地位，或者巴结贿赂被求见者，竟用黄金做成名片；而有的贪官则指使求见者用黄金做成名片呈交，在古代称为"金刺"。文献记载，晋代有一位起初比较清廉的王姓地方官，后来被派到重要地区担任主管官"刺史"，逐渐演变为贪官，接受和勒索贿赂者的黄金名片——金刺，其妻对之也很不满地提出质问。此很具戒贪意义的史料见载于晋代何法盛《晋中兴书》："王逊为广州刺史，民人谒者，多使作金刺通名。妻诘之曰：'（为）何先清而后浊也'！"从这段引文可看出，金刺之出现，人们交往的正常媒介，却成为贪官接受或勒索金钱的途径。

中国古代，"名片"也曾被人们作为贺年片使用。古时候，由于交通与通信极为不便，所以古人递送贺年片，基本上限于同一城市及附近地区。送贺年片者，往往依据致送之对象的不同而有别，有的是亲自登门送上，有的则吩咐仆人分送。宋代周密《癸辛杂识·送刺》写到："节序交贺之礼，不能亲至者，每于束刺签名于上，使一仆遍投之。"但是，倘若无家仆投送而全由主人自己分送，显然不胜其烦，老年人更难以做到。

周密在上述《送刺》文内，记述了他的亲戚表舅因无仆人外出送贺年片，暗中利用别家仆人分送的轶事："余表舅吴四丈，性滑稽。适节日无仆可出，徘徊门首，恰友人沈子公仆送刺至，漫取视之，类皆亲故，于是酌之以酒，阴（暗暗地）以己刺易之（把自己要送亲友的贺年片换上），沈仆不悟（察觉），因往遍投，悉（都是）吴刺也（吴四丈的贺年片也）。"此事在其邻居、亲友之间传开后，成为笑谈。

趣哉！中国古代名片。

（原载 2011 年 1 月 6—8 日北美《世界日报》）

"傅"姓和"付"姓不能互相取代

"傅"和"付",是读音相同而含义不同的两个汉字。

自古以来,汉文字典中,"傅"与"付"两个字各有其含义。特别是姓"傅"不可以简写为姓"付",两者不能互相取代。

东汉文字学家许慎成书于公元121年的《说文解字》,是中国历史上第一部系统考究汉字字源的典籍,收载了"傅"与"付"两个字,分别记载:"傅,相也。""付,予也。"书中对于"相"字解释为"省视也",引申为"相视""扶助";对"予"字解释为"推予也",引申为"以手推物予(给)之"。

随着年代推移,"傅"字的含义扩展为辅佐、师傅、教导、涂搽、分布、跟随、敷、附,等等。"付"字的含义扩展为交给、支付、数量、托付、敷,等等。

正因"傅"字和"付"字各有其含义,因而各自组成不同含义的词汇。

"傅"字的词汇诸如:"太傅",也称"大傅",是古代官名,职能为辅助国君的丞相或辅导太子的官员。"少傅",也是古代官名,春秋时期齐国辅导太子的官。"外傅",东汉学者郑玄注释说"外傅,教导之师也"。"师傅",古代对太师、太傅、太保、少师、少傅、少保等官员的总称;后来则是对教导老师以及对技术熟练者的尊称。"就傅",意为"师从"。"傅父",指古代辅导、教育贵族子女的老年男子。"傅母",指古代辅导、教育贵族子女的老年妇女。"傅相",指古代辅佐国君、诸侯王的官员。"傅益",含义增补。"傅粉",含义搽粉。"傅色",含义着色。等等。上述词汇里的"傅"字,是决然不可用"付"字代替的。

"付"字的词汇,诸如"付给""付予""付款""付货""付印""付之一笑""付之度外""交付""支付""托付""应付""对付",等等。上述词汇里的"付"字,也是决然不可用"傅"字代替的。

须再次着重说明者,在中华民族的"百家姓"里,有"傅"字姓氏,也有"付"字姓氏,这两姓氏,的确不可以互相取代。

"桂林之一枝"和"折桂"

现今，在考试、竞赛、评比等活动中，获得第一名者，往往被冠以"折桂"之名，此誉称，是渊源于晋代一位姓"郤（却）"名"诜"的历史人物之故事。

生活于西晋年代的郤诜，出身于贫困之家，他在少年和青年时期，刻苦读书，后来参加科举考试，在皇宫的"东堂"殿试中获第一名。不久，他被朝廷任命为雍州刺史，在他将赴任之前，晋武帝司马炎（236—290）于宫殿的"东堂"召见他，见面时，晋武帝问他对获得殿试第一名自认为如何？郤诜以平常心态作了回答。据《晋书·郤诜传》记载："……（郤诜）累迁雍州刺史。武帝于东堂会送，问诜曰：'卿自以为何如？'诜对曰：'臣举贤良对策，为天下第一，犹桂林之一枝，昆山之片玉。'"其意为：我郤诜参加皇帝亲临"东堂"监考的国家最高级的科举考试，虽然获得第一名，但这如同桂树林中诸多桂花中的一枝，也如同昆仑山上诸多玉石中的一片。可见，郤诜对晋武帝的回答是很谦虚的。而且，古代臣子和民众在皇帝面前，大多不敢狂妄地自我标榜，郤诜对晋武帝的答话符合常情。

但是，由于郤诜在对晋武帝的答话中，有"犹桂林之一枝，昆山之片玉"之语，所以后来被衍生出了表示第一名或者考中科举的不少词汇，诸如：桂枝片玉、桂林一枝、一枝桂、折桂、桂客、桂枝郎、桂科、东堂桂等，在晋代以后，历代人士的著述尤其是诗词中，不乏实例。例如：唐代柳宗元《送苑论登第后归觐》诗序："桂枝片玉，光生于家"；清代赵翼《黄雨歌》："桂林一枝定谁折？黄色上眉先报喜"；唐代李白《同吴王送杜秀芝赴举入京》诗："欲折一枝桂，还来雁沼前"；唐代杜甫《同豆卢峰知字韵》："梦兰他日应，折桂早年知"；唐代王勃《乾元殿颂》："桂客攀荣，松宾改律"；唐代杜荀鹤《辞郑员外入关》诗："男儿三十尚蹉跎，未遂青云一桂科"；五代齐己《赠孙生诗》："待折东堂桂，归来更苦辛"，等等。

佼佼出众哉！折桂，摘桂，桂林之一枝！

以"姜到老愈辣"明志的最早文献见载
——晏敦复坚拒秦桧威逼利诱

　　姜——人类烹调食品的重要佐料之一，中华民族的先民，早在寻找食物的"尝百草"年代，很可能已吃过生姜了。三千五百多年前，曾担任商代宰相的伊尹，据说原先是商汤王的厨师，他在烹饪食品时，常加进姜、桂之类的芳香植物，以增其美味。

　　人们在食姜经历中，发现"姜到老愈辣"，最先体验到姜的此种特点者，无疑是种姜的农民。孔夫子爱食姜，《论语·乡党》记载说，孔子"不撤姜食，不多食"，按理说，他大概也有"姜到老愈辣"的体验，但现存古代文献中，未见载他对姜的此种特点的谈论。

　　在中国现存古代文献中，最早记载历史人物明确说道"姜到老愈辣"的实例，是南宋刚正大臣之一的晏敦复，他是在坚决反对奸臣秦桧投降金兵的卑鄙行径时说出这句话的。被金兵俘虏的秦桧，投降后被派遣潜回南宋统治区，伺机向宋高宗（赵构）谎称"杀死"防守的金兵夺船逃回，受到赵构宠信，后来被任命为宰相期间，坚持南宋应降格与金兵议和，对坚决抗击金兵的骁勇善战忠臣岳飞，以"莫须有"罪名杀害。秦桧还指使说客，对坚决抗金的晏敦复"软硬兼施"、威逼利诱，要他赞同秦桧的投降路线。晏敦复面对秦桧的说客，丝毫不为所动，并且铿锵有力地说："吾终不为身计误国家，况吾姜、桂之性，到老愈辣。"（《宋

史·晏敦复传》）

后来，"姜到老愈辣""姜愈老愈辣""姜还是老的辣"等，不仅用于形容人的忠贞情操，还被引申用于比喻人的高尚品德、刚毅性格、深厚学识、卓越才能、优秀成就、丰富经验等等，成为中国一句传世名言。

至于姜何以"到老愈辣"，是因为老姜所含产生辛辣作用的成分"姜辣素"大于嫩姜（子姜）的含量，对此，本文不予展开细述。

"吹嘘"并非只是"吹牛"

"吹嘘"一词，现今大多被认为是"吹牛"或"吹捧"，早期把"吹嘘"用于形容"吹牛"或"吹捧"，见载于北齐文学家颜之推（531—？）的《颜氏家训》，其中"名实"篇写到："有一士族，读书不过二、三百卷，天才钝拙而家世殷厚，雅自矜持，久以酒犊珍玩交诸名士，其甘饵者，递共吹嘘。"引文中的"递共吹嘘"，即是互相吹捧的意思。

然而，中国古代数部解释词义的著名专书，对"吹嘘"一词的解释，并无"吹牛"或"吹捧"之含义。汉代许慎《说文解字》写到："吹，嘘也。""嘘，吹也。"根据《说文解字》与清代段玉裁《说文解字注》对"吹嘘"的解释，是从口出气之意。据《康熙字典》引载："西汉扬雄《方言》：吹，助也。注：吹嘘相佐助也。"三国时期李登编撰的《声类》载述："出气急曰吹，缓曰嘘。"明代乐韶凤、宋濂等奉朝廷诏令编撰的《正韵》载述："蹙唇吐气曰吹，虚口出气曰嘘。""蹙"含义之一为缩紧。引文中的"虚口"，意为放松口唇。

南朝齐、梁时期，"吹嘘"成为气功的专门术语，道家、医学家陶弘景（456—536），在所撰《养性延命录》的"服气疗病"篇里写到："凡行气，以鼻内（纳）气，以口吐气，微而引之，名曰长息。内（纳）气有一，吐气有六。内（纳）气一者，谓吸也。吐气者六，谓吹、呼、唏、呵、嘘、呬，皆出气也。"可见，"吹"和"嘘"都是排出人体内的"浊气"之两种方式，具体做法是：分别默念"吹""嘘"两个字的发音口形，用口排出体内浊气。古人所说的"吐故纳新"，即是用口排出体内浊气，用鼻吸纳自然界新鲜之气。

中国古代，"吹嘘"一词，还有数种含义。其一是赏识、奖励、提拔，唐代杜甫《赠献纳使起居田舍人澄》诗："扬雄更有《河东赋》，唯待吹嘘送上天。"诗句里的"吹嘘"就是奖拔的意思。

"吹嘘"的第二种含义是吹风、风吹。唐代孟郊《哭李观》诗："清尘无吹嘘，委地难飞扬。"此诗里的"吹嘘"，是指吹风或风吹的意思。

"吹嘘"的另一含义，是形容用小力量做成大事情。明代张四维《双烈记虏骄》诗："吹嘘定鲁齐，谈笑平吴楚。"诗句中的"吹嘘"和"谈笑"，即是不费多少力量从从容容就把鲁、齐、吴、楚四国平定了。

"吹嘘"的又一含义是喘气，《水浒传》第十六回里所写："……那十个厢禁军，雨汗通流，都叹气吹嘘……。"其中"吹嘘"，即是喘息气急的意思。

可见，"吹嘘"一词，在古代有着多种含义，不知何时之后，就只是"吹牛"与"吹捧"的代名词了？

"布帆无恙"和"渐入佳境"

"布帆无恙"和"渐入佳境"两条成语，是源于古代两个故事，两者都是东晋著名画家顾恺之生活中的趣事，见载于《晋书·顾恺之传》。

顾恺之的生活年代约为公元 345 年至 406 年，他不仅精于画作，对于书法及诗赋深有造诣。顾恺之与高官桓温（312—373）及殷仲堪（？—399）关系密切。桓温、殷仲堪曾先后担任掌握军政大权的荆州刺史，顾恺之则先后被这两位刺史延请担任高级幕僚"参军"。

"布帆无恙"故事，发生于顾恺之担任殷仲堪为荆州刺史的参军期间。有一年，顾恺之请假回无锡家乡省亲。殷仲堪特借帆船给顾恺之顺长江乘船返乡，当船航行到一处名为"破冢"的江面时，突遇大风，船虽受损，但人和风帆安好。顾恺之回到家乡后，写信向殷仲堪报告："地名破冢，真破冢而出。行人安稳，布帆无恙。"后来，"布帆无恙"成为"旅途平安"的成语。

"渐入佳境"成语，源于顾恺之嚼食甘蔗的方式：从甘蔗尾部开始，逐渐到甘蔗头部（根部）。据载："恺之每食甘蔗，恒自尾至本，人或怪之。云：'渐入佳境'。"此处引文里"恒"字的含义为经常、常常。也就是说，顾恺之嚼食甘蔗，常常从甘蔗尾部开始，蔗汁越来越甜。顾恺之此种食蔗方式，后来衍生了"蔗尾"一词，比喻为先苦后甜，情况越来越好，元代李俊民《游青莲》有"渐佳如蔗尾，薄险似羊肠"诗句。此外，"渐入佳境"的食蔗法，还衍生了"蔗境"一词，比喻为人生晚景美好，例如宋代赵必豫《水调歌头·寿梁多竹八十》词："百岁人有几？七十世间稀。何况先生八十，蔗境美如饴。"

"钩心斗角"原本是建筑术语

　　"钩心斗角"一词，现今被用于指有的人为了自身利益，进行密谋盘算，施用各种心计和手段明争暗斗，企望斗败对方，使自己获利。然而，这个词汇的原意并非如此。

　　起初，"钩心斗角"是记述宫殿的建筑，诸如：设计与结构雄伟繁复；建材与工艺高贵精巧；里里外外富丽堂皇。唐代文学家杜牧（803—853）在《阿房宫赋》里赞述了秦代阿房宫："五步一楼，十步一阁。廊腰缦回，檐牙高啄。各抱地势，钩心斗角。"

　　1917年至1919年间，孙中山先生撰写的《建国方略》"行易知难"里，对于建造中国人民的住房，也提出了"钩心斗角"的设计与建筑要求："……再而家宅之形式如何结构，使之钩心斗角以适观瞻，此应用之美术学所必需知也。"至于建造"钩心斗角"建筑的详细具体工艺，中国现存古代文献已难以查阅到。

　　虽然，"钩心斗角"一词起初是建筑术语，但后来则不限于建筑范畴。例如清代道光年间，进士冯桂芬（1809—1874）在《绘地图仪》中，将"钩心斗角"用于形容绘制地图的准确："绘小图视绘大图更难……设有差忒，便不能钩心斗角。"（引文中的"设"，意思是假设；引文中的"忒"，意思是差错。）

　　此外，"钩心斗角"一词还被用于形容文学作品的构思与写作之优美，例如清代诗文家梁绍壬（1792—？）说："近时诗家

咏物，钩心斗角，有突过前人者。"（《两般秋雨庵随笔·咏物诗》）

丰富多彩的汉文词汇中，有的含意古今截然不同，"钩心斗角"即是实例之一。

话说"老马识途"

"老马识途",现今的含义是指对某项事物很熟悉、很有经验,对解决或完成该项事物,能起到重要指导或引导作用者。

文献上,最早提到利用老马带路的人士,是春秋时代初期的政治家管仲(生年不详,卒于公元前 645 年)。管仲辅佐齐国国君齐桓公(公元前 685 年至公元前 643 年在位)进行改革,取得很好效果,国力富强,被齐桓公尊称为"仲父"。

某年春,管仲与齐国大夫隰朋,协同齐桓公率领部队攻伐邻近的"孤竹"国(位置相当于现今河北省卢龙东南地区)。当年冬,战役结束,齐桓公率军返回齐国国都(位置相当于现今山东省北部),先头部队对回国道路迷惑,面对此情况,管仲说:可以利用老马识路的特性。于是让老马上路,结果把齐国部队带回到齐国国都,此事见载于《韩非子·说林》:"管仲、隰朋从于桓公伐孤竹,春往冬返,迷惑失道。管仲曰:'老马之智,可用也。'乃放老马而随之,遂得道。"此历史故事,后来衍生了"老马识途"及"识途老马"之成语。

现代学者研究,马鼻腔里,分别有专司呼吸和专司嗅觉的神经末梢,据认为后者具有识别气味的功能,当老马在道路上行走时,它一边走路,一边吸气,同时也吸进了道路上的气味,之后能把吸进的某种气味之特征"记住"。以后,它再行走于此道路时,能辨别出该道路的某种气味。对此，笔者有些疑问，因为道路上的某种气味，并非固定不变，肯定会因季节的更迭、气象的变化（晴天、阴天、刮风、下雨、下雪等），发生相当大的差别。根据此种情况，老马之"识途"，笔者认为不一定完全是依据它嗅出该道路的某种气味，老马的眼睛所起的作用可能更大。它行走于路途过程中，眼睛所看到的路况，路途四周环境相对较固定的景物，将在它的脑子里留下更深刻的印象。因此，老马须是多次行走于该条道路后，方能"记住"该条道路的路况、路途四周环境的景物、气味之特征等，因而产生了"识途"的功能。幼马因经历少，还未产生"识途"的能力。实际情况，是否如此？

"游食"一词古已有之

2013 年 11 月 29 日，北美《世界日报》"上下古今"版，刊登谢桂栋先生大作《游食体验》，文章开头写到："'游食'这个词也许是我的造词，恐怕约定成俗的汉语里，没有如此的说法。"

事实上，"游食"一词，中国古代多部文献中早已见载，且其含义也略有不同。

例如，《汉书·明帝纪》："田荒不耕，游食者众"；《晋书·熊远传》："自丧乱以来，农桑不修，游食者多"；此两部中国古代史籍中所载述的"游食"者，是因为当地灾荒或战乱，农田失耕，粮食匮乏，导致民众游走他乡觅食（游食），以摆脱饥饿。

再如，《宋书·文帝纪》元嘉二十年诏："游食之徒，咸令附业。"此处"附业"一词，虽未明确写出从事农业劳作，实际上是指农业生产。还有，明代余继登《典故纪闻》："国无游民则生者众也，游食者，为国之虫也。"

此两段引文，前者（游食之徒）是指有的人不从事农业生产或劳作，游手好闲，政府下令这些人必须务农；后者（游食者）是说不从事农业生产，游手好闲而到处求食者，无异于国家的蛀虫。

又如，《资治通鉴·晋穆帝永和八年》记载："魏主新闵既至襄国，因游食常山、中山诸郡。"此段引文所说"游食"，则是指到外地游动而食用当地饮食。

以上引述，足证"游食"一词确为古已有之。

"导游"一词的最早见载

广袤的中华大地，有着许多秀丽壮观的名山大川，历史上，游览过其中某些名山大川者，不知凡几？他们在初次游览这些各具特色的胜境美景时，为便捷顺利地畅游，必然需要延请熟悉该地美景者带路，这些担任指点游览的带路人，实际上就是现今频繁用到的"导游"一词，然而，此名词并非很早出现。

文献记载，晋代陶渊明，唐代李白、白居易，宋代王安石、苏东坡等历史名人，都先后游览过庐山，他们肯定曾延请过引导游览的带路人，可是在他们所写记述游览的文章、诗词中，从未出现过"导游"一词。明代地理学家、大旅行家徐霞客，曾考察、游览过河北、山西、云南、贵州、广西、广东等许多地方的地理环境与风景名胜，在他的《游记》里，也未写到"导游"一词。

中国现存古代文献中，最早写到"导游"一词者，是生活于清代中期的福建长乐人梁章钜（1775—1849），他文学造诣很深，二十八岁考中进士后，历任甘肃布政使、江苏布政使、广西巡抚等多种官职，是坚决抵制英商把鸦片输入中国的清朝名臣。"鸦片战争"后，1842年清朝被迫将香港割让给英国，他是很早向清朝廷提出收回香港主权的高官。

梁章钜卸下官职后的晚年，他的三儿（时任温州知府）特陪伴他到杭州（旧称武林）游览西湖，之后，他记述此次游览经过，首先用了"导游"一词，见载于他的《浪迹丛谈·西湖纪游诗》引言："此番出门以游西湖为主名，既住武林，得许芍友连日导游，游事亦颇畅。"梁章钜所写连日得到友人许芍的"导游"一词，是动词，但在当今，"导游"既可作动词，也可作名词——引导游览者或从事导游为职业者。

顺便提一下，含义为带路人的词汇，在两千年前春秋时期已有"乡导""向导"，《孙子兵法·军事篇》写到："……不知山林、险阻、沮泽之形者，不能行军；不用乡导者，不能得地利。"从引文可见，当时所说的"乡导""向导"，是引导军队了解清楚战场地形、环境与路径等。可见，《孙子兵法》所说的带路人与引导游览的"导游"，完全是两回事。

唐太宗下围棋

围棋，是中国古代人民发明的一种提高智力的高级娱乐活动，最初称"弈棋"，或简称"弈"。"对弈"即下围棋，其起源的具体年代，已难查考。《左传·襄公二十五年》："……今宁子视君不如弈棋，其何以免乎？"这是中国现存古代文献对围棋的最早记载。按：（鲁）襄公二十五年，相当于公元前548年，至今已有约两千五百七十年了，表明围棋起源之久远。

其后，围棋娱乐逐渐流行，汉代的墓葬陪葬物中，曾发现有石质围棋盘。晋代，对围棋高手出现"棋圣"尊称，见载于曹洪《抱朴子·辨问》："故善围棋无比者，谓之棋圣。"南北朝时期，围棋传入朝鲜。唐代时，围棋空前盛行，并流传到日本。建立唐朝的唐高祖李渊和第二代皇帝唐太宗李世民（599—649）都嗜好围棋，朝廷有"棋待诏"官员，专供养棋士陪皇帝下围棋。唐太宗曾写过五言诗《咏棋》吟咏围棋，还经常和臣子们对弈。

唐太宗在下围棋过程中，曾有过某些轶事逸闻。文献记载，唐高宗上元年间（674—675），中进士第的文学家张鷟（zhuó，传统中的鸟名），曾担任过监察御史官职，他在所撰《朝野金载·敬德不谄》中，写到唐太宗一则颇富戏剧性的下围棋之轶事。

一天，唐太宗召吏部尚书唐俭下围棋。在对弈中，唐俭丝毫也不相让，连连把棋子布于有利位置，唐太宗面临输棋情况下，勃然大怒，立刻停止对弈。之后，下令把唐俭降职到潭州为地方官。虽然如此，唐太宗怒气仍未消，召来大将尉迟恭（字敬德，585—658），宣称："唐俭轻我，我欲杀之，卿为我证验有怨言指斥。"硬要尉迟恭去搜集材料证明唐俭对唐太宗不恭及其他严重错误之言行。当时，尉迟恭在盛怒的唐太宗面前，无可奈何地违心表示遵命。他回到家里后，反复思考，决心不能以假证据诬陷唐俭。次日，当唐太宗要尉迟恭面质唐俭对唐太宗不恭及其他严重错误言行时，尉迟恭当即向唐太宗叩头禀告："臣实不闻。"唐太宗连问数次，尉迟恭均回答说确实没有听到或看到唐俭对唐太宗不恭敬的言行。唐太宗未如所愿，大怒，把手上所持玉板摔碎于地上，愤愤地拂袖离去。

过了一段日子，唐太宗突然诏令下属准备宴席，传旨召三品以上官员某日到宫中赴宴。在宴席上，唐太宗对众官员宣告，尉迟恭不强加假罪证予唐俭，是一件有三利和三益的好事："唐俭免枉死，朕免枉杀，敬德免曲从，三利也；朕有恕过之美，俭有再生之幸，敬德有忠直之誉，三益也。"并且，唐太宗还宣布：赏尉迟恭绸缎一千段。在座众官员目睹唐太宗自己纠正对唐俭的错误做法，一齐高呼"万岁"！

（《医药文化随笔》"增订版"，上海古籍出版社 2006 年出版。）

中国古人染发

在中国，自古以来染发是人们美容项目之一，有的男人不仅把白发染成黑色，还把变白了的胡须也染黑。

中国人染发习俗之具体起始年代，已难以查考。但是，可以肯定其历史已相当久远了。中国文献中较早记载染发的历史人物，是公元一世纪的王莽。汉代初始元年（公元8年），王莽四十三岁时篡夺皇位，自封为"新朝"皇帝；当他六十八岁时被"绿林"等农民起义军击溃的时候，还册立淑女史氏为皇后。当时，王莽已呈现"皓首白须"的老态了，但他为了掩饰自己头发胡须皆白的衰老外表，特把头发和胡须都染黑，《汉书·王莽传》曾写到他"欲外视自安，乃染其须发"。

王莽究竟用什么材料染黑须发，《汉书》里未载明。不过，查阅成书于东汉的《神农本草经》，已记载了某些能使白发变黑的药物，例如，白蒿能"长毛发令黑"。

汉代以后，历代人民认识和采用的染发剂更加增多。唐代《备急千金要方》和《千金翼方》记载了若干染黑须发的药方，例如："生油渍乌梅，常用敷头良"；"黑椹水渍之，涂发令黑"；"以盐汤洗沐，生麻油和蒲苇灰敷之"等。明代《本草纲目》也引述介绍了不少可供染发的外用药物，诸如：用大麦、针砂、没食子等"染发黑色"；婆罗勒"可染髭发令黑"；蔓荆实、熊脂等分，醋调涂之"令发长黑";"桦木皮一片、包侧柏一枝,烧烟熏香油碗内成烟,以手抹须鬓上,即黑";郎耶草"可染须发";复盆子"榨汁涂发不白",等等。其他像宋代《圣济总录》《太平圣惠方》、明代《普济方》等大型中医方书,以及各时期中医药书籍里,所载染黑发须的方剂,更是繁多,不胜枚举。

虽然,中国古代的染发剂品种相当多,但现代所制造使用的染发剂具有明显的优点。可是,现代的染发剂多是化学制品,近年来报刊上陆续报导,有些人用过某些染发剂之后,发生过敏反应及其他副作用。

据报道,现今出品的染发剂中,有的含苯胺染料,染发过程中,它会透过皮肤进入人体,有可能引起白血球变异。美国有研究者对一万多名染发妇女调查发现,罹患白血病者高于未染发妇女三倍多。此外,有的染发剂含染料醋酸铅,过量进入人体后,可能引起铅中毒。又如,染发剂所含芳基胺化学物质从皮肤渗透进入体内后,由尿液排出。有人经过动物实验,证实芳基胺是导致膀胱癌的高危险因子。反观中国古代的染发剂,多采自天然植物,较少副作用,因此,在中国古人的染发剂和染发经验中,很可能蕴藏着一些至今仍颇有参考价值者。

武则天的外用美容药

在为数众多的中药之中，具有美容功效者不少，唐代孙思邈在《千金翼方》里，最早集中载述了外用美容的面脂方、面膏方、护发方、乌发方等数十种美容方剂，从一个侧面反映了中药宝库之丰富多彩。

史籍记载，唐高宗（李治）的皇后、"武周皇帝"武则天（624—705），长期注重保养容颜，除了内服延缓衰老的药物外，还天天不忘在脸面和皮肤涂搽美容药。她改年号为"长寿"时是公元692年，当时她已六十八岁了，可是她仍葆有看似颇为年轻的容貌，以致她周围的人不大看得出她有明显衰老之处。《新唐书》在写到武则天时说："太后虽春秋高，善自涂泽，虽左右不悟其衰。"引文所说的"太后"指武则天；"春秋"指年岁；"涂泽"指在面部和身体皮肤涂搽滋润皮肤的脂膏。

《新唐书》说武则天"善自涂泽"，却未写出她是用何种美容药"涂泽"化妆的。不过，在她逝世后四十多年，唐代医学文献家王焘在公元752年编撰的《外台秘要》中，专门记载了武则天曾经长期用过的一种涂搽皮肤美容药方，其中主要药物是益母草，该书称之为"近效则天大圣皇后炼益母草留颜方"。文内说到，每天朝夕用益母草炼制的药剂涂搽面部与双手，能逐渐脱落浮皮，减少黑斑与皱纹，并特别写明"此药洗面，觉面皮手滑润，颜色光泽"。据声称,涂用此药的日子越长,效果越明显:"……经月余生血色,红鲜光泽,异于寻常;如经年用之,朝暮不绝,年四、五十妇人,如十五女子。"

益母草的美容功效,公元739年唐代药学家陈藏器在其《本草拾遗》一书中,也记载它"人面药,令人光泽,治粉刺"。

当今,人们不断地多方探索研制各种美容药,是否也能对益母草的美容作用进行深入研究与开发,冀能取得"古为今用"的良好效果?

王充论"知为力"
——一千九百年前"知识是力量"观

英国著名哲学家弗朗西斯·培根（Francis Bacon, 1561—1626），在公元 1597 年用拉丁文发表的著述中，提出了有名的论点"知识是力量"。后来，培根此论点成为长期被人们引用和传颂的名言。1956 年，中国科学协会创办了一份普及科学知识的期刊，取名为《知识就是力量》，培根名言内涵之深远影响，可见一斑。

查考历史，早在培根发表此论点之前一千五百年，中国东汉时代哲学家王充（公元 27—约公元 97 年）就明确提出了此科学论点，这可以从他历时三十年撰成的《论衡》一书中找到实证。他在该书《效力》篇的开头写到："人有知学，则有力矣。"其后，他在举例阐述"效力"时，更言简意赅地概括为"知为力"。上述引文均指"知识就是力量"，含意至明。

王充在《效力》篇中，特别提到"儒生以学问为力"，王充此文所说的"儒生"含意为"儒士"，也就是现代所说"知识分子"。"儒生"是以其学问产生其力量，他们越是"博达疏通"则发挥的力量越大。

王充在论述"效力"时，把"力"分为两大类，一是"筋骨之力"；二是"仁义之力"。前者是指体魄力量，例如壮士"举重拔坚"之力、农夫"垦草殖谷"之力、工匠"构架斫削"之力、士卒"勇猛攻战"之力等。后者是指知识力量，例如贤儒"论道议政"之力、佐吏

"治书定簿"之力等。而为了产生更大的"效力",王充强调"文力之人,助有力之将,乃能以力为功",即是说,知力(知识力量)和体力相辅相成将能产生更大效力。

　　一千九百年前王充的"知为力"论,诚难能可贵也。

　　(原载《医药文化随笔》"增订版",上海古籍出版社 2006 年出版。)

贾黄中和"等身书"

现今人们为表示对勤于著述、作品丰硕者的赞誉，往往称"著作等身"，形容其著作集中叠放在一起的高度，和该作者立正时的身体同等高，这是对其著作之多的夸奖。

"著作等身"是从"等身书"的典故衍发而来，而"等身书"的出处，则是渊源于宋代一位十五岁就考中进士的贾黄中幼年读书之轶事。

贾黄中（941—996），字娲民，宋代沧州南皮（属今河北沧州市）人，父贾玭为后晋天福三年（938）进士，曾在宋初任刑部郎中、水部员外郎等。贾玭对儿辈的教育，既严格又善于诱导，《宋史·贾黄中传》记载："玭严毅，善教子，士大夫子弟来谒，必谆谆诲诱之。"还载说："黄中幼聪悟，方五岁，玭每旦令正立，展书卷比之，谓之'等身书'，课其诵读。"

宋代，虽然印刷术较前代有明显发展，但在宋初，大多数书籍还不是刻印装订成册，而仍然是把内容写在一张一张纸上，经衬托粘贴、连接装裱成长幅，收藏时由结尾部向开头部卷成一卷。贾黄中五岁起，每天早餐后，父亲让他站直，按照他的身高，展开书卷相等长度，将该范围内字句的读音和意思，给他教过之后，规定他当天必须熟读和背诵。

正因贾黄中从五岁起就受到父亲的严格教育，所以"六岁举童子科，七岁能属文，触类赋咏。……十五举进士，授校书郎，集贤校理，迁著作佐郎、直史馆"。

贾黄中自十五岁起，到五十六岁逝世前一年，在四十年期间里，他除了获得朝廷授予上述职称、职务外，还被委任"左拾遗""通判""知府""礼部员外郎""翰林学士""史馆修撰"等多种职务。《宋史》评价他不仅恪守职责，而且"廉直平恕"。具体事例如：宋太宗"太平兴国"二年（977），贾黄中任昇州知府（辖境相当于今江苏南京、江宁、句容、溧水、溧阳一带），有一天，他在知府署中看到一间被牢固锁着的房间，为查明情况，他"命发视之，得金宝数十匮，计值数百万，乃李氏宫阁中遗物也，即表上之"。宋太宗看了贾黄中的表奏后，对周围的臣子说："非黄中廉恪，则亡国之宝，将污法而害人矣。"又如：贾黄中任宣州知府时，有一年当地发生饥荒，他采取积极措施大力赈饥，"赖全活者以千数"。

贾黄中生平"素嗜文籍"，"多识典故，每详定礼文，损益得中"，曾著《文集》三十卷，并主持编撰《神医普救方》一千卷。他学识渊博，乐于传授，而对于古往历史故事，更是不厌其详讲述，往往使"听者忘倦焉"。贾黄中幼年努力苦读"等身书"，不仅使他十五岁考中进士及一生有所作为，而且，他的读书轶事也成为流传后世的佳话。

沈括的石油卓见

石油是现今人们所熟知的重要矿产和能源，在出现"石油"名称之前，中国古代文献上曾有"石漆""石脂水""脂水""石脂""水肥"等名称，这些都是指石油。采用"石油"名称的历史，至今已九百余年，文献中首先创用此名称者，是北宋著名的科学家、政治家沈括。

沈括（1031—1095），字存中，嘉祐年间进士，学识渊博，在数学、天文、医药、农学、生物学、工程技术、水利、地理、地质、矿物、考古以及文学艺术等许多领域有广泛深入研究，并作出重要贡献。晚年于润州（今江苏镇江地区）筑"梦溪园"以居，历数年将平生之见闻、学识与心得，撰成《梦溪笔谈》。在该书卷二十四《杂志》里，有一节专门记述石油的文字，其中写到："鄜延境内有石油，旧说高奴县出脂水，即此也。"表明沈括在追述前人所云高奴县（今陕西延河北岸地区）出产"脂水"一事时，首载了"石油"之名称。

沈括在《梦溪笔谈·杂志》中，叙述石油的性状为："生于水际，沙石与泉水相杂，惘惘而出。土人以雉尾沰（意为沾湿）之，乃采入缶中，颇似淳漆，然（燃）之如麻，但其烟甚浓，所沾幄幕皆黑。"指出用燃烧石油所产生的烟灰制墨，"黑光如漆，松墨不及也"。他深信石油拥有巨大的蕴藏量，认为"盖石油至多，生于地中无穷，不若松木有时而竭"。

　　特别令我们钦佩的是，在世界上，沈括最先十分肯定地发表了"（石油）此物后必大行于世"的预言。沈括对石油发表预言后的世界历史，证明确实如此。当今世界，石油在人类的衣、食、住、行以及其他诸多方面，都有着极为广泛的用途，人类对石油的需求与消耗量是那样的浩大，这不由得不使我们由衷敬佩：九百多年前沈括关于石油的"此物后必大行于世"之预见，是何等杰出的真知卓识！

　　　　　　（原载《医药文化随笔》，上海古籍出版社 2001 年出版。）

"装潢"谈古

二十世纪九十年代以来，"装潢"一词，无论是在报刊上还是人们谈话之中，出现频率非常之高，它多指房屋与场馆等的装修、装饰，器物与商品的包装、美化，其次为书刊与字画等的装帧、装裱。其实，装潢最早渊源于中国古代书籍文献的阅览和保存，黄蘖则是早期被选用于纸质文献防蛀的中药，故"装潢"一词的"潢"字，和黄蘖有着十分密切的关连。

查考"潢"字，主要有两涵义：一为"潢纸"，是指白纸经黄蘖汁染成黄颜色；二为"潢池"，是指字画、册页等的四周边缘用锦绫装裱后，中间便如同被围成的水池。《通雅·器用》简释为："潢，犹池也，外加缘则内为池，装成卷册，谓之'装潢'，即'裱背'也。"

对字画、册页、拓片、书卷等施以装潢、裱饰，也称为"潢治"。古人为"潢纸""潢治"所采用的黄蘖，又名黄柏，其树皮内面和木材呈黄色，浸取液体或煎汁也显黄颜色，故能将白纸染黄。北魏农学家贾思勰《齐民要术·杂说》记载："凡潢纸灭白便是，不宜太深。"宋代姚宽《西溪丛语》写到："《齐民要术》有装潢纸法云：'浸蘖汁入潢，凡潢纸灭白便是，染则年久失暗，盖染黄也。……写讫入潢，辟蛀也。'"

为更好地保存字画、书籍等，清代周嘉胄总结前人和自己有关装潢知识与经验，撰写了《装潢志》专书，谈到"圣人立言，教化后人，抄卷雕板，广布海宇，家户诵习，以至万世不泯"。他感慨于古代众多文献，由于长期历经沧桑，甚至"兵火丧乱，霉烂蛀蚀……，百不传一，于百一之中，装潢非人，随手损弃，良可痛惋！"他认为"前代书画，传历至今未有不残者，苟欲改装，如病笃延医"，强调"装潢者，书画之司命也"，指出"装潢优劣，实名迹存亡系焉"。因此，他"切切于兹，探讨有日，颇得金针之秘"，撰成《装潢志》。周嘉胄通过对各地装潢书卷、字画的质地进行比较后，认为苏州地区（古时称吴中）的质量最上乘："装潢能事，普天之下独逊吴中。"为普及书籍装潢知识，他在书中胪列并介绍了装潢的材料与措施，包括洗、揭、补、衬、边、小托、安轴、贴竿、治糊、用糊、纸料、绫绢料、硬壳等。《装潢志》还特别提到，装潢的时机，应善于选择，"夏防霉，冬防冻"，指出"佳候"是"已凉天气未寒时是最善候也"。

正因装潢对保护与保存书籍、文献的重要作用，中国古代很早出现了装潢匠。隋、唐时代，朝廷相当注重收藏各种图书文献，并配备装潢匠，《新唐书·三宋诸子传》载："初，隋亡，禁内图书湮放，唐兴募访，稍稍复出，藏秘府。"《唐六典》还记载宫廷里专职装潢匠具体人数："崇文馆装潢匠五人，秘书省有装潢匠十人。"

鉴于朝廷中所收藏的字画、书卷与典籍等，不少是孤品、珍本，所以宫廷征用的装潢匠，其专业知识、经验与工艺水平理应更高，但其中有的被贪官勾引，同流合污，对宫中的珍贵字画、书卷等，私下摹肖并装潢后，把赝品偷偷地与真迹调包，《新唐书·惠文太子范传》就曾记载说："长安初，张易之奏天下善工潢治，乃密使摹肖，殆不可辨，窃其真藏于家。"以假充真，窃取真迹据为己有的行为，固然为人们所不齿，然而就摹肖、装潢专业而言，其中所蕴藏的丰富知识与精巧技艺，是应予发掘和继承发扬的。

"书香"叙源

历史悠久的中国文化博大精深，其丰富多彩的内涵体现在各个方面，从一种普通的中药芸香草衍生出众多与文化有关的词汇，即可见一斑。

芸香草有多种别名，诸如：芸、芸香、芸草、诸葛草、香茅草、射香草、七里香等。中国古代文献很早就载及芸香草，《礼记·月令》："仲冬之月……芸始生。"东汉郑玄注："芸，香草也。"中国古人经过一代又一代生活实践，逐渐认识到芸香草的药用价值，其中之一是它对书籍的防蛀作用。宋代沈括《梦溪笔谈·辨证一》记述："古人藏书辟蛀用芸。芸，香草也，今人谓之'七里香'者是也。"另有宋代梅尧臣《和刁太博新墅十题·西斋》："请君架上添芸草，莫遣中间有蠹鱼。"诗句里的"架上"指"书架"；"蠹"，指蛀虫。诗句中的"蠹鱼"指蛀书虫。这都表明早在宋代以前不知多少年，中国古人就把芸香草用于书籍文献的防蛀了。

芸香草为多年生草本植物，现代学者研究得知，芸香草含酸性皂甙类物质、鞣质、粘液质、酚性物质等，其挥发油中的芸香油和胡椒酮，对链球菌、金黄色葡萄球菌、肺炎球菌等十余种细菌有不同程度抗菌作用，从而表明，中国古人利用芸香草预防书卷等文献被蛀蚀，是有道理的。

正因中国古人把芸香草用于书籍防蛀，芸香草也因此和中国古代文化有着密切的关系，因而衍生了众多带有"芸"字的词汇，诸如：芸人（读书人），芸吏、芸香吏（古代整理校正书籍的官员），芸省、芸署、芸台、芸香署、芸香阁（以上五词指古代朝廷设置的专门掌管保存经籍图书之机构），芸扃（收藏图书处所），芸馆、芸舍、芸室、芸窗（以上四词均指书斋），芸简（文札信件），芸签（书笺），等等。

中国古人在书籍中放置芸香草防蛀，经过一段时间之后，芸香草的香味渗透入书页中，人们一旦翻开书卷，书中的芳香即扑鼻而来，"书香"一词也因此而产生，后来引申为读书习尚，进而又衍生了"书香人家""书香人士""书香子弟""书香门户""书香门第""书香世家""书香风尚"等富于文化气氛的词汇。

雅哉！意义不凡的芸香草。

"鼠须笔"

毛笔——中国人民发明的书写和作画的独特用具，依据用于制作笔头的不同动物的毛为材料，分别有数种名称，通常为羊毫、兔毫、狼毫等，但另有一种不常用到却很高贵的"鼠须笔"，据说汉代书法家张芝、三国魏时书法家钟繇是用"鼠须笔"书写，笔锋强劲有锋芒。

何为"鼠须笔"？若从字面上看，其笔头似乎是取老鼠的胡须做成的毛笔，《辞源》的"鼠须笔"条目，释义为"用老鼠胡须做成的毛笔"。1988年上海书画出版社出版的《书画篆刻实用辞典》，所载"鼠须笔"条目："鼠须笔，用鼠须所制成的笔。"然而笔者对此种解释持疑：若"鼠须笔"是取老鼠的胡须做成，那么做一支毛笔需多少只老鼠的胡须才够啊？经查阅一些文献，鼠须笔并非用老鼠的胡须做成的笔头。明代李时珍《本草纲目》的"鼬鼠"（即黄鼠狼）一节里写到："其毫与尾可作笔，严冬用之不折，世所谓鼠须、栗尾者是也。"可见，"鼠须笔""栗尾笔"都是用黄鼠狼的毫毛或尾巴毛做成的笔头。

《本草纲目》将鼠须笔简称为"鼠须"。古人还把鼠须笔称为"鼠须管"或"鼠管"，古代著名书法家和文人中，多喜用此种笔。唐代何延之《兰亭记》说："右军写《兰亭序》以鼠须笔。"同为唐代的张彦远《书法要录》也写到："右军写《兰亭序》以鼠须笔。"上述引文中的"右军"正是指晋代书法家王羲之，因他曾担任过官职"右军将军"，曾有"王右军"之称，有时"王"字被省略而径称他为"右军"。

宋代，苏东坡也喜爱用鼠须笔书写，他在《题所书宝月塔铭》里写到："予撰《宝月塔铭》，使澄心堂纸、鼠须笔、李庭珪墨，皆一代之选也。"与"鼠须"相提并论的"栗尾"，也是用黄鼠狼尾巴的毛做成的笔，同样名贵。明代高明《琵琶记·孝妇题真》写到："兔毫、栗尾和那犀象管，分外精神。"正因鼠须笔和栗尾笔的名贵，古代有的文人还把它们作为一种稿酬——润笔。例如北宋文学家欧阳修在《归田录》中写到："蔡君谟既为余书《集古录目序》……余以鼠须栗尾笔、铜绿笔格、大小龙茶、惠山泉等物为润笔。"可见，古人用黄鼠狼的毫毛或尾巴毛做成的笔之名贵。

（原载 2008 年 3 月 11 日《新民晚报》，2019 年 9 月 10 日略作补充收入本书。）

中国古人喝墨水

历史上很长年代里，中国人写字，通常是用毛笔沾墨水书写；欧美等国家的人士写字，早期是采用鹅毛管的一端剪成尖头沾墨水写字，后来用笔杆插入钢笔尖沾墨水写字，继而用"自来水"钢笔书写。因此，二十世纪以来，中国人在谈话或撰文中，有时候会以"喝墨水多"形容知识广、学历高、著述多的人。而"喝洋墨水多"则是形容到国外留学者。上述词汇，有时候是人们对某些人开玩笑的话。

然而，从中国历史文献看，中国古人却真有喝墨水之事：一是处罚；二是临时解渴；三是治病。

关于以喝墨水作为一种处罚，是古代某些时期科举考试时，考场的监考官，看到考生的考试答卷有遗漏字句者，当即命令此考生离开座位罚站；若考生的考试答卷字迹十分潦草、丑陋，则当场处罚此考生喝墨水。据《隋书·礼仪志》记载："正会日，侍中黄门宣诏……字有脱误者，呼起席后立。书迹滥劣者，饮墨水一升。"

关于喝墨水解渴的事例，宋代科学家沈括在《梦溪笔谈·故事》里谈到：宋代的科举考试，有考"进士"或考"学究"两大科别，前者是考查学生对某些问题的个人创见，不易作弊，考场条件较好，有茶水供应。后者是考查考生对《诗经》《书经》《易经》的经义是否能熟记、是否能背写出来，考场条件较差，没有茶水供应。若考生口渴，不允许工作人员递送茶水，以避免在递送茶水过程中把答案悄悄地传给考生。因此只能在考场内喝墨砚水，所以沈括在文中写到："至试学究……亦无茶汤，渴则饮砚水，人人皆黔其吻。"黔，含义之一为黑色。所谓"黔其吻"，是说因喝墨水致使嘴唇沾染成黑色。

至于喝墨水治病，因中国古代的墨是用松木烧成的烟灰、明胶（例如鹿胶）汁、香料等加工制成，它有乌金、乌玉块、玄香、陈玄等别名，《本草纲目》等中医文献记载，墨的治病作用主要是止血、消肿、愈合金属创伤等。对吐血、月经出血量多的患者，取优质墨，用净水或米醋磨成墨汁口服治疗。但是，后来用化工原料制成的墨有毒性，禁忌服用。因而，大约二十世纪五十年代以后，已不采用喝墨水治病了。

书法家伊秉绶的方便面——伊府面

伊秉绶（1754—1815），字组似，号墨卿，晚年号默庵，福建汀州府宁化县人。其父伊朝栋是乾隆三十四年（1769）进士，历任郎中、御史、光禄寺卿等官职。伊秉绶从小时候起，受到父母亲的教诲与家庭影响，于乾隆五十四年（1789）考中进士，并且也历任广东惠州知府、江苏扬州知府等地数种官职，但他嗜爱书法、治印与画作。他师法前代与同时代多位书法家，因而擅于隶书、楷书、行书与草书，隶书尤精。因他诞生于宁化县隶属汀州府，所以他被称为"伊汀州"，清代光绪年间进士康有为（1858—1927）就曾用"汀州"地名称呼伊秉绶并赞誉其书法："汀州精于八分，以其八分为真书，师仿《吊比干文》，瘦劲独绝。"（见康有为:《广艺舟双楫》）所谓"八分"，是汉代隶书的别名。所谓"吊比干文"，是指字形具有浓厚隶意的魏碑楷书。所谓"瘦劲"，是瘦劲有力，此处指书法。

伊秉绶十分好客，经常有书法家、诗人、文人雅士以及仰慕者到伊秉绶家中叙谈、切磋或请教，以至于有文章形容："主客相聚终日，深夜始散。"因到伊秉绶家拜访者众多，家里厨师难以在一时之间备办足够饭菜招待，因此伊秉绶和家厨商讨之后，事先制备好能随时简捷烹调即可食用的方便面。

伊秉绶家中制备的方便面为：取面粉加鸡蛋，用水掺和拌匀成面团，制成面条，卷曲成面条圆团，晾干后，放入油锅内炸成金黄色，冷却备用。来访者用餐时，随时将此种预制的面条圆团，放入沸水中稍煮片刻，捞出后加入佐料拌匀即可食用。伊秉绶同时代的著名诗人、书法家、教育家宋湘（1756—1826），到伊秉绶家食用过伊秉绶的方便面后，据说十分赞赏其简便而味美，但有感于此种方便面尚无专用名称，于是兴致勃勃地说：如此美食，竟无芳名，未免委屈！不若取名"伊府面"，如何？之后，此种"伊府面"逐渐流传开来，不少人仿效制作，被简称为"伊面"。

伊秉绶和家厨最初商讨制备的"伊府面"，其面粉用量与鸡蛋数量之比例如何，有否加少量盐？惜现存文献上未见载。然而，"伊面"的名称及其食用方式不仅长期流传于中国，并且早已流传到许多国家和地区，成为众多人士喜爱的简便美食之一。虽然，现今的"伊面"并非完全按照伊秉绶和家厨所制备的配方，佐料也不完全相同，并且还添加了防腐剂等，但是，其主要食用方式和名称却一直被沿用。

染坊里没有药丸卖

"染"字的结构中有"九"字，但是相当长时期以来，往往有人把染字中的"九"写成"丸"字，甚至一些书法家也存在这种情况。1997 年 6 月 13 日《人民日报》"海外版"刊登了当代一位书法家的《庆香港回归》书法照，同年 7 月 5 日该报"海外版"又刊登了清末民国时期一位作家的《嵇叔夜答难〈养生论〉》墨迹照，上述书法家与作家书法作品中都写有"染"字，可是其中"九"字都被写成"丸"字了。看来，"染"字中的"九"被写错为"丸"不是个别现象。

记得笔者幼年在家乡福建长汀乐育小学读四年级时，国文老师在一次课堂上，着重讲到别把染字中的"九"写为"丸"。他把自己从前学到的一个巧记办法教给我们，特在黑板上写了一句"染坊里没有药丸卖"，并且作了简要讲解，以加深我们印象。由于这句话符合实际而又生动有趣，迄今虽然已经过去了五十七年，我仍记忆犹新。

（原载 1997 年 7 月 17 日《新民晚报》）

领带史话

领带，是人们司空见惯的衣饰品，汉文"领带"一词，最迟在宋代文献已见载，《宋史·五行志》写到："北海县蚕自织如绢，成领带。"然而，该处所称"领带"是指中国古人衣领上的饰边，与现今所说的"领带"不是一回事。

世界上，至今已流行多年的领带，服饰历史研究者多认为，其起源地是欧洲巴尔干半岛上一个地域不大的国家克罗地亚（Croatia），但起源的具体年代则不详。

十七世纪上半叶，欧洲发生"三十年战争"（1618—1648），法国因参战而扩充军力，其中雇用了克罗地亚善骑者组成法国骑兵团。克罗地亚骑兵沿袭其民俗，在所穿制服的衣领外都结戴一条颜色鲜艳的细布条。人们看到此情景后，称他们为"戴领带的人"。1648年，法国、瑞典联军击败另一方，取得了战争的最后胜利。在祝捷庆典阅兵式上，克罗地亚骑兵的鲜艳领带，给出席检阅的法国国王和观礼的官员以深刻印象。

之后，国王决定，政府官员和军队官兵都戴领带。后来法国社会上，富人、有权势者、名流，以及一些社团成员，也跟着戴领带，以显示其特权、高贵和特殊地位。法国人逐渐流行的戴领带风尚，因是模仿克罗地亚人的习俗，所以，法文把领带称为"Croatia"，是因为他们最先看到克罗地亚人戴领带的缘故。

随着时间推移，戴领带的风气也陆续传到许多国家和地区，成为人们参与各种聚会场合的衣着格式。这期间，制作领带的材料花色相应增加。其形式也有所改变，但经过一段时期后，渐趋于若干种基本类型。在此过程中，虽然仿效戴领带者很多，但也有人对它并无好感，有人甚至把它讥为"绞索绳"。

不过，一段时期以来，人们发觉戴领带确有其不便和不妥之处。在高温环境中，戴领带使人更感闷热难受。近几年来，在高温期间，国内外有些机构要求工作人员不穿西装、不戴领带，既降温又节电。2004 年 1 月间，在瑞士的东南部温泉度假小镇达沃斯，举行了该年度"世界经济论坛"[①] 年会，为了更"富于人性"，决定禁止与会者打领带，违者将被罚款五瑞士法郎。所以参加会议者在进入会场前就解下了领带。

戴领带尤其不妥之处，主要是很可能传播疾病。人们所戴的领带，通常不是每天洗涤、消毒，领带被日复一日地使用，隐藏于其间的致病菌已多次被研究者检验证实，尤其是医务人员所戴领带，隐藏的致病菌种类更广、数量更多，传播疾病的危险性更大。为了防范医院内可能出现的致命疾病的传染，医务人员不宜系戴领带诊治伤病员，探望伤病者的人也不可戴领带进入病房。从长远趋势看，人们戴领带的风尚也将会随着时间推移而改变。

（原载 2004 年 1 月 22 日北美《世界日报》）

---

① "达沃斯世界经济论坛"或称为"世界经济论坛"，简称 WEF。前身是 1971 年由私人创立非赢利的"欧洲管理论坛"，创建者是日内瓦商学院教授、瑞士籍德国人克劳斯·施瓦布(Klaus Schwab)。该论坛每年 1 月底至 2 月初在达沃斯举行，故又称为"达沃斯年会"。1987 年更名为"世界经济论坛"。

称"典雅音乐"如何?

　　10 月 7 日《新民晚报》的一则报道，对于近年社会上把经典音乐、高雅音乐称为"严肃音乐"，上海市音乐界、文化界人士对此名称提出了质疑。本人作为对古典音乐有四十多年历史的爱好者，建议以"典雅音乐"这一名称作为古典音乐和高雅音乐的总称。典是指古典、经典；雅是指高雅、优雅、风雅，不需多作解释即已表明了这类音乐的性质及其高层次的品位和意境，而且同数种外文所指的这类音乐的名称含义基本一致。对于上述管见，音乐艺术界专家学者、古典音乐爱好者以及读者诸君，以为然否？

（原载《新民晚报》1993 年 10 月 30 日）

"牛饮"古轶闻

"牛饮"通常是指有些人饮水或饮酒量极大,相当于豪饮、狂饮的意思。

然而,古代"牛饮"一词却还有另一含义,是形容饮酒者饮啜时呈现如同牛的饮水体态。文献记载,夏朝末代君主桀极其暴虐荒淫,疯狂地浪费百姓资财。据说,他曾下令酿制大量的酒,注满巨大的酒池;大量酒糟层层堆集,高如山丘。他命令召集三千人,围在酒池边,弯腰俯身,当听见第一声击鼓声时,三千人须同时饮啜酒池中的酒。此时,他登在高处,观看众人饮酒体态而供他荒诞作乐。西汉韩婴曾在《韩诗外传》里记述:"桀为酒池,可以运舟,糟丘足以望十里,一鼓而牛饮者三千人。"

后来,"牛饮"一词还被不同人士所引用。清代文学家蒲松龄也有一则"牛饮"的故事,说的是一个名叫秦生的喝酒,喝完一小杯之后,自己再斟满一杯酒。此时,其妻可能是嫌其饮酒过多,故意把酒瓶内的酒全部倒在地上。秦生见此,当即伏地吸吮地上流淌的酒。

此故事见载于《聊斋志异》:"(秦生)一盏既尽,倒瓶再斟。妻覆其瓶,满屋流溢。生伏地而牛饮之。"

(原载《新民晚报》2009年1月16日)

"吴牛喘月"趣事

"吴牛喘月",说的是晋代朝廷官员满奋怕风的故事。

满奋,生卒年不详,他在晋代元康年间(291—299)做过一段时间尚书令,之前,曾担任过司隶校尉等职,其平日怕风,素为相熟者所知。

晋武帝司马炎居帝位期间(236—290),于某年寒冷季节的一天,召满奋面商政事。满奋进入到宫中议事处坐定后,看见北面窗有琉璃屏,误以为该屏不严密,会有风吹进,当即显露出忧虑不安。晋武帝目睹满奋怕风的愁眉不展之貌,不禁哈哈大笑。满奋顿觉很难为情,自嘲:臣宛如怕热的牛,看见月亮就像望见太阳而不停地喘息。南朝·宋·刘义庆《世说新语·言语》中,记述了此故事:"满奋畏风,在晋武帝司马炎坐;北窗作琉璃屏,实密似疏,奋有难色。帝笑之,奋答曰:'臣犹吴牛见月而喘。'"

古代吴地,相当于长江下游两岸地区,主要以苏州、吴县、湖州等地为中心的一带。该地区夏季气候炎热,在盛夏之下,牛也被酷热熏得喘气不已,水牛往往浸泡于湖塘、溪河水中避暑。

满奋所说的"吴牛见月而喘",后来成为"吴牛喘月"典故,并且衍生出"吴牛喘""吴牛""喘牛""喘月之牛""喘月"等词汇。

唐代李峤所写《牛》诗："在吴频喘月，奔梦屡惊风"以及元稹《酬卢秘书》："夜伴吴牛喘，春惊朔雁回"的诗中，分别引入"喘月""吴牛喘"，更增添了情趣。

"鸡黍约"佳话

谈到"鸡黍约",需简要地先说一下"鸡黍"这个词,而把"鸡"和"黍"两者结合成"鸡黍"一词,是源于孔夫子的门生子路受到一位老者挽留住宿,并被饷以用鸡做的美味菜肴和黍饭款待之故事,见载于《论语·微子》:"丈人止子路宿,杀鸡为黍而食之。"此引文内"丈人"的含义不是岳父,而是指老者、老人;"止"的含义为挽留。由于上述故事,后来衍生了"鸡黍"一词,含意为款待客人的菜肴和饭食,有些人士把它用到诗词文章中,唐代诗人孟浩然(689—740),就曾写有受到"田家"(农家)一位"故人"(老友)之邀请,到其农家享受"鸡黍"款待的诗句:"故人具鸡黍,邀我至田家。"(《过故人庄》)

"鸡黍约"一词也是一典故,渊源于东汉范式和张劭友情深厚、为人诚信之轶事。《后汉书·范式传》记载说:山阳人范式年轻时进京城太学成为诸生(在学的生员),与汝南人张劭成为挚友。某日,两人将返回各自家乡,动身前,范式对张劭说,两年后的某月某日,将专程到张劭家看望张劭及其家人。

张劭回到故乡家中后,对母亲说,两年后的某月某日,好友范式会专程来张劭家看望,央求母亲届时帮助准备酒菜,以便好好款待。张劭母亲听完儿子所谈情况后,马上对儿子说,你们远在千里外地相约,并且分别两年之久,难道你相信这位朋友届时真的会来吗？张劭坚信不疑地对母亲说：范式是很讲诚信的人，是决然不会失约的。两年后的某月某日，范式果然如期到张劭家看望，两位挚友十分欣喜重逢，聚餐畅叙之后高兴地话别。

后来，渊源于范式和张劭深情厚谊、坚守诚信的词汇"鸡黍约""鸡黍期"，常被人们应用。如唐代唐彦谦《道中逢故人》诗："良会若同鸡黍约，暂时不放酒杯空。"宋代苏东坡《送沈逵赴广南》："君归赴我鸡黍约，买田筑室从今始。"唐代高适《赠别王七十管记》："款曲鸡黍期，酸辛别离袂。"诗人在诗文中巧用"鸡黍约""鸡黍期"典故，更增添了深情意境。

（原载《新民晚报》2005年2月9日，2020年6月略作补充。）

"木鸡"不"木"

成语"呆若木鸡",大家都知道其涵义主要是指表情凝滞呆笨、行动迟钝木然者。然而,"木鸡"一词,在古代有时候是指品种优良、驯养有素的斗鸡,是很受赞赏的。

两千多年前,《庄子·达生》中记有一则故事:西周末年的周宣王,爱好看斗鸡,他命令善于驯养斗鸡的纪渻(省)子驯养威武骁勇的斗鸡,过了十天,周宣王问纪省子:斗鸡驯养好了吗?纪省子回答说还没有。其后,国王每隔十天都询问纪省子驯养斗鸡的情况。直到第四十天,纪省子回答国王说:斗鸡基本驯养成功了,当其他的鸡在它周围鸣叫时,它依然安闲自在,一点也不受影响,并特别强调指出:"望之似木鸡矣,……异鸡无敢应者,反走矣。"

这则故事说的"木鸡",是指被驯养的斗鸡,到第四十天时,已达到外观似"木鸡"状态而实则沉稳善斗,以致其他的鸡看到这只鸡不仅不敢和它搏斗,反而远远走避。唐代文学家白居易《礼部试策》中写到:"事有躁而失、静而得者,故木鸡胜焉。"可见,此种"木鸡",白居易对之也是称赞有加。

趣谈"螳臂挡车"及其他

"螳臂挡车"是不少人曾听闻或用过的汉语词汇，其表面意思是螳螂站在车道（车辙）中间，举起双臂（前肢）企图阻挡车子通过；其深层含意是"不自量力""不能胜任""无法做到"。

在"螳臂挡车"产生之前，有"螳臂当车"一词，见载于《庄子·人间世》："汝不知夫螳螂乎？怒其臂以当车辙，不知其不胜任也！"《庄子·天地》中也写到："螳螂之怒臂以当车辙，则不胜任矣！"两则引文中的"当"字，是"阻挡"的意思。从"螳臂当车"说起，后来衍生的"螳螂奋臂"也是同样的意思。而"螳臂""螳拒""螳怒"等词，都是指"不自量力"和"微弱之力"。"螳螂之卫"则是指微薄的军备、微弱的守卫。

根据昆虫学研究发现：螳螂出现于很古老的年代，生活于热带、温带，种类超过二千四百种，中华大地有一百多种，它有螳螂、刀螂等别名。螳螂的体态、结构、习性和行动等颇为奇特，多数种类头部为三角形，颈细，头能转动一百八十度。头部两侧有巨大复眼，便于看清准备捕食的动物的位置。螳螂有六只足，两前足膨大而有整排硬刺，末端有镰刀状的利钩，称为螳斧。螳螂的上述特点，便于抓食蝉、蝴蝶、苍蝇、蚊子、蝗虫、蟋蟀、蚂蚁等多种昆虫，它还捕食小青蛙、小鸟以及螳螂同类。螳螂狂食同类，往往发生于雌雄螳螂交配后，有的雌螳螂会吃掉雄螳螂，称为"性食"。螳螂的天敌，主要是黄雀等鸟类和蝙蝠等动物。螳螂为避免遭到伤害，多数种类有保护自身的本能，诸如：虫体能伪装拟态为类似绿色树叶、花朵、褐色枯叶、树枝等形态。

螳螂在准备捕捉昆虫时，会抬头注视其目标，举起两前足屈曲回收于胸前，由其余四足支撑身体直立。它这种特殊体态，曾被趣称为"祈祷虫"。

雌雄螳螂交配后，雌螳螂于秋季产卵于树枝、竹枝、草茎、石块间，分泌特殊液体包裹于虫卵外，包裹虫卵的特殊液体逐渐硬化形成保护壳，俗称为"螵蛸"。大刀螂、薄翅螂等品种的雌螳螂产卵于桑树枝上所形成的螵蛸，被称为"桑螵蛸"，是一味中药，可用于治疗遗尿、尿频、遗精、早泄等。螳螂螵鞘中的虫卵于次年五、六月间生长为幼虫，对此，两千年前的《礼记·月令》记载："小暑至，螳螂生。"螳螂幼虫逐渐演进为成虫，其生命期限，大部分种类约为一年。

螳螂捕食有益于农作物生长的青蛙（青蛙能捕食蝗虫、稻卷叶虫、玉米螟、棉红铃虫等害虫），有人据此认为螳螂是害虫，但是，它也捕食损害稻和麦的蝗虫及损害树木的蝉。并且，螳螂和桑螵蛸可供药用，所以，螳螂是益处大于害处的昆虫。

历史上，螳螂和人类生活与文化有着若干关联。例如：螳螂的特殊体形特征及活动特点，曾被一些画家作为画作题材；有些人把它作为玩赏的宠物喂养。

公元前一世纪，西汉经学家、文学家刘向撰成《说苑》，书中以蝉、螳螂、黄雀三者的关联写了一则寓言故事："园中有树，其上有蝉，蝉高居悲鸣饮露，不知螳螂在其后也；螳螂委身曲附欲取蝉，而不知黄雀在其傍也。"这则寓言故事，比喻为只见眼前利益而不顾后患。后来，"螳螂黄雀"一词，意指"螳螂捕蝉，黄雀在后"。由此寓言故事，还衍生出了"螳螂捕蝉"的成语。

颇为有趣的是，因受"螳螂捕蝉"动作特征启发，明末清初，武术家王郎创编了"螳螂拳"，后来衍生出许多流派。还有一件堪称有趣的事：据报道，英国当代机械师马特·丹顿（Matt Denton），也是受螳螂体形与活动特征的启发，经过四年设计实验，于 2012 年创制了当时世界上最巨大的机器人，其高度两公尺八公寸，重一千九百公斤，有六只足，能行走于多种地形之上，被称为"全地形行走机器人"（all-terrain walking robot），其两前足相当于两前臂，具有操作完成多种事项的功能。马特·丹顿称所创制的机器人为"螳螂"（mantis）。

趣哉！"螳臂挡车""螳螂拳""螳螂机器人"！

马可·波罗对卢沟桥的描述

据 1996 年 4 月 13 日《世界日报》刊登美联社伦敦消息，英国大英图书馆中国部门主任弗朗西斯·伍德（Frances Wood），于 1995 年 10 月出版《马可·波罗真的到过中国吗？》（*Did Marco-Polo Go to China？*）一书，谈到："《马可·波罗游记》故事非常有趣。唯一的问题只是其中缺少事实根据，……这个故事根本是虚构的神话。"她说《马可·波罗游记》中没有提到中国的长城、茶道以及妇女缠足，认为他对自己在亚洲游历几年的报道充满漏洞，显示马可·波罗根本没有到过中国。

法兰西丝·伍德女士评论马可·波罗的专书，笔者尚未读到，但是对她所说的马可·波罗根本没有到过中国的结论，笔者不能苟同。

《马可·波罗游记》（以下简称《游记》）是马可·波罗在 1299 年威尼斯与热那亚的一场战争中被俘后，于热那亚监狱内，给同狱的鲁斯梯谦（Rusticiano）回忆讲述自己以往二十四年中，游历中国以及亚洲和阿拉伯一些国家与地区的风土人情、物产文化等的见闻，经鲁斯梯谦记录整理成书。

正因为《游记》是马可·波罗在狱中忆述，而由对他述及的国家与地区的种种事物十分陌生的另一人记录整理而成，书中出现的某些误解、矛盾、张冠李戴的内容以及挂一漏万的情况，都是在所难免。倘若凭《游记》中的某些错误和遗漏，而将书中其他真实的或基本真实的内容也一概否定，则似欠妥。笔者认为，《游记》能否证明马可·波罗到过中国，重要的是在于书中所记述的内容，有无符合当时中国实际之处，而这些符合（或基本上符合）当时中国实际的事物，有哪个外国人士早于马可·波罗留下过真实叙述？为了说明这点，引用马可·波罗对卢沟桥的回忆描述，可作为他到过中国的一个重要佐证。

卢沟桥是北京西南约十五公里永定河上的大石桥，建成于金代明昌三年（1192），永定河当时名称为芦沟河，卢沟桥因此而得名。此桥建成后，经历了两百多年沧桑，至明代正统九年（1444）曾被重修过，清代康熙年间因洪水所毁而于1698年重建。其后两百多年中又曾进行过修理，现今所看到的卢沟桥已非原貌。

但是，马可·波罗对最初建造的卢沟桥有相当详细的描述，《马可·波罗游记》（福建科学技术出版社1981年中文译本）中写到："离开都城（北京），西行十六公里，来到一条河流，它名叫永定河，……河上架有一座美丽的石桥。"马可·波罗所说的这座石桥，正是卢沟桥。他追忆说："桥长三百步，宽八步；十个人骑马并肩而行，也不感觉到狭窄不便。"他说该桥的结构为："桥有二十四个拱门，由二十五个桥墩支立水中，支撑着桥身；拱门用弧形的石头堆砌而成，显示了造桥技术的高超绝伦。"他不厌其详地描述："桥身两侧，从头至尾各有一道用大理石石板和石柱建成的护墙，造型手艺极其高明。桥身引桥部分有一道斜坡比桥面略宽；一到坡顶，桥的两侧便成直线伸展，彼此平行。"他十分钦佩地继续描述："在桥面的拱顶上，有一个高大的石柱，耸立在大理石雕成的乌龟上，靠近柱脚处有一个大狮子像，柱顶上也有一个石狮子。在桥面斜坡地方，另有一个雕有狮子的极其雅观的石柱，和前一个柱子相距一步半。桥上各石柱之间都嵌上大理石板，上面镌刻着精巧的雕刻，使整座桥气贯如虹，蔚为壮观。"

　　马可·波罗于 1275 年到达元代上都后，在中国很多地方旅行、居留达十七年之久。卢沟桥建成的最初一百年内，他就观赏了这座雄伟的石桥，他对卢沟桥的记述，不仅说明他被其壮观所深深折服，同时也表明，由于他对这座桥进行了细致观察和实地步测，所以给他留下了十分深刻的印象；并且盛赞卢沟桥"也许是世界上无与伦比的大石桥"。

（原载 1996 年 6 月 26 日北美《世界日报》）

我与《健康报》五十年的文字缘

　　我与《健康报》的文字缘，开始于 1961 年 10 月。最初之因缘主要有二：一是我所从事的医学史专业；二是《健康报》资深记者朱锡莹女士的热情引荐。

　　1957 年 6 月，我毕业于上海第一医学院医疗系，之后被分配到上海中山医院担任肺内科医师。在习医期间，我对中外医学史产生了浓厚的兴趣，这一爱好在我担任临床医师之后并未减退。恰巧，1958 年上半年，中华医学会上海医史博物馆王吉民老馆长要求上级安排合适的青年医师做助手，我幸运地被推荐。从此，我的主要工作内容之一就是查阅医药及历史等方面的文献，同时广泛浏览报刊上有关文章和信息，不断累积资料，培养写作能力。

　　1961 年正好是唐代医学家孙思邈诞生一千三百八十周年，他在医德、医学、药学、针灸、养生、美容等诸多方面均有突出成就。于是，我在 1961 年 5 月撰写《孙思邈与"千金方"》一文，向《人民日报》的"历史人物"专栏投稿，结果被采用。未曾料及的是，《健康报》资深记者朱锡莹从《人民日报》上看到我的文章后，于当年 9 月间辗转探询到我的工作单位，并写信给我，表示要在《健康报》开辟"名医谱"专栏转载我的文章，还希望我以后为"名医谱"专栏陆续撰稿。读了朱锡莹的来信，我很受鼓舞，欣然回信表示同意。

1961 年 10 月 11 日，《健康报》首次以"名医谱"专栏转载了《孙思邈与"千金方"》一文，紧接着，10 月 28 日，我撰写的《微生物学的奠基人——郭霍》一文又在《健康报》该专栏刊登。为扩大"名医谱"专栏的作者队伍，不久我向朱锡莹建议，可向中医研究院医史研究室的同仁及其他医史同道约稿。后来，《健康报》"名医谱"专栏先后刊登了我的十多篇稿件以及其他医学史学者的文稿。

1965 年，有作者在《健康报》上发表了介绍历史上青年人在医学上取得成就的文章。但是，在"文革"前的那种政治气氛下，有人写稿严批该作者宣扬个人奋斗、成名成家的"白专"道路，以致《健康报》取消了"名医谱"专栏，我也因此停止了供稿。"文革"结束后，朱锡莹与我取得联系，希望我继续为《健康报》写稿。因当时并未恢复"名医谱"专栏，我写的关于中药和其他内容的文稿若干篇，在 1980 至 1985 年间的《健康报》不同版面上得到刊登。

从 1984 年起，我因承担数部医学史专书的主编、撰稿及其他工作，以致颇久未向《健康报》投稿。直至 2009 年 11 月，我开始向《健康报》"人文视线"版投稿，承蒙厚爱，先后有近十篇稿件被采用。如今，虽然我已年逾八旬，且远居海外，但只要有适合《健康报》和读者要求的内容，我都将在力所能及的情况下，选写稿件向《健康报》投稿。

2011 年是《健康报》创刊八十周年的日子。作为与《健康报》有着五十年文字缘的作者，我不仅深感与有荣矣，而且也从中分享到了喜悦。兹藉此短篇，谨向《健康报》及报社同仁遥致诚挚的敬意和祝贺。衷心祝愿《健康报》越办越好、越办越精彩，继续为促进人民的卫生医疗事业、为大众的健康益寿，作出重要贡献！

（原载 2011 年 9 月 16 日《健康报》）

难忘的四十年前一段写稿经历
——撰写《从针刺治病到针刺麻醉》的前前后后

1971 年 7 月 19 日，《人民日报》头版刊登了同一内容的两则重要新闻，中国向世界正式宣告：针刺麻醉术成功地应用于外科大手术。

从 1959 年起就在上海中医学院医史博物馆工作的我，获知此喜讯，一方面深受鼓舞，同时也引起了我的联想：针刺麻醉是在中国古人发明针刺治病和针刺止痛的基础上发展起来的，把中国人民独特的针灸疗法发展史，撰文向世界人民广为介绍，无疑是必要之举。

不少人大概知道，撰写中国医学史文章，离不开中国历代社会背景，而且必然会涉及到相当多的人和事物，写这类文章，在 1971 年处于"文革"时期的中国，很可能招致这样或那样的"批判"，尤其是当时处于惨重逆境的我们全家。但我认为，根据历代人民医疗实践总结的文献记载，实事求是地将其成就予以介绍弘扬，不仅不应被反对和批判，而是应该受到欢迎和肯定，这才是历史唯物主义的正确做法。我坚信这是一件很值得去做的很有意义之事。

但是，在"文革"的当时，白天根本不可能去做上述这件事，我只得在家里用晚上两小时左右的时间，看资料和撰稿。我根据所积累和了解的历史以及当代资料，经过十来个晚上，撰成《针灸史话》一稿。"文革"中的中国，知识分子所写的文章，相当多是不署作者姓名的，我很明白此情况，所以我把文稿标题与内容誊抄在稿纸上，没有署作者姓名，于当年8月上旬送到本学院"革委会"的"政宣组"，陈述了我写这篇文稿的缘由之后，请"政宣组"审阅，考虑是否可以向哪家报刊投稿以弘扬我国的针灸术成果？"政宣组"的成员听完我的陈述，同意把稿子留下看看，说：可不可以投稿，必须经院"革委会"审查决定。

过了一个多月，我到本院"政宣组"，探询对《针灸史话》审查结果。答复为"不同意发表"。对此，我只能要求把原稿退还给我，没有再说什么。

又过了两个月之后，11月中旬的一天，本院"政宣组"通知我，说《解放日报》向本院约写一篇有关针灸历史的文章，要我次日上午10点把几个月前所写介绍针灸历史的稿子带到"政宣组"。翌日我带着《针灸史话》文稿按时到达"政宣组"，"政宣组"成员叫我把文稿交给在场的一位《解放日报》记者（后来得知他原是一家医院的针灸医师，"文革"期间借调到该报任临时记者），他接过文稿后，大致翻阅了一下，说要带回去看，随即把它放进了拎包，然后叫我后天上午10点到《解放日报》编辑部听回音。

在《解放日报》记者首次和我晤谈的次日上午约10点，本院"政宣组"又通知我立即到"政宣组"。我急促地到了"政宣组"，一位成员把在场的《文汇报》一位姓名为"郑重"的记者给我作了介绍。记者对我说，《文汇报》最近急需一篇介绍针灸历史的文稿，他从上海中医学院"政宣组"得知我曾写过这个题材的稿子，希望我把稿子给他看看。我说：稿子已在昨天被《解放日报》记者带走了。他说：没关系，你可以另写一篇，史料都一样，大家都可以用，只要文章的标题、开头、结尾以及段落有所不同即可。所以，希望我在第五天能把新写的稿子带到《文汇报》编辑部找他。我说我试写写看。

遵照《文汇报》记者此前的要求约定，我在五天之内撰写了另一篇介绍针灸历史的文稿，标题为《从针刺治病到针刺麻醉》，并如约按时送到《文汇报》编辑部，把文稿面交记者郑重先生。他当即从头到尾看了一遍，说这篇题目取得好，更切合针刺麻醉主题，内容只需稍作补充修改即可用。由于文稿没有作者署名，他说："为什么不把你的姓名写上？"鉴于当时中国的社会背景，以及四天之前《解放日报》记者不同意我的文稿署作者真名，所以我不肯把自己姓名写上。但他随即在文稿上写上我的姓名。

1971 年 11 月 25 日，《解放日报》和《文汇报》在同一天都出了一整版关于针刺麻醉的专版，两报各自刊登了三篇长文，其中一篇是应用针刺麻醉成功施行大手术的记述，一篇主要是对针刺麻醉机理的探讨，一篇是介绍针灸之历史。笔者所撰两篇文稿，分别刊登于上述两报，这使笔者感到莫大欣慰！

中国针刺麻醉术的成功应用，在世界医学界及社会上引起很大兴趣和反响。1972 年 2 月，美国总统尼克松首次访问中国，他们一行事先向中国政府提出要求参观的项目之一，就是要亲眼目睹针刺麻醉施行大手术的现场实况。为此，中国政府在准备赠送给尼克松的礼品之中，特预先通知北京外文出版社，选择若干篇有说服力的关于针刺麻醉的文章，译成英文并配以相关照片，编印出版了一本介绍中国针刺麻醉的小册子，以便届时作为礼品之一赠送。外文出版社接到通知后，在尼克松一行到达中国之前，《中国的针刺麻醉》（Acupuncture Anaesthesia）的英译本正式出版，书内共收入四篇文章，其中两篇是成功应用针刺麻醉施行大手术的文章和相关照片，一篇是对针灸、针刺麻醉机理的探讨，一篇是译自《文汇报》刊登笔者所撰《从针刺治病到针刺麻醉》的全文。后来，外文出版社将《中国的针刺麻醉》小册子陆续译成日、法、德、俄、越南、朝鲜、西班牙文出版。

《从针刺治病到针刺麻醉》一文的发表，除了被外文出版社收入《中国的针刺麻醉》一书，译成八种外文出版，四年里，还引发了其他后续四件事：一是 1972 年春，北京《中华医学杂志》编辑部要求我对《从针刺治病到针刺麻醉》一文略作补充修改后，供该杂志转载；二是 1972 年 3 月起，上海科学教育电影制片厂的《中国针刺麻醉》摄制组成员多次访问我，要求提供针灸历史的内容；三是 1973 年春，上海人民出版社古籍编辑室约我写一本《针灸史话》；四是 1973 年夏，北京外文图书出版社约我写一本《中国针灸史话》小册子，以便该社译成若干种外文出版。

对于上述要求和访问，我都作了积极回应并取得满意结果。《中华医学杂志》1973 年第 2 期全文刊登了《从针刺治病到针刺麻醉》。上海人民出版社于 1975 年春出版了《针灸史漫话》。外文出版社从 1975 年至 1985 年先后出版了《中国针灸史话》日、英、越、印尼、西班牙文版。

为给上海科学教育电影制片厂拍摄《中国针刺麻醉》科教片提供针灸史内容，我一方面给摄制组人员讲述中国针灸重要史料；另一方面向该科教片摄制组建议参观医史博物馆陈列展出的文物和资料，但医史博物馆陈列室门上被贴的封条须经有关领导准许才能揭去。因此，该摄制组向上级有关方面提出要求后，在"文革"开始不久的被贴封条、闭馆五年后被取消名称的医史博物馆，获准得以启封。我在给该摄制组提供有关针灸的历史资料，并协助该摄制组完成拍摄医史博物馆现场和文物的若干镜头后，接着向本院领导要求恢复医史博物馆名称，并希望解决医史博物馆的陈列需要，给予经费和人员的支持，使医史博物馆得以进行重新设计和布展。结果，同意恢复医史博物馆原有名称，我也得以正式继续进行原先的医学史工作。之后，院领导给医史博物馆先后补充了三位工作人员，并拨给医史博物馆专门经费，1974 年本院新造图书馆大楼，专门配给了医史博物馆用房。与此同时，医史博物馆工作人员与外请美术设计师彭天皿，一道重新设计、布展医史博物馆，后经有关方面审查通过，终于在"文革"尚未结束的 1975 年 9 月，首先迎接了联合国世界卫生组织总干事兰波（Lambo）一行参观，获得高度赞赏和评价。继之，医史博物馆接待了一批又一批国内外人士参观，从而使医史博物馆继续不断地发展和发挥它应有的功能。

（原载 2012 年 10 月 26 日《健康报》"往事版"，标题《"文革"期间的一段笔耕旧事——我写〈从针刺治病到针刺麻醉的前前后后〉》

对《中国古代重要科技发明创造》的十项补充

2016 年 7 月 15 日《人民日报》"海外版"报道：中国科学院自然科学史研究所经过两年十个月研究，撰著了《中国古代重要科技发明创造》专著，于 2016 年 6 月出版。该报道简要引列了上书推选出的中国古代科学发现与创造、技术发明、工程成就八十八项，这无疑大大提高了中国人民的民族自豪感！笔者对"中国科学院自然科学史研究所"诸同仁的上述研究与撰著深表敬意！

查考中国古代重要科技发明、发现与创造，实际上不止八十八项，尚有不少可列入者，就中医药学领域而言，笔者拟提出十项补充，兹简要撮述如下：

一、两千年前，《黄帝内经》最早载述了人体血液循环观点："心主身之血脉""诸血者皆属于心""经脉流行不止，环周不休"。正确观察到人体心脏与血管的密切联系，认识到血液是环周不休地运行，特别指出心脏是主宰血液运行的中心。略迟于《黄帝内经》成书时期的古罗马名医盖伦（Galen），是继古希腊名医希波克拉底之后，西医学的又一重要奠基人，他的学说对西医学之影响，一直延续至十六世纪。他对人体各部结构和器官形态以及生理功能，固然有某些发现和正确论述，但是他对人体血液运行情况及其中心的认识则是错误的：他认为肝脏是人体血液运行中心，并错误地认为血液从肝脏输往人体各部和器官之后，不再返回原来的中心，他的错误论点影响了西医学相当长时间。

二、东汉张仲景《金匮要略》最早记载"人工呼吸术"。当时是用于急救自缢窒息不久而体温尚存者。其法是安置窒息者于仰卧位，由三人施术：一人按住窒息者两肩以固定其体位；一人将手置于窒息者胸部，对胸部有节律地交替按压与松弛；一人摩捋（含意为顺手抚摩）屈伸活动窒息者四肢，并有节奏地按压其腹部。"如此一炊顷（窒息者）气从口出，呼吸眼开。"

上述措施，一是使窒息者胸廓肺脏受到节律性忽大忽小压力变化而被动地缩小与扩张，促使呼吸功能恢复；二是施术者以手按摩窒息者胸部，客观上起到了胸壁外按摩心脏作用；三是上述措施须持续"一炊顷"——做一顿饭时间，也就是持续一段时间以取得效果。《金匮要略》最早记述的人工呼吸术，现今看来仍相当合理。

三、晋代葛洪《肘后救卒方》最早记载治疗疟疾特效药"青蒿"，现代中国科学家屠呦呦等，据此进行多年研究制备的青蒿素，抗疟疾疗效优于各种抗疟疾西药，2015 年，使中国科学家首次获得诺贝尔医学奖。

四、世界药学史上创举——唐代全国药物大普查。唐代显庆二年（657），朝廷接受医药学家苏敬请求编撰新的中药学专书的建议，命令全国各地把当地所出产药物连同有关记录与图样送往京城长安汇总，供编撰者参考采用。《唐会要》记载："征天下郡县所出药物，并书图之。"经几方面专家二十余人两年多编撰，于显庆四年（659）撰成《新修本草》专书，又名《唐本草》。唐代由朝廷颁令进行全国药物大普查，在中国和世界均为创举，而《唐本草》不仅对唐代及其后之中药学产生影响，并且流传到日本、朝鲜等国。

五、最早的老年医学专篇。就世界医学史而言，老年医学源流之悠久、内容之丰富，中国为首屈一指。《黄帝内经》中已有不少论述。一千三百多年前，出现了最早的老年医学专篇——唐代医学家孙思邈（581—682）于公元680年撰成的《养老大例》与《养老食疗》。

《养老大例》论述了老年人在生理、心理、体质、性格、脾气、兴趣、言行等各方面会发生一系列变化，作为子孙后辈对之须有足够认知，应根据老年人特点，切不可增加老人烦恼及哀怨，须顺应其需要妥为照顾。

《养老食疗》论述了老年人的合适饮食及卫生的生活习惯、嗜好等。上述最早老年医学专篇，至今仍有一定现实意义。

六、世界上最早的国家医学出版机构——宋代"校正医书局"。医学关系到国家统治者与人民的健康和生命，而医药书籍论述内容之正确与否，对人们的健康与生命之影响至为重要，宋代为纠正前人医药书籍之错讹，并补充医药新知识和新经验，于宋代嘉祐二年（公元1057年）由宋代朝廷命令设置"校正医书局"，对经过校正、补充的重要医药书籍，予以刻印发行，对宋代以前医籍的保存、流传、参考应用以及发展，起到了重要作用。

七、世界上最早的国营药店及制药厂——宋代"卖药所"和"医药和剂局"。宋代熙宁九年（1076），由宋朝廷命令开办的国营药店"卖药所"，又名"熟药所"，规定工作人员须日夜值班售药，失职者将予以"杖一百"处分。宋代崇宁二年（公元1103年）朝廷命令开设国营制药厂——"修合药所"，至宋代政和四年（公元1114年）改称"医药和剂局"，专门加工制造"成药"，在"成药"上印"和剂局记"专用标记出售，并规定检验药材质量、销毁陈旧变质药品以及惩罚制造冒牌假药者之制度等，这都是世界上之首创。

八、最先发现色盲症。人类的色盲症，在古老年代就有，但文献上的最早记载则是明代医家王肯堂撰成于万历三十年（公元1602年）的《证治准绳·杂病》，书中写到"视白如赤症，谓视物却非本色也"。并具体列出不同类型的色盲者，诸如"或观太阳若冰轮，或睹灯火反粉色，或视粉墙如红如碧，或看黄纸似蓝等"。王肯堂上述记载，显然是对色盲症的描述。西医学史最先记述色盲者，是英国物理学家、化学家道尔顿。据说，1794年他买了一双自认为蓝色的袜子送母亲，其母亲打开纸包后，看到袜子是红色的。后来他确认自己对颜色视觉紊乱并撰文报导，因此，西医界认为人类色盲症是道尔顿最先发现，而把色盲症称为"道尔顿症"。实际上，道尔顿对色盲症的发现和报导，比之王肯堂《证治准绳》的记述，迟了一百九十二年。

九、发明制作豆腐。用大豆制作豆腐，是中国古代人民的精彩发明之一，是人类巧妙利用植物蛋白的杰出范例。中国人民既用豆腐做菜，还用它于食疗。豆腐的制作法传到许多国家后，越来越受到世界人们的喜爱，很多人深信，常食豆腐是增强体质、获得长寿的重要因素之一。有些国家出版的新词典里，编入了新创的"tofu"一词，正是由中文"豆腐"直接音译而成。近年来，虽然有的国家改进了制作豆腐的方法，但其最初发明者和起源地仍然是中国。

十、最早发现"红曲"功用。"红曲"是蒸熟的米饭粒经红曲霉发酵形成的制品，中国古代人民最早发现它能防止鱼、肉类食物腐坏，还发现它是食品染红（例如红肠、叉烧肉等）的安全着色剂。明代科学家宋应星在《天工开物》中对红曲高度评价："世间鱼肉最（易）朽腐物，而此物（红曲）薄施涂抹，能固其（质）于炎暑之中，经历旬月，蛆蝇不敢近，色味不离初，盖奇物也。"

根据中国古人对红曲功用的认识与介绍，现代学者对红曲深入研究，发现它还有降血脂、防治脂肪肝、延缓骨质疏松等作用，并认为有着良好发展远景。

总之，历史悠久的中华文化博大精深，通过学者们继续广泛、深入地探索研究，中国古代人民的科技发现、发明与创造，相信将会有更多被发掘出来。

（2016 年 7 月 25 日写于洛杉矶）

略说"九"

在十以内的阳数（单数）之中，九是中国古人相当喜爱的一个数字，因为"九"寓有多、高、大、深、远、极的含义，而"九"又和"久"同音，所以九还有久的意思。因此，自古以来用"九"构成的名词、形容词、动词，以及用"九"反映、表达的各种事物，也就应运而生，略举例如后。

九方（中央与八方）；九农（泛指各种农事活动）；九流（先秦时期的学术流派归纳为九家：儒、道、阴阳、法、名、墨、纵横、杂、农）；九芒（光芒四射）；九华（华丽）；九霄（天之极高处）；九泉（地之极深处）；九楹（形容殿宇、房屋的柱子多，建筑雄伟）；九腹（大腹）；九虑（反复周详考虑）；九箴（反复恳切规谏）；九折臂（比喻阅历多，经验丰富）；九九归原（归根到底）；九牛一毛（极为微少）；九牛二虎之力（比喻极大的力气）；一言九鼎（言辞之分量或作用极为重大），等等。

正因"九"寓有高、深、远、大、久、极诸种含义，中国古代皇帝和达官贵人尤其嗜"九"。诸侯、臣子、官员等向皇帝进贡的财物、珍宝有九类，称为"九贡"；皇帝赏赐给诸侯、丞相、官员的礼品有九种，称"九锡"；从魏、晋时期开始，官吏的等级分为九等，称"九品"；臣子、官员向皇帝行礼须"三跪九叩"；明成祖建都北京之初，内城四周筑九门：正阳门、崇文门、宣武门、朝阳门、阜成门、东直门、西直门、安定门、德胜门；城门和宫殿大门的门钉为横九、竖九，"九九"共八十一颗；天安门城楼朝南正面为九开间；清代乾隆年间在北京北海造"九龙壁"。

据说，明太祖即位后，宫廷宴会时要按顺序演奏九首乐曲。清朝的宫廷大宴，各种菜肴、点心、果晶共九十九样；皇帝生日庆典的娱乐活动，表演节目为"九九"共八十一个。

中国古代，除了皇室、贵族特别嗜好"九"之外，普通百姓和一般事物，也喜欢选用"九"。例如，农历九月九日（重九）作为敬老尊老的重阳节，祝愿老人健康长寿。《黄帝内经》最早记载的"九针"，是古代中医九种不同治疗用途、不同名称的医具。中国古代民俗"九九消寒图"，是中国古人自冬至日算起，每九天为"一九"，到"九九"时共八十一天。"消寒"的做法是：从冬至日开始，在已画好的不着色的八十一枚花瓣素梅上，逐日给一枚花瓣着色，俟八十一枚花瓣全部着色完毕之日，气候转暖，寒意随之消除，故称"九九消寒图"。

人们从事的职业多种多样，中国古人将各种行业统称为"三十六行"或"七十二行"或"三百六十行"（上述数字均为"九"的倍数），后来，衍生了"七十二行，行行出状元"及"三百六十行，行行出状元"的谚语。孔夫子数以千计的众多学生之中，出类拔萃者挑选出七十二人，被称为"七十二贤"。著名小说《西游记》第二回写到孙悟空神通广大，变化多端："这猴王也是他一窍通时百窍通，当时习了口诀，自修自炼，将七十二般变化，都学成了。"而"七十二变"也是变化无穷的形容词。

并非偶然巧合的是，"九"或"九"的倍数，也常在中国佛教的事物中出现，佛寺中若供奉罗汉像，其数目往往为十八尊。佛教认为人生的烦恼有一百零八种，为除去烦恼，佛家贯珠为一百零八颗，念佛一百零八遍，敲钟一百零八下。而在名小说《水浒传》中，作者所塑造描述的梁山泊好汉，是一百零八员，这又给"九"增添了趣事一桩。

古人著述的名称，有些也取与"九"有关连者，例如：秦、汉时期讨论中医学八十一个问题的名著《黄帝八十一难经》；约成书于东汉初年的数学名著《九章算术》；明代孙应元撰著北方辽东等九镇历史地理要籍《九边图说》；《楚辞》中的篇名《九怀》《九辩》《九歌》等。中国古代，不仅书名、篇名喜用"九"，而且有些书的卷数和篇数，也喜欢定为九，例如《黄帝内经·素问》和《黄帝内经·灵枢》，各为九卷，每卷各为九篇。

此外，中国历代有的人名也喜采用"九"，例如：南宋时，以"三陆子之学"见称的学者陆九韶、陆九龄、陆九渊三兄弟；明代文学、戏曲作家王九思；清代医家陆九芝等。而江西九江、广东珠江口东侧的九龙半岛、吉林九台、四川九寨沟、福建九龙江、上海豫园九曲桥等，则是地名或建筑取用"九"者。

还有：起源古老的围棋，弈棋者的棋艺也分为九个等级，称为"九品""九格"或"九段"，最高等级为"九段"；古谚语"三十六计走为上"；甜点"九层糕"等，也都是和"九"有关连。

妙哉！无所不在的"九"，丰富多彩的"九"！

（原载《医药文化随笔》，上海古籍出版社 2001 年出版。）

图书在版编目（CIP）数据

医史与文史札记选 / 傅维康著 . —上海：上海文
化出版社，2023.3
ISBN 978-7-5535-2515-0

Ⅰ . ①医… Ⅱ . ①傅… Ⅲ . ①医学史—世界—普及读
物 Ⅳ . ① R-091

中国版本图书馆 CIP 数据核字（2022）第 225211 号

出 版 人：姜逸青
责任编辑：罗 英 张悦阳
装帧设计：华 婵
书名题签：傅维康

书 名：医史与文史札记选
著 者：傅维康
出 版：上海世纪出版集团 上海文化出版社
地 址：上海市闵行区号景路 159 弄 A 座 3 楼 201101
发 行：上海文艺出版社发行中心
上海市闵行区号景路 159 弄 A 座 2 楼 206 室 201101 www.ewen.co
印 刷：上海颛辉印刷厂有限公司
开 本：890×1240 1/32
印 张：14.5 插页：2
印 次：2023 年 3 月第一版 2023 年 3 月第一次印刷
书 号：ISBN 978-7-5535-2515-0/I · 974
定 价：48.00 元
告 读 者：如发现本书有质量问题请与印刷厂质量科联系 021-56152633